Miriam Brunner

Miriam hat Geburtstag

Das erste Jahr LEBEN nach einer Brustkrebsdiagnose

Erzählung

Ohetaler Verlag

Impressum

Miriam hat Geburtstag

Autorin

Miriam Brunner

Illustration

Zwei Fotos privat und drei mit freundlicher Genehmigung des Foto-Ateliers Dünnbier, Hauzenberg

Herausgeber

Ohetaler-Verlag, Wittelsbacherstr. 2,

94481 Grafenau

Tel. 08552/4200, Fax 08552/42050

www.ohetaler-verlag.de

Ohetaler Verlag

ISBN 978-3-94511-003-1

Mit ganz herzlichen Wünschen
für ein zufriedenes Leben
voller Lachen und Liebe

Für alle meine Ahn/innen,
für mich
und für alle meine Schicksalsgefährt/innen:
Von Herzen viel Mut, Kraft, Gesundheit, Durchhaltevermögen,
einen hilfreichen Glauben und ebensolche Menschen sowie das
Akzeptierenkönnen des Unabänderlichen

Inhalt

Vorwort

Warum ein Buch über eine überstandene Brustkrebs-Erkrankung?

Wo es doch schon einige zum Thema gibt? Und ich ein ganz „normaler", wenn nicht sogar „glücklicher" Fall bin?

Weil ich allen Frauen (und Männern) Mut machen möchte, trotz möglicher Aversionsgefühle regelmäßig selbst ihre Brust abzutasten und zu allen Vorsorge-Untersuchungen zu gehen (nicht nur Brustkrebs betreffend), da es mittlerweile bei Früherkennung sehr gute Heilungschancen gibt;

weil ich allen Frauen (und Männern) Mut machen möchte, so oft es nur geht, das Leben bewusst zu genießen und das Beste daraus zu machen, sich über Kleinigkeiten von Herzen zu freuen, Träume zu verwirklichen und bewusst im Augenblick zu sein – auch bei eher „widrigen" Lebens-Begleitumständen und weil ich allen betroffenen Schicksalsgefährt/innen die Angst vor dem unbekannten Behandlungs-Marathon ab der Diagnose nehmen möchte.

Was da auf Eine zukommt, ist definitiv nicht schön, aber es ist zu schaffen. Dabei hilft z. B. ein „Mantra", das mir eine Freundin während der Chemo-Zeit empfahl: „Es geht alles vorbei."

Und viele andere Maßnahmen, die ich in diesem Buch beschreibe.

Bleibt noch zu ergänzen, dass ich – obwohl sich dies angeblich schwieriger liest – bewusst die Schreibweise für beide Geschlechter benutze, da ich – mindestens ebenso bewusst – ein Zeichen in dieser viel zu männlich geprägten und orientierten Welt setzen möchte. Im rein lesetechnisch betrachtet allzu verwirrenden Einzelfall benutze ich die rein weibliche Form. Es wird wirklich höchste Zeit, dass weibliche Werte, Eigenschaften und Fähigkeiten, das Weibliche überhaupt, mehr Beachtung und vor allem Anerkennung finden und dass in diese Welt eine Ausgewogenheit zwischen weiblichen und männlichen Werten einziehen darf.

Der Fortbestand der menschlichen Rasse sowie die Qualität unserer Leben und das Überleben unserer Mutter Erde dürften mittlerweile ziemlich existentiell auf diese veränderte Sichtweise angewiesen sein, von der wir allerdings noch gefühlte Lichtjahre entfernt sind. Wer die Dinge gerne interpretiert, könnte glatt so weit gehen, den rasanten Anstieg von Brustkrebs-Erkrankungen als Ausdruck und Symptom dafür zu sehen, dass die Weiblichkeit insgesamt nicht gebührend und genug gesehen, geachtet und geliebt wird. Es ist allerhöchste Zeit, dies in allen Lebensbereichen zu verändern!

Natürlich bedarf es dann auch einer Deutung aller anderen möglichen Krebsformen, auch derer, die mehr die Männer betreffen. Doch dies dürfen andere an anderer Stelle machen – nicht ich, nicht hier, nicht jetzt. Nur kurz noch einmal meine Quintessenz zu diesem Thema: Es fehlt in dieser Welt an Liebe. An vielen Ecken und Enden.

Und doch sehe und spüre ich Veränderung und Veränderungsbereitschaft. Das finde ich sehr gut und freue mich darüber. Die Sprache jedenfalls ist für mich ein Symbol und Mittel unter vielen, dazu beizutragen, mehr „Gleichberechtigung" in dieser Welt zu erreichen und das bisherige Missverhältnis bewusst zu machen. Und zwar bei jeder einzelnen ungewohnten Formulierung, über die die hochgeschätzten Leser/innen erst einmal kurz stolpern werden ... bevor sicherlich ein Gewöhnungseffekt einkehrt.

Der Gerechtigkeit halber finden sich jedoch auch altbekannte männliche Formulierungen – einfach nur deshalb, weil ich nicht Gleiches mit Gleichem vergelten will und auch ganz ehrlich der Meinung bin, dass wir wirklich beides brauchen! Nur eben im schön ausgewogenen Verhältnis. Möge die weltweite Entwicklung dahin gehen.

Abschließend möchte ich noch eine kurze Erklärung für die wirklich zahlreichen Gedichte und Geschichten zu Beginn der einzelnen Kapitel an die Frau bringen: Ich bin der Ansicht, dass die Liebe das Wichtigste im Leben aller Menschen ist. Wenn wir uns nur alle manchmal nicht so wichtig nähmen, uns selbst und anderen verzeihen und unsere Mitmenschen öfters freundlich anlächeln und grüßen würden, wäre wahrscheinlich bereits unendlich viel gewonnen in Sachen „Und Frieden den Menschen auf Erden."

Liebe heilt – nicht zuletzt. Sie erleichtert aber auch einfach das Leben und tut allen gut. Deswegen ist mir ein großes Anliegen, Liebe, Leichtigkeit, Lachen und Lebensfreude in diese Welt zu geben und ich hoffe von ganzem Herzen, dass ich mit diesen liebevoll über Jahrzehnte zusammen getragenen, nach meinem Empfinden herausragend guten Gedichten und Geschichten, Weisheiten und Parabeln meinen Beitrag dazu leisten kann. Auch zum Nachdenken möchte ich gerne anregen. Für mich nenne ich sie „Kennenswertes".

Aus diesen Gedichten und Geschichten spricht viel Liebe: Die Liebe derer, die sie geschrieben haben und die Liebe derer, die sie weiter verbreitet haben, um mehr Menschen eine Freude zu bereiten oder eine hilfreiche Weisheit mit uns allen zu teilen. Bei den meisten weiß ich nicht mehr, woher sie stammen – ich habe sie irgendwann irgendwo gehört und mir dann im Internet gesucht oder habe sie per E-mail bekommen – AutorIn unbekannt. Wenn ich dadurch etwas Freude verursache oder ein Lächeln auf die Gesichter einiger Menschen zaubern kann oder ein paar nachdenkliche und „erleuchtende" Momente in Gang bringe oder ein schon lange überfälliges Aufeinanderzugehen und Verzeihen - sich selbst oder jemandem anderen, es ist beides von so großer Bedeutung - habe ich mein Ziel erreicht. Zum Verständnis der Geschichte sind sie jedoch nicht unbedingt nötig, falls jemand Gedichten und Geschichten einfach nicht so gerne mag.

OM LOKAH SAMASTAH SUKHINO BHAVATU.

Mögen alle Wesen dieser Schöpfung friedvoll und glücklich sein.

Mantra

Böses Erwachen

Völlig frei wird der Mensch nur dann,
wenn es ihm einerlei sein wird,
ob er lebt oder nicht.
Das ist das Ziel
aller Bestrebungen.
Fjodor Dostojewski

Leben ist das, was dir passiert, wenn du eifrig dabei bist,
andere Pläne zu machen.
John Lennon

Donnerstag, 12.05.2011. Frauenarztpraxis Waldkirchen.

Brei im Gehirn.

Dunkelheit. Auch im Hirn. Klingt komisch ... aber doch ... das geht.

Konfusion und Unruhe. Alles im Hirn.

Und gleichzeitig eigentlich nichts im Hirn! Gab es das überhaupt? Passierte das hier eben wirklich? Oder war ich gerade im völlig falschen Film?

Wie paralysiert starrte ich den freundlichen Herren mir gegenüber an. Ihn hatte ich vor etwa 45 Minuten zum ersten Mal in meinem Leben gesehen. Nachdem er – clevererweise zu Beginn der Untersuchung, hätte er es andersrum gemacht, wäre er bzw. es wohl nicht mehr dazu gekommen – die üblichen frauenärztlichen Untersuchungen beendet und dabei etwas flapsig „einen Lichen“ diagnostiziert hatte (was an sich schon etwas ungeheuer Unangenehmes ist), untersuchte er nun meine unter Verdacht stehende Brust via Ultraschall.

Sicher würde er gleich in ein freches Grinsen ausbrechen und sagen: „Entschuldigen Sie, Frau Brunner, das war bloß ein kleiner und unangebrachter, zugegeben wirklich blöder Scherz!“ Bestimmt würde er das. Er musste! Das musste er doch einfach sagen ...?

Er musste nicht. Und er sagte es nicht.

Asterix fiel mir ein in meinem verwirrten Gehirn und die ganzen Zitate, ob eine gewisse Angelegenheit nun eher als ein „Mordsspaß“ oder doch mehr als „blutiger Ernst“ zu betrachten war... Was frau nicht alles zu denken vermag im Schockzustand. Erstaunlich.

Was mich so erschütterte und aus der Fassung brachte, war die eben geäußerte Vermutung des Frauenarztes mir gegenüber. „Das gefällt mir nicht!“, hatte er bedeutungsschwanger begonnen. Als ich nachfragte, ob er diese Aussage etwas präzisieren könne, meinte er: „Fifty-fifty. Kann gutartig sein – aber auch bösartig. Sie fahren jetzt sofort zur Mammographie und kommen um 14 Uhr mit den Aufnahmen wieder zu mir. Danach sehen wir weiter. Aber eines steht fest: Operieren müssen wir nächste Woche auf jeden Fall – egal ob gut- oder bösartig.“

Meine Augen brannten von trockenen Tränen. Meine Stimme zitterte leicht, bemüht so zu klingen, als ob sie eben dies nicht mache. Mein Körper in dem Moment nicht wirklich vorhanden, zumindest von mir unbemerkt – und ungespürt.

Meine Seele in Todesangst.

Nach außen hin hatte ich mich aber noch ganz gut unter Kontrolle, fand ich – *noch* war ja alles nur eine Hypothese! NOCH konnte der freundliche Herr mir gegenüber sich ja durchaus irren – errare humanum est! Und auch ein Arzt ist nur ein Mensch! Jawohl!

Dann war ich vorerst mit einigen „Arbeitsaufträgen“ entlassen. Es galt, weitere Untersuchungstermine auszumachen und den OP-Termin im Krankenhaus.

O je.

O je o je.

Mit dieser immer noch eben nur beinahe nicht zittrigen Stimme rief ich noch von der Praxis aus meinen Mann an und bat ihn, meinen beiden Chefs mitzuteilen, dass ich es leider nicht zum Meeting schaffen würde. Mir war da etwas dazwischen gekommen...

Die jüngere Vergangenheit

Das Leben ist eine Chance – nutze sie.
Das Leben ist Schönheit – bewundere sie.
Das Leben ist Seligkeit – genieße sie.
Das Leben ist ein Traum – mach daraus Wirklichkeit.
Das Leben ist eine Herausforderung – stelle dich ihr.
Das Leben ist Pflicht – erfülle sie.
Das Leben ist ein Spiel – spiele es.
Das Leben ist kostbar – geh sorgfältig damit um.
Das Leben ist Reichtum – bewahre ihn.
Das Leben ist Liebe – erfreue dich an ihr.
Das Leben ist ein Rätsel – durchdringe es.
Das Leben ist ein Versprechen – erfülle es.
Das Leben ist Traurigkeit – überwinde sie.
Das Leben ist eine Hymne – singe sie.
Das Leben ist eine Tragödie – ringe mit ihr.
Das Leben ist ein Abenteuer – wage es.
Das Leben ist Glück – verdiene es.
Das Leben ist das Leben – verteidige es.
Mutter Teresa, 1910 – 1997

„Gesundheit ist gewiss nicht alles,
aber ohne Gesundheit ist alles nichts."
Arthur Schopenhauer

Vor einigen Wochen hatte ich beim Brust-Abtasten eine Veränderung entdeckt. Rechter Busen, Nähe Brusthof, Richtung Achsel. Da ich ziemlich genau vor einem Jahr wegen so einer Veränderung in der Brust an ziemlich genau dieser Stelle zur Mammographie geschickt worden war, machte ich mir eigentlich ziemlich wenig Sorgen, dass hier irgend etwas Katastrophales oder Unangenehmes auf mich zukam. Das damalige Untersuchungsergebnis lautete: Eine Zyste, die sich im Lauf des Zyklus füllt und wieder leert. Und genau das war es selbstredend diesmal auch wieder – ich konnte doch nicht alle sechs oder zwölf Monate zur Mammographie gehen! Das ist doch richtiggehend ungesund! Also wartete ich relativ unberührt mal einen Zyklus ab...

Zugegeben, dieser spezielle war äußerst großzügig gerechnet. So einen langen hatte ich bisher nur während der Schwangerschaften gehabt... Im Nachhinein betrachtet lagen hier womöglich leichte Verdrängungstendenzen vor.

Als selbst mir mit zu diesem Zeitpunkt jeglichem Hang zur Schönfärberei ob der Dauer eines weiblichen Zyklus – und meines eigenen im Speziellen – klar wurde, dass der Knubbel nun schon etwas länger als „erlaubt" unverändert geblieben war, hatte ich es plötzlich eilig.

Rief in meiner Frauenarztpraxis an und verlangte den schnellstmöglichen Termin. Welchen ich nicht bei meiner bisherigen Ärztin bekam, sondern beim männlichen Kollegen. Üblicherweise ziehe ich weibliche Frauenärzte, also Ärzt/innen, vor. In diesem speziellen Fachgebiet. Nun aber erfüllte mich plötzlich doch eine gewisse Unruhe – und so nahm ich den angebotenen Termin an. In der gleichen Woche. Zwei Tage später. Ich schrieb meinem Chef eine E-mail, dass ich an diesem Vormittag später ins Haus kommen würde („Arzttermin – Knoten"), aber sicher zur Konferenz um 14 Uhr da sei.

War ich aber nicht.

Zu eben diesem Zeitpunkt betrat ich an diesem Tag zum zweiten Mal die Frauenarzt-Praxis, bewaffnet mit den jungfräulichen Mammographie-Aufnahmen – und immer noch beunruhigt. Eher zunehmend. Den Blick und die Worte der mich mammographierenden Arzthelferin, die mir zum Abschied nur mitteilte, dass sie mir über das Ergebnis nichts sagen dürfe und mir für mein Empfinden etwas zu nachdrücklich alles Gute wünschte, hatte ich noch vor meinem inneren Auge und in meinem inneren Ohr. Fand ich ziemlich verdächtig ... oder wurde ich schon paranoid?

Versuchte, mich selbst wieder zu beruhigen und mir Mut zu machen. Der Mensch neigt in so einer Ausnahmesituation zu irrwitzigen Interpretationen. Logisch. Tief durchatmen. Spüren, wie sich der Bauch beim Einatmen hebt – und beim Ausatmen senkt. Alles ist gut und Atmen eine sehr gesunde Angewohnheit! So ist es. Jawohl.

Musste auch noch gut 20 Minuten warten. Fand ich uncool. Der muss doch wissen, dass ich hier jetzt auf Kohlen sitze! Legte ihm dann die Aufnahmen vor mit der Frage: „Und? Können Sie mit diesen Aufnahmen nun eine genauere Prognose treffen?“

Konnte er.

Leider.

„Es tut mir wirklich Leid, Frau Brunner, aber damit sind wir bei einer Wahrscheinlichkeit von 9:1, dass der Tumor bösartig ist. Ganz genau kann ich es Ihnen erst sagen, wenn wir das Ergebnis der Biopsie erhalten, die wir jetzt gleich machen. Das wird allerdings bis Montag dauern.“

Bis zum Antritt des Beweises am Montag – hoffentlich des Guten in mir! – warten. Nichts tun können. *Nada*. Üble Vorstellung. Sehr üble Vorstellung!

Du hast womöglich Krebs, Miriam, dröhnte es donnernd in mein Bewusstsein.

Schluck.

Starr.

Nicht möglich.

Nicht ich.

ICH DOCH NICHT.

Lieber Gott – nicht auch das noch!

Ein paar Tränen rollten mir, vom Doc und mir fast unbemerkt und ungesehen, über die Wangen, während ich ihm erklärte, dass ich „den Scheiß“ nun überhaupt nicht brauchen könne, dass ich immer überzeugt war, nicht an Brustkrebs zu erkranken – so sehr könne man sich doch gar nicht täuschen? – und auch wenn er mich jetzt für naiv erkläre: Solange ich das Ergebnis nicht schwarz auf weiß vor mir liegen sähe, klammerte ich mich an die 10%. Besser ist das. Jawohl!

Es folgte die Prozedur der Biopsie, vor der sich übrigens keine Frau zu ängstigen braucht und während der ich schon wieder zu meinem grundsätzlich eher interessierten und schalkhaften Wesen zurückfand. So verfolgte ich hochaufmerksam, wie der Doc mittels einer Stanzbiopsie vier etwa zwei Zentimeter lange Fleisch-Würmchen aus meiner Brust extrahierte und sie in kleine Glasröhren verfrachtete. Ich fragte viel nach – das mache ich zuverlässig immer – bis hin zur unübersehbaren Genervtheit meiner Mitmenschen. Noch während er mich biopsierte, erklärte ich dem Arzt freundlich, dass er sich durch die Art und Weise unseres Kennenlernens nun nicht gerade besonders beliebt bei mir gemacht habe. Schade eigentlich!

Ob ich am Montag mit dem mir eigenen Göttergatten kommen könne? „Ja selbstverständlich", war die Antwort und das sei ihm sehr Recht, wenn nicht sogar lieber. Montag also, um 18:20 Uhr. „Schönes Wochenende!" Harhar, wie Panzerknackers früher im Comic immer so schön anschaulich lachten. Wirklich sehr witzig!

Es bleibt zu erwähnen, dass der Doc sich ausnehmend viel Zeit nahm, mir alle meine Fragen zu beantworten – soweit zu diesem Zeitpunkt eben möglich – und mir sofort seine Handynummer aufschrieb. „Wenn irgendwelche Fragen auftreten, Frau Brunner: Rufen Sie oder Ihr Mann mich jederzeit an!" Da ich selbst gegebenenfalls sehr unter beruflichem „Ständig-Erreichbar-Sein-Müssen" leide, fand ich das wirklich bemerkenswert. Wir nutzten sein freundliches Angebot in den folgenden Wochen natürlich auch nicht aus, machten aber tatsächlich zwei Mal Gebrauch davon.

Gabi

Die Hoffnung nährt mich,
sie nährt ja die halbe Welt,
und ich habe sie
mein Lebtag zur Nachbarin gehabt;
was wäre sonst aus mir geworden?
Ludwig van Beethoven

Bitte nicht um eine leichte Bürde,
bitte um einen starken Rücken!
Theodor Roosevelt

Relativ fundierte Fragen konnte ich dem Doc zu diesem frühen Zeitpunkt deshalb schon stellen, weil eine liebe Freundin aus Schultagen – genau genommen: Die einzige aus dem Gymnasium, zu der ich noch 25 Jahre nach dem Abi Kontakt hatte – mich im Januar angerufen hatte, um mir mit Tränen in der Stimme mitzuteilen, dass der Urlaub in Amerika super schön gewesen sei, sie aber einen Knoten in der Brust gefunden habe, der sich – zurück in Deutschland – leider als bösartiger Brustkrebs heraus gestellt hatte.

Seither begleitete ich sie telefonisch durch diese Lebensphase und zog innerlich regelmäßig meinen Hut, mit welcher Stärke Gabi dieses ihr mir so völlig unfassbare Schicksal trug. Sie beeindruckte mich mit ihrer Willenskraft, Entschlossenheit, Geduld und Leidensfähigkeit. Als sie mir diese Neuigkeiten erzählte, verschlug es mir beinah die Sprache. Etwas, was auch nicht so oft vorkommt.

Das mit Gabi war ein Hammer. Anders kann ich es nicht sagen. Bisher traf Krebs aus meiner Sicht entweder alte Leute – oder ganz große Ausnahmen auch mal in jüngeren Jahren – auf jeden Fall aber nicht mein Umfeld – und schon gar nicht mich!

Naja. Ganz so stimmt diese Aussage auch wieder nicht. Es gab einen lieben alten Bekannten aus Jugendjahren, dessen extrem heftige Krebserkrankung mich von Anfang an zu Tränen schockte. So etwas hatte ich noch nie gehört. Mögen Göttin und Gott seine Seele herzlich im Jenseits begrüßt und aufgenommen haben. Mögen seine junge Frau und seine kleine Tochter wieder zu einem Leben finden, in dem es Freude und Frieden und Zufriedenheit gibt. In seiner letzten E-Mail an mich, die ich erhielt, als ich mich selbst bereits in Chemo befand, schrieb er unter Anderem:

> *„So, liebe Miriam, jetzt muss ich mich mal fertig machen. Heute beginnt meine letzte Chance auf noch ein paar Wochen Leben. Ist ein neues Medikament aus den USA. Hat letzte Woche erst die Zulassung bekommen. Leider auch nur wieder 15-20% Ansprechrate. Ich weiß, dazu gehöre ich nicht. Und da in meinem Körper beinahe mehr Krebs als gesundes Gewebe ist, denke ich mir, wir werden uns wohl nicht mehr sehen. Ich wünsch dir alles erdenklich Gute!!!! Zeig' bitte dem Motherfucker den Mittelfinger von mir!!! Ich war schwächer als er – DU nicht, OK??*
> *(...)*
> *Miriam, ich wünsch dir alles Glück der Welt, dass es wenigstens bei Dir gut ausgeht!! Übrigens, siehst Klasse aus ohne Haare!!! Das mein ich im vollen Ernst!!*
> *Was soll's denn auch.*
> *Ich drück dich.*
> *In diesem Sinne alles alles Gute,*
> *M."*

Nach einem Leidensweg, den zu beschreiben ich nicht über das passende Vokabular verfüge, wusste und spürte er sehr genau, wie es um ihn stand. Zwei Wochen nach Erhalt dieser E-mail erfuhr ich, dass er sich auf den Weg ins Jenseits gemacht hatte. Dort geht es ihm jetzt hoffentlich wieder besser. Ich glaub' jedenfalls daran.

Auch mein Vater hatte etwa ein Jahrzehnt mit (gutartigen) Tumoren am Gehirn und deren Auswirkungen auf das tägliche Leben und die Familie zu kämpfen. Im Rentenalter.

Und meine Oma sowie der andere Opa waren an den Folgen von Krebserkrankungen verstorben. Jedoch beide erst im Rentenalter.

Den Opa kannte ich nicht mal bewusst, er starb, als ich gerade mal sechs Monate zählte. Die Oma, als ich 12 Jahre alt war. Da war sie vierundsechzig. Die Diagnose hatte sie etwa zwei Jahre früher gestellt bekommen.

Und jetzt ... Gabi. *So ein Wahnsinn!* Die lebenslustige, humorvolle, patente, bodenständige, immer gut gelaunte Gabi. Schlichtweg unvorstellbar.

Gabi und ich hatten uns trotz unserer Lebensumstände, die sehr viel unterschiedlicher nicht hätten sein können, seit der Schule nie aus den Augen verloren. Egal, wo ich wohnte – alle zwei bis drei Jahre sahen wir uns und alle paar Monate telefonierten wir miteinander. Bisher. Seit Januar telefonieren wir allerdings so regelmäßig wie nie zuvor – und seit Mai noch etwas häufiger ... denn seitdem haben wir eine weitere Gemeinsamkeit: Diagnose Brustkrebs. Unerklärliche Wege dieses unseres einzigen bewussten Lebens. Gabi und ich waren uns einig: gebraucht hätte es das nicht! Wir waren ohne ganz zufrieden! Hätte uns jemand gefragt, wir hätten dankend abgelehnt. Völlig fiese Nummer. Echt.

Herrgott im Himmel – musste das wirklich sein? Was haben wir beide falsch gemacht in unseren Leben? Zweifelsohne keine hilfreiche Frage. Zumindest nicht zu diesem Zeitpunkt. Aber manchmal schoss sie mir trotz aller aktiven gedanklichen Gegenwehr eben doch durch den Kopf. Und Gabi kannte diese Gedanken auch. Während sie nach Monaten zu dem Ergebnis kam, dass sie einfach keinen Grund finden könne, was sie in ihrem Leben ändern müsse oder worauf diese Diagnose sie stoßen wolle respektive bringen solle, fand ich nach kurzer Zeit sehr wesentliche Gründe. Direkt nach der Diagnose echote es fortwährend in meinem Kopf: „Runter vom Gas!!! Runter vom Gas! Runter vom Gas. Runter vom Gas ...“. Später eruierte ich noch weit mehr wesentliche, für mich denkbare, ja sogar wahrscheinliche Gründe.

Obwohl wir nun beide mit derselben Diagnose zu leben hatten, ist doch so ziemlich alles anders. Erstens an der Art unserer ehemaligen Tumore. Zweitens an dem, wie wir behandelt wurden und werden. Drittens an unser beider Persönlichkeiten – also auch an unserem Umgang mit der Erkrankung und dem Gesundungsprozess.

In allen drei Bereichen gibt es sowohl Gemeinsamkeiten als auch Unterschiede.

Zum Tumor: Während Gabi einen Tumor hatte, der – wie auch bei mir – der Kategorie „aggressiv schnell wachsend“ zugeteilt wurde, sprach ihrer nicht auf Hormone an, der meine hingegen sehr stark. Dies hat zur Folge, dass bei Gabi behandlungstechnisch betrachtet nach den Bestrahlungen Schluss sein wird, ich hingegen noch fünf Jahre Anti-Hormon –Tabletten nehmen soll. So ich sie denn vertrage, das ist nicht selbstverständlich. Außerdem war ihrer etwa doppelt so groß wie meiner. Bei Gabi spielt der genetische Faktor eine Rolle, bei mir nicht. Was für Gabi den Entschluss zur Folge hat, dass sie sich noch im Jahr der Diagnose die Eierstöcke entfernen lässt, da hier in ihrem „Fall“ ein erhöhtes Risiko für eine mögliche weitere Krebserkrankung besteht.

Aus den genannten Gründen hatte Gabi eine sehr harte Chemo, auch von ihren behandelnden Ärzt/innen als „Hammer-Chemo“ bezeichnet. Ihre bestand aus sechs Zyklen TAC, was für die Inhaltsstoffe Taxotere, Adriamycin und Cyclophosphamid steht. Das „C“ bildete hier unsere einzige Gemeinsamkeit. Gabi versorgte mich noch mit der Information, dass diese TAC mit 75 – 50 – 500 mg pro Quadratmeter berechnet wurden, was uns beide nicht schlecht verblüffte – wir wurden medizinisch nach Quadratmetern behandelt, nicht nach Kilogramm!? Das war uns neu. Frau lernt doch wirklich nie aus im Leben. Hochinteressant.

Die Chemo, die mir verabreicht wurde, heißt „FEC“. Sie besteht aus den Arzneistoffen Fluoruoracil, Epirubicin und Cyclophosphamid und scheint eine „normale“ Chemo zu sein – zumindest hörte ich nie anderes. Mir persönlich reicht das allerdings auch, um von Hammermedikation zu sprechen – nur bei Gabi machen es auch die Ärzt/innen. Das heißt etwas.

Während bei Gabi 23 Lymphknoten entfernt wurden, wovon einer befallen war, sind es bei mir nur sechs entfernte und kein Lymphdrüsenbefall. Die Folge davon war, dass Gabi von Anfang an ab und zu Probleme mit einem geschwollenen Arm hatte, ich hingegen – Göttin sei Dank – nicht. Und ich will, dass das so bleibt – was laut meiner Krankengymnastinnen aber nicht vorherzusagen ist.

Kann angeblich immer auftreten. Aber bitte, liebes Universum: Ich bleibe ab sofort gesund und davon verschont! Und bei Gabi wird es bitte, bitte bald der Vergangenheit angehören. Für immer. Ja? Danke schon einmal im Voraus!

Während Gabi eine Thrombose am Port entwickelte, vertrug ich ihn relativ gut. Wobei das „relativ" nicht unabsichtlich hier steht. Ich hatte adrenalin-reiche Tage „seinetwegen" und war bis zu seiner Entfernung sehr oft wegen der juckenden Narbe angenervt. Hierin waren wir beide uns auch wieder recht einig: Dass wir ihn nicht gerne mochten und nicht gerne durch die Gegend trugen, den Port. Dieses ständige Fremdkörpergefühl störte uns einfach. Jedes Mal, wenn ich über diese nur allzu deutlich spürbare Erhebung an meinem linken vorderen Oberkörper strich, beschlich mich zuverlässig ein etwas gruseliges Gefühl und ich fühlte mich temporär als Alien. Bin ich nicht, ehrlich. Aber manchmal ... – aber nur manchmal!

Da ich also regelmäßig mit Gabi telefoniert hatte, wusste ich über das Thema Brustkrebs im Mai 2011 zum Einen entschieden mehr als noch zu Beginn des Jahres – und zum anderen vielleicht etwas mehr als die 44jährige deutsche Durchschnittsbürgerin. Was mein Frauenarzt zu spüren bekam: Ich hinterfragte alles, kam mit noch nicht sehr altem Wissen um die Ecke und löcherte ihn ohne Ende. Einmal meinte er: „Über solche Dinge spreche im Erstgespräch normalerweise überhaupt noch nicht, Frau Brunner – aber wenn Sie schon so direkt und genau nachfragen, beantworte ich Ihnen das natürlich auch." Davon war ich eigentlich ausgegangen ... Ich weiß noch, dass ich damals dachte: Na also, Doc, da bitte ich doch darum! Genau dafür brauche ich Sie: Dass Sie mich beratend begleiten, mich hören, Zeit für mich haben, mir nichts aufdrücken wollen, womit es mir nicht gut geht oder was schlicht und ergreifend nicht zu mir passt. Auch wenn es „Standard" ist in der Behandlung von Brustkrebs – wir sind alle noch Individuen mit der nur uns eigenen Prägung und Art und Weise, wie wir durch das Leben gehen und es betrachten. Hier möchte ich nicht unerwähnt lassen, dass ich mit meinen Ärzt/innen und Ärzten über den ganzen monatelangen Prozess hinweg großes Glück hatte: Bis auf eine

Ausnahme fühlte ich mich immer gut aufgehoben, gehört, ernst genommen und gut beraten. Danke auch dafür, liebes Universum. Und gerade dem Doc als Entdecker der entarteten Materie kam hier in Sachen Einfühlungsvermögen oder Empathie natürlich eine ganz besondere Bedeutung und Rolle zu.

Hat er gut gemacht.

Jawohl.

Wem sage ich es – wie und wann?

„Behalte das bitte für dich.
Ich möchte diese Energie nicht ins Universum und auch nicht in die Hände anderer Menschen geben.
Ich möchte dieser Energie im Außen keine Macht verleihen.
Auch Worte und das Gerede anderer Menschen haben Macht und Kraft."
Albert Brosius

Wehe dem Menschen, über den das Schicksal kommt, das seinen Händen entglitten ist.
Ralph Waldo Emerson

Bei meinem Mann war ich auf dem Weg zur Mammographie kurz in dem Geschäft, in dem er arbeitete, vorbei gefahren. Gleichermaßen wort- und fassungslos hatte er mich in den Arm genommen und einfach nur gehalten. Wobei ich hier nur ein paar wenige Tränen vergoss, da ich zu diesem Zeitpunkt ja noch wild entschlossen war, ausnahmsweise mal zu denen zu gehören, denen das Glück hold war. Schon der Frauenarzt hatte erkannt und angesprochen, dass diese meine Denkweise in Bezug auf das „ausnahmsweise" nicht hilfreich war. Ich wusste es natürlich auch. Das sollte ich auch – als Sozialpädagogin von Berufs wegen, an (Lebens)-Erfahrung reich durch etliche Schicksalsschläge und Therapien, sowie vielseitig belesen. Aber bei dem, was mir in meinem bisherigen Leben schon so alles passiert war, fand ich es nicht unbedingt einfach, immer daran zu glauben, dass die Dinge für mich gut liefen. Das Leben hatte mich gelehrt, dass mich trotz aller guten Vorsätze, Übungen, Therapien, Visualisierungen, Affirmationen undsoweiterundsofort immer wieder kleinere und größere Katastrophen heimsuchten. Nicht nur Robert Betz und Professor Tepperwein empfehlen in einigen ihrer Vorträge und auf CDs oder Kassetten, selbst diese immer als positive Ereignisse zu sehen und als Chance zum Wachstum. Der Markt wimmelt mittlerweile geradezu von

Menschen, die das auch schon entdeckt haben. Üblicherweise gehöre ich voller Überzeugung zu ihnen. Mittlerweile gelingt es mir sogar ziemlich oft. An diesem Abend und den folgenden Tagen allerdings überhaupt gar nicht. Ich verzweifelte mal wieder komplett am Leben. Und holte mich doch tatsächlich, vorerst zumindest, selbst mit gutem Zuspruch wieder heraus: Diesmal würde ja alles gut gehen! Diesmal hätte ich ja Glück. Das hatte ich mir redlich verdient. Jawohl!

Meine Nachbarin Andrea wusste von Anfang an Bescheid, da ich ihr von dem Besorgnis erregenden Knoten und dem bevorstehenden Arzt-Termin erzählt hatte. Sie wusste, wann ich den Termin hatte und wartete bereits seit Stunden auf meine Entwarnung. Als diese nicht kam, telefonierte sie mit ihrer Schwester, mit der ich gut befreundet bin, und erzählte es ihr – in der Hoffnung, vielleicht über diese Ecke etwas im Sinne von „alles ist gut“ zu hören. Doch auch Franziska wusste von nichts.

Meine beiden Chefs wussten „Dank“ des etwas unglücklich geplatzten Termins Bescheid.

Und natürlich Gabi, die sich aber alle Mühe gab, mir meine Angst auszureden.

Am Freitag, dem Tag nach der 9:1-Diagnose, fuhr ich trotz meiner nicht gerade rosigen Stimmung bei meiner Mutter vorbei, um ihr mitzuteilen, was bei mir gerade Thema war oder mit anderen Worten: durch welche Hölle ich gerade ging. Klar hoffte ich auf die famosen 10% Gutartigkeits-Wahrscheinlichkeit. Sollte sich das Ganze jedoch in die für mich Horror erzeugende, ungewünschte Richtung entwickeln, wäre ich am Montag Abend sicher in noch viel miserablerer Stimmung und weit weniger bereit zum Reden. Also: Augen zu und durch.

Sie reagierte, was es für mich leichter machte, erstaunlich gefasst und ruhig. Keine Tränen, keine Anklänge leiser Hysterie, keine Ansätze von Depression. Mitgefühl, sicherlich ein kleiner Schock, Trauer, der Satz: „Mein Kind, was musst du denn noch alles aushalten“.

Aber kein Drama. Obwohl ich zu diesem Zeitpunkt dazu neigte, meinen Bruder noch nicht einzuweihen oder besser formuliert womöglich grundlos zu beunruhigen, ermunterte Ma mich, ihn direkt anzurufen und das weitere Gespräch mit ihm gemeinsam zu führen. So machten wir es und wenige Minuten später saß auch er am Tisch im frühsommerlichen Garten. Sehr still. Sehr ruhig. Ungewöhnlich still und ruhig.

Rundherum sah alles frisch, gesund, Kraft strotzend und wunderschön aus. In mir drin nicht. Ganz und gar und überhaupt nicht. Natürlich kämpfte ich in diesem Gespräch mehrmals mit den Tränen, wenn ich auch immer wieder betonte, dass bisher nichts sicher sei und der Montag ja vielleicht ein ganz traumhaft schöner Tag werden könnte – wenn denn die Entwarnung käme. Des Weiteren bat ich die beiden darum, vorerst niemandem etwas zu sagen. Solange nicht sicher war, ob ich an Brustkrebs erkrankt war oder nicht, wollte ich dem Ganzen keine Energie geben. Diese Einstellung hatte ich von Albert gelernt – oder übernommen. Ihn hatte ich im Jahr 2000 in Guatemala kennen gelernt.

Apropos Albert

Wer Schmetterlinge lachen hört

Wer Schmetterlinge lachen hört
und weiß, wie Wolken schmecken,
der wird im Mondschein ungestört
von Furcht die Nacht entdecken.
Der wird zur Pflanze, wenn er will,
zum Tier, zum Narr, zum Weisen
und kann in einer Stunde nur
durchs ganze Weltall reisen;
der weiß, dass er nichts weiß,
weil die anderen auch nichts wissen,
nur weiß er, was die anderen
und auch er noch lernen müssen.
Wer in sich fremde Ufer spürt
und Mut hat, sich zu recken,
der wird im Mondschein ungestört
von Furcht sich selbst entdecken.
Abwärts zu den Gipfeln seines Selbst blickt er hinauf –
den Kampf mit seiner Unterwelt nimmt er gelassen auf.
Wer Schmetterlinge lachen hört
und weiß, wie Wolken schmecken,
der wird im Mondschein ungestört
von Furcht sich selbst entdecken.
Wer mit sich selbst in Frieden lebt,
der wird genauso sterben,
und ist selbst dann lebendiger
als alle seine Erben.

Text etwa 1983 beim Hören der LP mitnotiert nach einem Lied der Band Novalis,
NICHT von dem Dichter gleichen Pseudonyms!

Nachdem mein damaliger Ex-Lebensgefährte (und heutiger Ehemann) Markus an meinem Geburtstag im Jahre 1999 unsere Beziehung beendet hatte, hatte ich mich – wie schon öfters in meinem Leben – zu einem mehrmonatigen Auslandsaufenthalt entschlossen. Anfang Januar 2000 begaben wir uns zu acht von Wien aus auf die Reise. Diesmal sollte es nach Honduras und Guatemala gehen. Diesmal würden sich einige Freundinnen und Freunde beinahe die Klinken in die Hand geben, wenn sie uns zu einem bestimmten Zeitpunkt an einem bestimmten Ort dieser Welt besuchen würden. Diesmal starteten wir im Pulk. „Wir" waren in erster Linie mein langjähriger Freund und Lieblings-Reisegefährte Thomas, dessen Lebensgefährtin Andrea, Samuel, der gemeinsame Sohn der beiden, stolze fünf Monate jung – und ich. Außerdem starteten mit diesem Kern eine Freundin von Andrea mit ihren beiden Kindern im Alter von sechs Monaten und dreieinhalb Jahren und meine Freundin Anette. Nach deren Abreise stießen nacheinander noch einige Freunde auf der Insel Utila zu uns. Diesmal war echt was los! Die „erste Linie" plante, mehrere Monate gemeinsam reisend zu verbringen, die anderen hatten jeweils zwei oder drei Wochen Urlaub innerhalb unserer ersten Reisemonate geplant.

Einige Monate später befand sich die nun schon mal als solche eingeführte „erste Linie" um einige Erfahrungen und eine gute Zeit reicher in Guatemala. Zwischenzeitlich waren zwar auch wir phasenweise getrennt unterwegs gewesen, in Antigua de Guatemala hatten wir uns aber – trotz Internet-Zeiten auf eher abenteuerliche Weise und zufällig, da Thomas eine falsche E-mail-Adresse benutzt hatte – wieder gefunden. Nämlich als ich in Antigua auf der Suche nach einer mir sympathischen Spanisch-Schule einige davon inspizierte. Da entdeckte ich doch tatsächlich meinen Freund Thomas – mit rauchendem Studentenkopf in einem wunderschönen Schulgarten sitzend. War das eine Wiedersehens-Freude, gerade weil ich per E-mail nichts mehr von ihm gehört hatte, wann und wo wir uns wieder treffen wollten!

Mittlerweile hatte ich abends, in einem der „Parques" der Stadt, völlig begeistert einer indogenen Musikgruppe lauschend, einen Amerikaner im Rentenalter kennen gelernt. Richtig: Albert.

Albert war eine Seele von Mensch, in seinem früheren Leben einst Banker, danach Prediger und Schamane. Er war zwei oder drei Mal mit der gleichen Frau verheiratet, hatte mit ihr vier erwachsene Kinder, allesamt mittlerweile selbst wieder Eltern, und hatte zwischendrin auch einmal eine „neue“ Frau geehelicht. Zum Schluss, als seine erste Ehefrau sehr krank wurde, heiratete er wiederum diese seine vor- und mehrmalige, um sie entsprechend pflegen und bis zu ihrem Tod begleiten zu können.

Der Auslöser für Alberts' ziemlich umfassenden und kompletten Lebenswandel war, frau mag es kaum glauben, eine ... Krebserkrankung. Deswegen passt Albert sowieso hervorragend in diese Geschichte, nicht nur, weil er ein für mich zeitweise sehr wichtiger und hilfreicher Wegbegleiter war. Sondern auch, weil er ein Parade – Beispiel dafür ist, dass mit einer gesunden geistigen Einstellung, einem gesunden Lebenswandel, alternativen Heilmethoden und einer großen Portion Humor und Liebe sogar mit, respektive nach einer lebensbedrohlichen Erkrankung noch eine ganze Menge tief erfüllte, spannende, lustige, interessante, lehrreiche und abwechslungsreiche Lebensjahre möglich sind.

Vor mindestens zwei Jahrzehnten hatte ein Arzt bei Albert Hautkrebs diagnostiziert. Sein Zustand muss so schlecht gewesen sein, dass der Arzt ihm noch sechs Monate Lebenszeit prognostizierte. Warum Ärzt/innen oft meinen, solch sinnlose Prognosen treffen zu müssen, könnte mir bei Gelegenheit bitte überhaupt und allgemein verständlich mal jemand erklären. Den zweifelsohne mit solch einer Aussage verbundenen beabsichtigten Motivationsschub für die Erkrankten habe ich bisher noch nicht so ganz nachvollziehen können ...

Albert jedenfalls schmiss daraufhin seinen gut dotierten Job als Bankdirektor, absolvierte eine Ausbildung bei einer dieser zahlreichen Freikirchen, die es in Amerika so gibt – und wurde außer Prediger in den nächsten Jahren auch noch Heiler, Schamane und Masseur. Außerdem wurde er Vegetarier, aß jeden Tag mindestens eine Knoblauchzehe (in unserer gemeinsamen Zeit in Guatemala durfte ich immer partizipieren und wir führten ein kleines Ritual vor dem Abendessen ein), praktizierte so gut wie täglich Yoga und

Meditation, verbrachte so viel Zeit wie möglich an der frischen Luft, vermied allerdings konsequent direkte Sonneneinstrahlung, blieb geistig und körperlich aktiv, lernte sogar mit seinen über Sechzig noch mühsam Spanisch, achtete auf seine Gedanken und hatte es sich zum Ziel gesetzt, anderen Menschen hilfreich zu sein. Eine davon war ich, was ich wirklich als großes Glück betrachte. In meinem manchmal noch etwas desolaten Zustand nach der Trennung damals schaffte er es, mir wieder Selbstbewusstsein, Selbstachtung und Eigenliebe beizubringen. Er nahm diverse *healing ceremonics* an mir vor, wir beteten gemeinsam und er erzählte mir viele als Parabeln gedachte Geschichten – nicht nur, aber auch, aus seinem Leben. Manchmal bezeichnete er mich als seine Schülerin. Wir unternahmen aber genauso Ausflüge zusammen, machten sightseeing und lachten täglich mindestens zwei Mal Tränen miteinander. Das war mit das Bemerkenswerteste. Jedenfalls widmete er mir sehr viel Zeit, die mir gut tat, die ich sehr genoss und in der einige meiner verkrüppelten oder verletzten Seelenanteile zu heilen begannen. Das war für mich damals hilfreich – sehr sogar! Was mich betrifft, hat er sein Ziel also tutto completti erreicht.

Albert lernte, kurz bevor unsere Wege in Antigua de Guatemala sich endgültig trennten, eine Japanerin kennen. Dank der Tatsache, dass wir bis zu seinem Tod in Kontakt blieben, weiß ich, dass er diese – die wie ich 40 Jahre jünger war als er – heiratete, die letzten Jahre mit ihr glücklich und zufrieden in Japan lebte – und dort ebenso starb. Mit Mitte 70 und etwa 25 Jahre nach dem ihm vom Arzt angekündigten zu erwartenden Todeszeitpunkt. So geht es nämlich auch. Jawohl.

Das Procedere nach der Diagnosestellung

Ich weiß nicht,
ob es besser wird,
wenn es anders wird.
Aber es muss anders werden
wenn es besser werden soll.
Georg Christoph Lichtenberg

In der Ruhe liegt die Kraft.
Vielleicht von Konfuzius, ist aber nicht gesichert

In der folgenden Woche würde ich operiert werden, egal, welchen Charakters der Tumor sein würde. Danach war für mich alles überstanden, falls ein gutartiger Tumor in mir wuchs. Plan B klang weit weniger erfreulich: Sollte der Tumor sich als bösartiges Gewächs heraus stellen, musste zeitnah ein Port verlegt werden, über den im Anschluss die Chemos in meinen Körper eingeleitet werden würden. Den Gedanken verdrängte ich zwar noch so gut wie möglich, aber Bescheid wissen wollte ich natürlich schon mal, so rein theoretisch und interessemäßig ...

Sechs Chemos sind Standard, danach sollten laut meines Frauenarztes etwa dreißig Bestrahlungen folgen, was sich in meinem Fall später noch als etwas zu tief gegriffen heraus stellen sollte. Danach die erwähnte Anti-Hormon-Therapie. Eine zeitlich weiter reichende Therapie-Planung hielt der Doc zu dem Zeitpunkt für unangebracht. Nach der Operation würde ich in die Zuständigkeit seiner Kollegin und Ehefrau übergehen. Innerhalb der Gemeinschaftspraxis hatten die drei Kolleg/innen sich spezielle Fachrichtungen gewählt. Der der Beratung und Betreuung nach der Operation, während der Chemotherapie und darüber hinaus unterstand seiner Frau. Sie würde mir zum gegebenen Zeitpunkt alles Weitere erklären.

Alles in mir zog sich zusammen: diese ganzen Hammer-Behandlungen. Das passierte ausgerechnet mir, wo ich doch sehr viel stärker zu den sogenannten alternativen Behandlungsmethoden tendierte und der Schulmedizin eher skeptisch und kritisch, manchmal sogar direkt ablehnend gegenüber stand! Na bravo.

Aber kaum geht es um das eigene Leben, um wirkliche und wahrhaftige existentielle Bedrohung, ändern sich so manche bisherigen Einstellungen und Sichtweisen. Bei mir zumindest. Und ich glaube, das können Viele nachvollziehen. Und außerdem hörte ich mir das alles vorerst sowieso nur rein hypothetisch-theoretisch an – ich war ja diesmal mit an Sicherheit grenzender Wahrscheinlichkeit bei den glücklichen 10 Prozent dabei! Es hatte sich, unter anderem durch mein ureigenstes Zutun und hartes Arbeiten, doch wirklich bereits Vieles zum Positiven geändert in meinem Leben. Ich war auf einem guten Weg. Immer zufriedener, bewusster, gesünder und harmonischer lebten mein Mann und ich in unserem kleinen Paradies in der niederbayerischen Pampa. Selbstredend war ich so gut wie nie dauerhaft zufrieden mit dem Ablauf unserer Partnerschaft, aber es lief allenthalben um Welten besser als noch vor einigen Jahren. Wir stritten kaum mehr, verbrachten viel Zeit zusammen und gingen sogar gemeinsam spazieren mittlerweile. Das war mir ein großes Anliegen und eine große Freude – und früher völlig undenkbar gewesen. Wir aßen qualitativ hochwertig, gesund, ernteten Gemüse aus dem eigenen Garten, hatten Fleisch von eigenen, gesunden und glücklichen Tieren – was fehlte, erstanden wir mehr und mehr vom Bio-Markt.

Zugegeben: Noch rauchten wir beide – ich immerhin schon deutlich weniger als früher – und tranken etwas zu regelmäßig Alkohol. Selbstredend machten wir beide zu wenig Sport. Jede/r hat ein paar Schwächen, nicht wahr? Doch sogar hier hatte ich in jüngster Zeit große Fortschritte gemacht, hatte mit Nordic Walking begonnen, ging im Winter mit den Schneeschuhen, manchmal ins Fitness-Center, regelmäßig in die Sauna, sehr oft spazieren. Diese Bestandsaufnahme machte mir Mut. Während mich zeitgleich Kummer, Fassungslosigkeit und Verzweiflung gnadenlos im Genick packten. Was wäre, wenn ...

Der Tag der Wahrheit

„Wird's besser? Wird's schlimmer?",
fragt man alljährlich.
Seien wir ehrlich:
Das Leben ist immer
lebensgefährlich.
Erich Kästner

Wer sich keine Zeit für seine Gesundheit nimmt,
muss sich später Zeit für seine Krankheiten nehmen.
Sebastian Kneipp

Montag, 16.05.2011, 19:00 Uhr. Frauenarztpraxis Waldkirchen. Mein Mann Markus und ich.

Der Termin von entscheidender Bedeutung.

Ich sah es direkt an seinem Blick, als er uns zur Begrüßung die Hand reichte. Dankenswerterweise redete der Doc auch nicht lange um den heißen Brei herum.

„Ja, Frau Brunner, leider ist es so wie befürchtet. Der Tumor ist bösartig."

Krebs. Hämmerte es in meinem Schädel. Krebs. Krebs. DU HAST TATSÄCHLICH KREBS, MIRIAM!

Außerdem aggressiv-schnell wachsend, 10 mm groß – sprich: richtig früh erkannt. Schwestern, tastet eure Brüste ab! Regelmäßig! Wenn sogar ich mit meiner Körbchengröße (obwohl ich „Körbchen" ja nun wirklich euphemistisch und etwas unpassend finde bei solchen Maßen) E und F beim Abtasten etwas Ungewöhnliches spüren kann, dann schaffen andere das auch! Und ich dachte wirklich – neben „Brustkrebs bekomme *ich* nicht!" – „Und wenn, dann finde ich ihn nicht ...". Geht also doch, selbst unter im wahrsten Sinne des Wortes erschwerten Abtast-Bedingungen. Immer dran bleiben, ich meine es ernst. Die Heilungschancen sind so signifikant und Ausschlag gebend besser bei Früherkennung, da sollten wir alle ohne Zögern über unsere Anti-Abtast-Schatten springen. Jump! Ich schlage vor, die Gelegenheit zu nutzen und gleich damit anzufangen. Je-he-tzt! *Na los!*

Die weitere Charakterisierung des bösartigen Tumors in meiner Brust lautete: Stark auf Hormone ansprechend und – immerhin – ohne Lymphdrüsenbefall.

Puh – wenigstens das.

Heilungschance 90 – 98%. Das war ja endlich mal etwas Erfreuliches und sicherlich die Aussage von größter Bedeutung an diesem Tag. Und des Doktors Worte: „Und bei Ihnen spreche ich von Heilung, Frau Brunner. Von Heilung – nicht von mit-Krebs-leben!"

In dem Moment kamen diese Worte bzw. ihre Bedeutung allerdings nicht wirklich bei mir, geschweige denn in meinem Herzen und meiner Seele, an. Seit ich meinen Schockzustand jedoch überwinden konnte, liebe ich sie sehr. Und bete täglich zu allem, woran ich glaube, dass das mal eine der Prognosen ist, die bitte gerne eintrifft! Und ich ab sofort und für alle Zeiten gesund bleibe!

Sehr gefasst aus meiner Sicht besprachen wir das weitere Vorgehen, das mir ja Dank meines Wissensdurstes überwiegend und rein theoretisch bereits bekannt war. Morgen Abend ins Krankenhaus nach Wegscheid, Verabreichung eines leicht radioaktiven Mittels zur besseren Erkennbarkeit der Ränder des Tumors, Mittwoch Vormittag Operation. WEG MIT DEM KREBS! Noch im Krankenhaus standen einige Untersuchungen auf dem Programm, um auszuschließen, dass weitere Organe befallen waren. Zum Wochenende sollte ich bereits wieder zu Hause sein können.

Auch Markus hatte einige Fragen. Mit einem Zettel voller Terminen und Sachen, die zu tun waren, verließen wir gegen 20 Uhr die Praxis. Meine letzte Frage an den Doc lautete: „Ist es für irgendetwas Anstehendes der nächsten Tage kontraproduktiv, wenn ich mich heute Abend besaufe?“ Er verneinte, dazu bekräftigend den Kopf schüttelnd, und meinte: „Nein, das können Sie ruhig machen.“ Und so geschah es. Hatte Gabi vor ein paar Monaten übrigens genau so gemacht.

Humor ist, wenn frau trotzdem lacht

... und Übungen im Dankbarsein macht

Selig sind, die über sich selbst lachen können;
sie werden immer genug Unterhaltung finden.

Selig die, die einen Berg von einem Maulwurfshügel
unterscheiden können;
sie werden sich viel Ärger ersparen.

Selig die, die fähig sind, sich auszuruhen und zu schlafen,
ohne dafür Entschuldigungen zu suchen; sie werden weise werden.

Selig die, die schweigen und zuhören können;
sie werden dabei viel Neues lernen.

Selig die, die intelligent genug sind, um sich selbst
nicht ernst zu nehmen;
sie werden von ihren Mitmenschen geschätzt werden.

Selig die, die aufmerksam sind für die Winke der Anderen,
ohne sich jedoch für unersetzlich zu halten;
sie werden viel Freude säen.

Selig die, die lächeln können und kein böses Gesicht machen;
ihre Wege werden sonnenbeschienen sein.

Selig die, die es verstehen, die kleinen Dinge ernst
und die ernsten Dinge gelassen anzusehen;
sie werden im Leben sehr weit kommen.

Selig die, die fähig sind,
das Verhalten der Anderen mit Wohlwollen zu interpretieren;
sie werden zwar für naiv gehalten werden,
aber das ist der Preis der Liebe.

Selig die, die denken, bevor sie handeln,
und beten, ehe sie denken;
sie werden eine Menge Dummheiten vermeiden.

Selig die, die schweigen und lächeln können,
auch wenn man ihnen das Wort abschneidet
oder auf die Zehen tritt;
sie sind dem Geist des Evangeliums sehr nahe.

Selig die, die den Herrn in allen Wesen erkennen und lieben;
sie werden Licht und Güte und Freude ausstrahlen.
Nach einer Vorlage der Kleinen Schwestern/Paris

Die verborgene Quelle des Humors ist nicht Freude,
sondern Kummer.
Mark Twain

Mir hat es immer gefallen, wenn Leute,
die eigentlich zugeknöpft waren,
sich plötzlich vor Lachen nicht mehr halten konnten.
Komik ist das beste an der ganzen Menschheit.
Bette Middler

Die emotional sowohl herzergreifendste als auch unbeabsichtigt lustigste Reaktion lieferte meine Freundin Franziska. Als sie von ihrer Schwester – unserer Nachbarin – erfahren hatte, dass da bei mir leider nichts war mit Entwarnung und ich mich nicht bei ihr meldete, rief sie mich einen Tag nach Bestätigung des Ausnahmezustandes an. Bereits als ich den Hörer abnahm, hörte ich sie schniefen. Spürbare Gefühlsäußerungen wirkten zu diesem Zeitpunkt natürlich immer leicht und gerne ansteckend auf mich, was wahrscheinlich verständlich ist. So führten wir denn ein tiefschürfendes, von ständigem beiderseitigem Tränen-Schniefen begleitetes Gespräch mit unter anderem folgenden Inhalten: „Mensch Miriam, muss das jetzt wirklich sein? ... Aber du sagst ja auch schon so lange, du trittst kürzer in der Arbeit ... und nimmst das Leben leichter ... und nicht mehr alles so schwer ... und dann ist wieder alles so, wie es immer war! Keine Pause, immer voll Speed ... Vielleicht will dir das Leben zeigen, dass es jetzt wirklich endlich anders werden muss mit deiner ewigen Herumstresserei? ..."

Ange"ohrs" dieser Worte und der Tatsache, dass sie zwischenzeitlich richtig weinte, wagte ich einzuwerfen: „Du hast ja Recht, Franziska ... aber du darfst das Ganze jetzt auch nicht so schwer nehmen ... du musst jetzt auch einfach akzeptieren, dass es so ist und darfst nicht so traurig sein ..."

Worauf sie mir doch tatsächlich leicht aufgebracht ins Wort fiel und rief: „Ja – *du hast leicht reden*!!!" Nach einer kurzen beiderseitigen Schrecksekunde prusteten wir beide dann aber ungebremst los ... was ein Spruch! Der bleibt auf alle Fälle im Repertoire der „running gags" – für immer! Und für immer ist hoffentlich noch richtig lang. An meinem 44. Geburtstag – wenige Tage vor der Diagnose – hatte ich mal so überlegt, dass jetzt etwa die Hälfte meines Lebens hinter mir liegen könnte und dass ich nun in die ohne Frage bessere und leichtere zweite Lebenshälfte starte ... meinen Lebensunterhalt als Wahrsagerin zu bestreiten, brauche ich nicht wirklich ernsthaft in Erwägung zu ziehen.

Auch abgesehen von solchen Blüten, wie Franziska sie da vom Stapel ließ und wie sie schlicht und ergreifend aus der Situationskomik heraus entstehen, bemühte ich mich – ganz absichtlich – den Dingen nicht mehr Ernst als unbedingt nötig zuzugestehen. Wir trafen vorerst weiterhin Leute, bekamen Besuch, hatten Spaß und lachten, wann immer sich eine Gelegenheit bot – und ich es schaffte. Dem war natürlich nicht immer so. Mich überwältigte immer wieder die Verzweiflung. Im Zusammensein mit anderen war dieses Vorhaben aber jedenfalls leichter umzusetzen als alleine oder auch als allein zu zweit.

Bereits seit Längerem kannte ich diverse Anregungen, wie ich ganz bewusst Dankbarkeits-Übungen ins tägliche Alltagsleben einbauen konnte. Diesen schreiben viele Menschen – unter Anderem eben auch ich – sehr heilsame Wirkungen zu. Unnötig zu erwähnen, dass mir diese Übungen in den ersten ein, zwei Wochen nach der Diagnose teilweise bis überwiegend nicht gelangen. Doch je länger ich Zeit hatte, mich mit meinem „neuen" Leben erst einmal auseinander zu setzen und irgendwann dann tatsächlich anzufreunden, um so mehr gelangen mir auch wieder meine Dankbarkeits-Übungen. Zwei Möglichkeiten, für die ich mich entschieden habe und die ich so oft wie möglich praktiziere, sind folgende:

Wer mag, kann morgens direkt nach dem Aufwachen im Bett ganz einfach ein paar Minuten Zeit einplanen, um bewusst ein paar liebevollen, freundlichen, heilenden und wohltuenden Gedanken Raum und Zeit zu geben. Wir können überlegen, welche Menschen wir lieben, wem wir von Herzen zugetan sind, für welche Menschen in unserem Leben wir dankbar sind und wofür wir wem im Speziellen danken. Ebenso können wir in diesen Momenten an alle Umstände in unserem Leben denken, für die wir dankbar sind. Und ich zumindest staune immer wieder, wie viele gute und positive Dinge es in meinem Leben gibt – selbst wenn eigentlich gerade „Land-unter-Stimmung" herrscht. Selbst in schmerzgeplagten und angstvollen Zeiten bin ich z. B. dankbar, dass ich ein so schönes Zuhause gefunden habe, in dem mein Mann und ich uns so ausnehmend wohl fühlen; dass ich mit so vielen liebenswerten und interessanten Freund/innen und Menschen in diesem Leben beschenkt bin; dass wir ausgesucht freundliche und sympathische, zugleich aber auch total interessante und abwechslungsreiche, spannende Nachbar/innen haben; dass um uns herum fast alle immer gerne und so schön selbstverständlich bereit sind, sich gegenseitig zu unterstützen; dass es ein so wunderschönes Fleckchen auf dieser Erde ist, wo wir angekommen sind, umgeben von mehr oder weniger unberührter Natur um uns herum, inklusive einem Bach in Hörweite; dass so viele gesunde Kräuter und Büsche und Bäume hier wachsen, von denen wir so viel ernten und essen oder trinken können; dass ich eine liebenswerte und hilfsbereite

Familie habe; dass ich eher unbeabsichtigt in meinem jetzigen Job gelandet bin, der mir nun trotz durch Krankheitsstand bedingte finanzielle Einschränkungen ein überwiegend sorgenfreies Überleben ermöglicht; dass ich Chefs und Kolleg/innen habe, die mich immer wieder spüren lassen, dass sie sich freuen, wenn ich zurück komme in die Arbeit; dass mein Mann, der ebenfalls bereits seit seiner Jugend mit massiven gesundheitlichen Einschränkungen lebt, nun endlich eine gute und gerecht bezahlte Arbeit gefunden hat und nicht mehr die ganze finanzielle Verantwortung für unser gemeinsames Leben überwiegend auf meinen Schultern lastet; dass ich mit einer gewissen Intelligenz und ebenso einem gesunden Sinn für Humor gesegnet bin; dass ich singen und musizieren kann; dass ich schon so viel in diesem Leben erleben und lernen durfte und so viel von unserem schönen Planeten gesehen habe; dass ich danken kann ... mich so freuen kann ... und auch trauern ... und genau so aus Spaß und Belustigung Tränen lachen ...

In jüngster Zeit kamen situationsspezifische Gedanken dazu: Dass die Operation gut verlaufen war, ich wieder gesund aufgewacht war, das Essen wieder schmeckte, ich nach der OP wieder etwas trinken durfte, wieder alleine zur Toilette gehen konnte, wieder ans Weiterleben dachte und glaubte.

Ich bin wirklich (meistens) dankbar, dass ich leben darf, ausgestattet mit diesem breiten Gefühlsspektrum und der manchmal schon schmerzhaft-schönen Intensität und der Fähigkeit, all diese unzähligen Facetten zu spüren ...

Die zweite meiner Dankbarkeits-Übungen findet abends statt, wiederum meistens bereits im Bett liegenderweise, und sie funktioniert auch ähnlich: Nun rekapituliere ich, was an diesem speziellen Tag gut und schön, erfolgreich und erfreulich gelaufen ist. Die Liste kann durchaus wieder ähnlich lange werden, denn es sind ja besonders auch die Kleinigkeiten, die ich mir vorgenommen habe, wieder bewusst zu würdigen: Ein Glas gesunden, wohlschmeckenden Saft genossen, einen Salat aus Bio-Salaten und Gemüsen und Kräutern, womöglich selbst gesammelt und getrocknet, ein gesundes und gut schmeckendes Essen oder eine herrlich wohltuende Tasse guten Tees ... ein mitreißendes, spannendes, interessantes, lustiges oder lehrreiches Buch gelesen ... eine wichtige Arbeit erledigt ... die Wohnung auf Vorderfrau gebracht ... mir Zeit genommen für ein Nickerchen oder eine Pause in der Hängematte ... etwas zu lachen gehabt ... meditiert, Yoga gemacht ... spazieren gegangen ... gute Musik gehört und womöglich getanzt ... liebe Menschen getroffen oder gehört, eine nette Überraschung erlebt ...

... ich könnte noch lange so weiter schreiben. Und denke gerade wieder von ganzem Herzen: Liebes Universum, liebe Göttin, lieber Gott: ich danke euch, ich danke euch, ich danke euch! Für die liebenswerten Menschen und all das Gute und Schöne in meinem Leben. Es ist *so viel* gut in meinem Leben. Das habe ich viel zu wenig gewürdigt und geschätzt die letzten Jahre. Danke dafür und danke auch dafür, dass ich just jetzt wieder erkennen kann und darf, wie reich ich im Leben beschenkt worden bin. Das ist ja alles nicht selbstverständlich, schon gar nicht in dem Ausmaß.

Danke.

Keine Langeweile aufkommen lassen!

Ängstlich zu sinnen und zu denken,
was man hätte tun können,
ist das Übelste, was man tun kann.
G. C. Lichtenberg

Wer will, der kann,
wer nicht will,
muss.
Seneca

Wer nicht in ländlichen Regionen lebt wie wir, kann sich wohl nur schwerlich vorstellen, dass ganze Wochen nach so einem zumindest worse-case-Szenario mehr oder weniger komplett ausgefüllt sein können mit unterschiedlichsten Untersuchungen, OP-Vorbereitungen, Operationen, Nachuntersuchungen und ersten, bereits beginnenden Behandlungen – und vornehmlich den Fahrten dorthin. All diese Zielorte sind ja nicht unbedingt um die Ecke, in der wunderschönen niederbayerischen Pampa. Der positive Nebeneffekt dieser im wahrsten Sinne des Wortes „operativen Hektik" ist, dass frau nicht allzu viel Zeit zum Nachdenken bleibt. In dieser Lebensphase eine eher hilfreiche Tatsache. Sonst bestünde, glaube ich, die Gefahr, durchzudrehen. Geht aber zum Glück gar nicht – es gibt viel zu viel zu tun.

In meinem Fall – soll heißen: ganz bewusst sehr abgelegen wohnend – hieß das konkret, vier Arztpraxen im Radius von sechs bis sechsundzwanzig Kilometern und zwei verschiedene Krankenhäuser, je etwa fünfzehn und fünfundzwanzig Kilometer entfernt, in unregelmäßigen Abständen, jedoch Schlag auf Schlag, zu diversen Gesunderhaltungs-Maßnahmen aufzusuchen.

Nachdem am 13.05. in einer pathologisch-anatomischen Begutachtung in einem Passauer Labor in einer vollkommen alltäglichen Untersuchung diagnostiziert wurde, dass in den vier Biopsie-Gewebeproben einer gewissen Miriam Brunner „Anteile eines schlecht differenzierten invasiv ductalen Carcinoms (G 3; Scorewert 8)" enthalten waren, brach deren bisheriger Alltag von einem Tag auf den anderen vollkommen unalltäglich auseinander und zusammen. Der Nachtragsbericht enthielt noch die Informationen, dass der östrogenrezeptor-immunreaktive Score dieses Carzinoms 9/12 betrug, der progesteronrezeptor-immunreaktive Score 12/12, der Proliferationsstatus 15% – und der HER-2/neu-Status 1+.

Alles klärchen? Wunderbärchen. Aus diesen für jedefrau glasklaren Angaben dürfte unschwer herauszulesen sein, dass für mich nun keine Fragen mehr offen waren und es keinerlei Informationsbedarf mehr gab ... das Internet hat neben all seinen tiefschwarzen Seiten und deren fatalen Auswirkungen durchaus auch seine sonnigen und lichten – und damit seine Vorteile.

Am 16.05. kam der Endbefund des Labors zu meinem Doc – und ich erfuhr unwiderruflich, dass ich an einem bösartigen, aggressiv schnell wachsenden Brustkrebs erkrankt war. Am Dienstag, dem 17.05., musste ich nach Passau in die Radiologie zum CT und MR. Es war, für Menschen im normalen Leben, ein Tag wie jeder andere. Für meine Nichte ein besonderer, nämlich der Schnuppertag an ihrer neuen Schule für das kommende Schuljahr. Ihre Eltern, ihres Zeichens mein Bruder und meine Schwägerin, begleiteten sie daher ausnahmsweise dorthin und gesellten sich dann zu Markus und mir, die wir – wie so oft in letzter Zeit – mal wieder in einem ärztlichen Wartezimmer saßen und ... warteten. Das Kontrastmittel hatte ich bereits intus, jetzt hieß es abwarten, bis ich zur Untersuchung aufgerufen wurde. Für mich also alles andere als ein normaler Tag im Leben.

Wie sehr oft in letzter Zeit zu Tränen gerührt, trat ich an – und wurde von der Arzthelferin getröstet: „Ich hatte Hautkrebs. Vor vier Jahren. Meine damalige Chefin sagte: Ausgelöst durch den Schock, den ich erlitt, als mein Mann sich von mir trennte. Und ich bin auch wieder gesund, sehen Sie. Heute Abend muss ich wieder mal zur Nachkontrolle – da habe ich immer Angst. Aber das wird schon alles werden. Und bei Ihnen auch, glauben Sie's mir!" Obwohl auch sie in ihrer Funktion der Arzthelferin mir wahrscheinlich das Ergebnis nicht hätte sagen dürfen, flüsterte Sie mir dankenswerterweise bei Überreichung der CD eine Viertelstunde später schnell ins Ohr: „Das sieht gut aus – da ist nichts!“ Dank sei Gott und Göttin.

Tags darauf ging es zur Tumor entfernenden – und damit selbigen vernichtenden! – OP nach Wegscheid ins Krankenhaus. Übrigens in meinem Fall der einzige stationäre Aufenthalt im ganzen Procedere – es ist wirklich kaum zu glauben. Mittwoch Ankunft, Freitag Abflug. Über die Zeit dazwischen breite ich nur zu gerne den Mantel des Schweigens und Vergessens. Zwei sehr harte, schmerz- und tränenreiche, unerfreuliche Tage mit irrational anmutend vielen und langen Stunden, Minuten und Sekunden.

Ab der OP ertappte ich mich laufend in einer sehr eigenartigen Körperhaltung, den rechten Arm angewinkelt vor die operierte rechte Brust haltend. Ich konnte überhaupt nichts dagegen tun, das ging automatisch. Selbst wenn ich mir vornahm, mich darauf zu konzentrieren und aufzupassen, dass ich es nicht mache, verfiel ich wieder in diese Haltung. Bis mich der Doc aufklärte: Diese Schonhaltung sei völlig normal nach einer Brust-OP, die meisten Frauen würden sie einnehmen und irgendwann würde ich mich wieder normal halten. So war es denn auch – allerdings dauerte das Ganze etliche Wochen.

Einige Tage nach der OP, am 24.05., fuhr ich einmal mehr gen Waldkirchen, diesmal zur Wundkontrolle. Ab sofort ergänzten regelmäßige Lymphdrainage- und Krankengymnastik-Termine meinen Tagesablauf.

Am 30.05. stand das Knochenszintigramm auf dem Programm, zu dem mich meine Mutter zur Abwechslung in das Freyunger Krankenhaus fuhr, da ich noch sehr an einer schlecht heilenden Narbe litt und kaum selbst Auto fahren konnte. Der Arzt, der sonderbarerweise nicht mich ansah, während er sprach, sondern ausschließlich seinen Bildschirm und mir die Hand zur Verabschiedung bereits herstreckte, bevor ich auch nur eine Frage stellen konnte, stellte fest, dass ich einige absolut zu flach gedrückte Bandscheiben hatte, die meine Schulter-, Arm- und Rückenschmerzen erklärten. Jedoch keine Metastasen.

Danke, liebe Göttin, lieber Gott, danke, danke, DANKE.

Meiner Ma gegenüber machte ich allerdings Eine auf cool und grinste bloß, vermeintlich selbstsicher: „Das wäre ja noch schöner!“ Innerlich hatte ich jedoch richtig heftig vor dem Untersuchungsergebnis gebibbert. Halleluja – wieder ein Schritt geschafft auf dem mir zugedachten Weg. Und gut ausgegangen. Das Leben ist schön!

Wie schön, das erkundete und entdeckte ich wie bereits erwähnt gerade in diesen Wochen täglich neu in kleinsten Kleinigkeiten und Alltäglichkeiten. Ich sah, hörte, roch und fühlte plötzlich wieder Nuancen, für die ich mir lange zu wenig Zeit genommen hatte. Ein bisschen paradox – aber genau so war es.

Am 31.05. wieder nach Waldkirchen zur Nachkontrolle. Am 01.06. ebenfalls, diesmal wurde ich von der nun die weitere Behandlung übernehmenden Ärztin über den planmäßigen Ablauf der Chemo aufgeklärt.

Im Wegscheider Krankenhaus wurde schließlich am 20.06. der Port gesetzt, eine bei meiner venösen Veranlagung unverzichtbare Maßnahme, die mit einer weiteren Vollnarkose verbunden war. Trotzdem konnte ich immerhin am gleichen Tag wieder nach Hause. Es blieb tatsächlich wenig Zeit, um mich so richtig selbst zu bedauern und in Selbstmitleid zu versinken. Anfangs fand ich sie trotz aller Termine und Verpflichtungen aber doch ab und zu.

Vorübergehender Zusammenbruch

Ein Mensch bemerkt oft sehr erbittert,
dass er in was hineingeschlittert,
nun, sagen wir zum Beispiel eben
in das sogenannte Leben.
Der Mensch fühlt nunmehr sich berechtigt,
zu fragen, wer wann wen ermächtigt,
ihm mir nichts, dir nichts, ohne Schonung,
in dieses Leibes Erdenwohnung
und in dies Jammertal der Sünde
bei Nichtkundmachung triftiger Gründe
und ungefragt hinein zu bannen,
wieso, zwecks wessen und von wannen?
Geht einem es auf Erden gut,
er selten solche Fragen tut.
Der Mensch, dem es dahier gefällt,
ist selbstverständlich auf der Welt.
Und erst, wenn einer auf dem Hund,
sucht weltanschaulich er den Grund
für die Verwandlung: Leben-dürfen
zum Leben-müssen zu erschürfen.

Eugen Roth

Niemandem wünsche ich,
er wäre ich.

Robert Walser

Wie bereits angedeutet, wurde ich in diesem Leben für meinen Geschmack schon mit einer erklecklichen Menge an körperlichen und psychischen Problemen konfrontiert. Jetzt also auch noch Brustkrebs. Mit gerade mal 44. Wo es doch inzwischen in so vieler Hinsicht bergauf zu gehen schien in meinem Leben. Scheinbar hatte ich irgend etwas Entscheidendes immer noch nicht kapiert

– oder einfach die falsche Denke. Das konnte doch einfach – mal wieder – alles gar nicht wahr sein. So viel Pech – für nur einen einzigen Menschen. So verkehrt bin ich doch eigentlich gar nicht. Ich bin kein Riesenarschloch, das anderen Menschen das Leben schwer macht oder sich mit bösen Gedanken, Worten und Werken abgibt und beschäftigt. Diese Geschichte handelt nun ziemlich konzentriert vom Thema Krebs und meinem Umgang damit. Da ich jedoch auch schon schwere Depressionen hatte – und zwar nicht nur einmal im Leben – ausgelöst erstmals durch den Tod meines damaligen Freundes mit 17 Jahren und wegen Depressionen 3. Grades nach den beiden Abgängen, die mich ereilten, knapp sechs Wochen stationär im Krankenhaus war, wusste ich, wohin die Gedanken, die mir Mitte Mai durch den Kopf gingen, ohne gezielte Gegenmaßnahmen unweigerlich führen würden.

Auweia.

Dies galt es dringlichst zu unterbinden und zu verhindern! Das Letzte, was ich jetzt noch brauchen konnte, waren Depressionen. Ich dachte ans Sterben, an nicht mehr immer um mein Leben und speziell um Glück und Lebensfreude kämpfen müssen, daran, dass es auch haufenweise Menschen gab, die relativ konstant dahin lebten, von Schicksalsschlägen einigermaßen verschont blieben, Geld im Überfluss hatten, gesund waren ... warum erwischte es mich bloß so oft? Warum war dieses Scheiß Leben so oft so derartig ungerecht? Ich weinte, gestand meinem Mann, dass ich eigentlich keinen Bock mehr hatte auf dieses mich derart überfordernde Leben, war verzweifelt und zutiefst unglücklich.

Vorübergehend fiel ich sogar von meinem mich ansonsten eher stabilisierenden Glauben ab. Wenn dieser auch nicht den traditionellen, und schon gar nicht den konservativ-bayerischen Vorgaben entspricht, so behaupte ich doch guten Gewissens: Ich bin ein gläubiger Mensch. Ständig in Zwiesprache mit „denen da oben", ob Göttin, Gott, Engel oder Avatare, dem Universum oder geliebten bereits Verstorbenen. Ich bin im Dialog, bitte um Angelegenheiten, die mir am Herzen liegen und danke gerne und von Herzen für das, was mir Gutes widerfährt in meinem Leben. In guten Phasen praktiziere ich so gut wie täglich Yoga, singe Mantras und meditiere, in mittelmäßigen mache ich zumindest mal dies, mal das – in schlechten nichts von alledem. Nun ging gar nichts mehr. Ich wusste nicht einmal mehr, wie ich „die da oben" ansprechen sollte: Alle meine Überzeugungen der letzten Jahre waren vollkommen über den Haufen geworfen. Immer, wenn ich darum bitten wollte, gesund zu werden und zu bleiben, schoss mir praktisch zeitgleich durch den Kopf: „Es passiert aber eh, was soll – und nicht, was ich will – also warum beten?" Und wie formuliere ich es, ohne dass es „da oben" arrogant oder missverständlich ankommt? Und wozu überhaupt, wenn ich doch sowieso keinen Einfluss hatte, wie mir das Leben gerade mal wieder lebhaft bewies? Woher um alles in der Welt hatte ich die Frechheit besessen, glauben zu können, es gehe bergauf mit mir und meinem Leben?

War das zu überheblich gewesen, auf diese Schiene umzuschwenken: „Alles wird gut – sogar bei mir?" Meine Fresse, was sollte ich denn noch alles lernen müssen? Und warum? Was würde denn nach dem Unglück hier kommen? Und ging meine Denke in diesen Momenten nicht eindeutig schon wieder in Richtung Selbstmitleid – wo die göttliche Devise (oder war es meine?) doch lautete: Akzeptiere, was da kommt. Ohne Hadern, ohne Jammern. Das macht es nämlich bekanntermaßen nicht besser. Nimm „einfach" an, was das Leben dir so bringt – und das am besten auch noch dankbar.

Dankbar? War irgendwie gerade nicht so einfach. Frust, Verzweiflung, Hilflosigkeit. Schwarze, wohlbekannte Löcher. Da kamen sie wieder, die alten Bekannten.

Immerhin konnte ich noch weinen. Mir ging es früher mal so lange so schlecht, dass ich, um überleben zu können, mit aller Kraft so tun musste, als wäre ich unendlich stark. Das betrieb ich bis zur Perfektion. Obwohl ich mich in einer gefühlsmäßig endlos tiefen Verzweiflung befand, in der es eigentlich normal ist, zu weinen, konnte ich genau das nicht mehr. Zu oft mit Gewalt „zusammen gerissen". Zu oft mich selbst zum Starksein gezwungen. Nicht mehr fähig, gefühlte Tränen, die äußerst schmerzhaft im Hals und im ganzen Körper feststeckten, loszulassen und zu weinen. Jahrelang. Zum Glück konnte ich meine Verzweiflung diesmal also in Tränen fassen. Wenigstens das. Seit ich vor etwa 20 Jahren diese sehr tief sitzende Weinblockade überwunden hatte, gehöre ich definitiv zu dem Teil der Menschheit, der außerordentlich nahe am Wasser gebaut hat. Da ich die andere Seite aber auch kenne, ist es mir so jedenfalls lieber als andersrum.

Ohne jeden Zweifel trank ich in diesen Wochen ab und zu zu viel. War doch irgendwie auch schon wurscht. Wenigstens musste ich dann nicht ständig und zwanghaft nachdenken. Und besser schlafen konnte ich in diesen Zeiten mit einem gewissen Alkoholpegel allemal ...

Erstaunlicherweise raffte ich mich jedoch alsbald auf und verbannte meine traurigen und am Leben verzweifelnden Gedanken. Neben meiner bewussten Gedanken-Arbeit half mir dabei: lesen, lesen, lesen. Während der ersten Wochen weigerte ich mich – wie mir scheint unbewusst – Fachliteratur zum Thema Krebs zu lesen. Stattdessen verschlang ich mindestens 4000 oder 5000 Seiten Trivialliteratur. Lauter dicke Schmöker, mehrere hundert Seiten stark, übers Mittelalter. Alle Bücher über die Begine Almut von Andrea Schacht. Zwei Krimis über Kommissar Kluftinger. „Schafkopf“ und „Prinzessinnenmord“ von Andreas Föhr. Eine Trilogie über eine Auswandererfamilie (es ging nach Neuseeland) über mehrere Generationen. Irgendwann fing ich an, wieder die Musik zu hören, die ich früher als „mixed tapes“ und „Lebensreise-Tapes“ in unendlich vielen Stunden mit viel Liebe aufgenommen hatte. Irgendwann fing ich an, nächtens nach einem Glas Wein oder Bier zu tanzen. Irgendwann sang und tanzte ich schon untertags – ohne Wein oder Bier. Ich fing wieder an, Gitarre und Klavier zu spielen, zu singen, ja sogar ein paar Versuche zu zeichnen unternahm ich nach sehr langer Zeit nun wieder. Geschrieben habe ich Zeit meines Lebens sowieso immer, das führte ich natürlich fort. Für Yoga fand ich wieder fast täglich Zeit. Meine Kreativität, sonst geschickt darin, sich zu verbergen, spitzte zunehmend heraus. In diesem neuen Lebensabschnitt, in dem plötzlich, wenn auch aus unerwünschtem Grund, wieder mehr Zeit für mich war. Trotz aller Arzttermine und Gesunderhaltungs-Maßnahmen. Musste – oder durfte, je nachdem – ich zu einem gesundungsbedingten Termin, verband ich damit Wanderungen und Spaziergänge in der wunderschönen Gegend, in der ich lebe. Passau erkundete ich nach etlichen Jahren auch wieder einmal intensiver und war wie immer restlos begeistert, wie wunderschön diese alte Römerstadt ist. Trotz aller schwierigen und herausfordernden Umstände begann ich, das Leben wieder bewusst zu genießen – etwas, das mir in der Vergangenheit selten leicht gefallen war. Markus und ich kochten uns gute Gerichte und saßen bei diesen Leckereien viel zusammen und redeten. Die Zeit alleine bekam ich auch wieder zunehmend besser auf die Reihe. Das Gute an (zumindest meinen persönlichen Erfahrungen mit) Depressionen ist, dass sie im Laufe der Jahrzehnte und der damit einhergehenden besseren Vertrautheit mit ihnen immer seltener kommen und zudem wieder früher gehen. Die namenlose Panik, die die ersten Male mit ihrem Auftreten verbunden ist, wird einschätzbarer und damit nicht mehr so *schrecklich* bedrohlich. Heute nehme ich ab und an Psychopharmaka – wenn ich merke, es kommt wieder auf mich zu und droht, mich zu überrollen. Habe ich früher komplett abgelehnt – und dafür umso länger und heftiger gelitten. Muss ja nicht sein. Ich kann natürlich nur für mich sprechen, aber ich habe tatsächlich gelernt, besser mit Depressionen umzugehen als früher. Aktive und bewusst eingesetzte Gegenmaßnahmen sind auch hier eine dringende Empfehlung. Es gibt also auch in diesem herausfordernden Themenbereich Grund zur Hoffnung – und wenn für mich, dann auch für alle anderen! Das ist doch schon wieder ein Glück – wenn auch anfangs im Unglück.

Der tiefste Punkt des tiefen Tals war – vorerst und fürs Erste – wieder einmal durchschritten.

Dank gezielter Maßnahmen.

Ich nehme die gesundheitliche Herausforderung an!

„Vergessen sie nicht,
das Leben ist eine Herrlichkeit!“
„Auch wenn´s manchmal
ganz schön beschissen ist!“
Anfang von Rainer Maria Rilke, ergänzt von Rosi

Arbeite, als würdest du kein Geld brauchen.
Liebe, als hätte dich noch nie jemand verletzt.
Tanze, als würde keiner hinschauen.
Singe, als würde keiner zuhören.
Lebe, als wäre das Paradies auf der Erde.
Irisches Sprichwort

Göttin, Gott, dem Universum, meinen Schutzengeln, allen guten und hilfreichen Energien, Mächten und Kräften und nicht zuletzt mir selbst sei es gedankt: Ich fing mich relativ schnell wieder aus dieser tiefen Verzweiflung und lenkte meine Gedanken bewusst in eine gesündere und hilfreichere Richtung. Genug Übung darin habe ich ja, wie mittlerweile wohl aus Randbemerkungen zu erahnen ist, und scheinbar macht auch hier Übung die Meisterin.

Da ich meine Energie und Kraft für meinen ab sofort so bezeichneten Gesundungs-Prozess zur Verfügung haben wollte, entschied ich mich, die Menschen, die meiner Meinung nach Anteil nahmen an meinem Leben und Wohlergehen, per E-Mail über den Stand der Dinge zu informieren – und regelmäßig auf diese Art und Weise auf dem Laufenden zu halten. Ich war jedenfalls nicht bereit, mit allen einzeln zu telefonieren und mit allen, die ich kenne, einzeln über dieses leidige Thema zu sprechen. Meine Zeit – wer weiß, wie viel ich noch hatte?! – fand ich definitiv zu kostbar, um sie mit so vielen Gesprächen und Telefonaten über meine unerfreuliche gesundheitliche Herausforderung zu verbringen. Und Mitleid wollte ich schon gleich gar nicht. Ich wollte mir Gutes tun, das Leben genießen, es mir leichter als bisher machen, jeden Tag für mindestens eine Stunde an die frische Luft, Yoga praktizieren, mich entspannen, Heil-CDs hören und Vieles mehr. Auf gar keinen Fall sollte sich *alles* in meinem Leben um diese blöde Krankheit und die notwendigen Maßnahmen zur Gesundung drehen. Ich wollte die Zeit meines Lebens, die neben allen nötigen Arztterminen, Operationen und Behandlungen noch blieb, so gestalten, dass es mir damit gut ging – so gut, wie es unter den gegebenen Umständen nur irgend möglich war.

Da ich es mir in den letzten zwei oder drei Jahren zur Angewohnheit gemacht hatte, zum Wochenende von mir als besonders schön oder lustig erachtete E-mail-Anhänge zu verschicken, von denen ich mir erhoffte, dass sie die damit beglückten Menschen zum Lachen oder Lächeln bringen würden, war die Bezeichnung „happy-weekend-E-mail" meinem Umfeld geläufig. Zwar hatte ich darauf nun plötzlich keine Lust mehr, wollte aber zumindest mitteilen, warum derzeit eben nicht.

Folgende E-Mail läutete einen ganzen Reigen weiterer ein:

> *Gesendet: Donnerstag, 2. Juni 2011 12:33*
> *An: Wegbegleiter/innen*
> *Betreff: Neuigkeiten – Stand der Dinge*
> *Hallo zusammen,*
> *Einige von euch wissen bereits, dass es von mir nicht ganz so „happy" news gibt – für euch die weitere Entwicklung. Für Einige sind es noch völlige Neuigkeiten.*
> *Am 12.05. wurde bei mir ein bösartiger Brustkrebs entdeckt, dessen Tendenz sich innerhalb weniger Stunden von „fifty-fifty" auf „leider sind wir jetzt bei 9:1 für bösartig" entwickelte. Am Montag, dem 16.05., wurde dieser unangenehme Verdacht per Biopsie-Ergebnis bestätigt. Am Mittwoch, 18.05., wurde ich operiert – ich HATTE also mal Krebs, Leute!!!! – und seither schlage ich mich mit einer nicht so optimalen Abheilung der OP-Narben herum. Bin damit ziemlich schmerzgeplagt und deswegen gedanklich so beschäftigt, dass ich aber auch nicht im Entferntesten daran denke, zu sterben. Allerdings werden die nächsten Monate sicherlich*

überwiegend unschön – wie es aussieht, muss ich durch das komplette „Programm", also Chemo und Bestrahlung, das werde ich innerhalb einer Woche entscheiden jetzt. Chemo würde nach den Pfingstferien beginnen, im Abstand von je 3 Wochen insgesamt 6 Zyklen, eine Woche vor Beginn wird ein Port gesetzt, im Anschluss 7 Wochen Bestrahlung. Danach 4 Wochen Reha. Arbeiten werde ich wohl frühestens wieder zu Beginn des Jahres 2012, wie es gerade aussieht.
Da mir eben Narbe und Arm etc. recht weh tun, sitze ich derzeit auch kaum am PC. Wird wohl auf 1x pro Woche rauslaufen – und dann antworte ich sicher nicht immer gleich. Trotzdem freue ich mich, wenn unsere Kontakte weiterhin am Laufen bleiben, bitte aber um Verständnis, dass ich nicht immer in der Stimmung bin, ans Telefon zu gehen und über die derzeitige „gesundheitliche Herausforderung" zu reden – wie eben auch wenig maile.
Psychisch entwickelt sich das Ganze von anfänglichem „ich mag nicht mehr" über unregelmäßige Schwankungen doch eher zu einem „Jetzt erst recht, liebes Leben!" – aber eben mit Hürden und „Aufs und Abs". Helfen tut eh alles nix, da es eben ist, wie es ist. So einfach ist das manchmal ...
SO. Jetzt wisst ihr, wie es mir /uns zurzeit geht.
Euch eine schöne Woche, einen schönen Feiertag und ein schönes Leben!
Liebe Grüße,
Miriam

Exemplarisch wähle ich die Antworten einiger Wegbegleiter/innen auf meine Rundmails aus, um einen Eindruck zu vermitteln, wie liebe Mitmenschen sich mit mir und meiner gesundheitlichen Herausforderung auseinander setzten und mich unterstützend durch diese phasenweise doch äußerst unerquickliche Zeit begleiteten. Die meisten wussten und berücksichtigten, dass ich nicht viel darüber reden wollte und antworteten per E-Mail. Damit deutlich wird, warum mir diese Unterstützung wirklich gut tat und wichtig war, zitiere ich diese E-Mails auszugsweise im Original.

Von meiner Freundin Andrea aus Wien, die bereits aus der Reiseerzählung bekannt ist, und von Rosi, der liebenswerten Tante meiner Freundin Anette, erreichten mich – da wir öfters mailten oder auch mal telefonierten und sie daher schon Bescheid wussten – bereits vor Beginn der Rundmails ermutigende Worte. So schrieb Andrea:

Gesendet: Freitag, 13. Mai 2011
Betreff: ganz viel positive energie aus wien
liebe miriam,
hm, das sind wahrlich keine guten nachrichten, doch ich hoffe und wünsche dir, dass die behandlungen danach gut ausgehen.
ich möchte mir nächste woche einen tag freinehmen, und da wäre ein „miriamtag" genau das richtige!
auf alle fälle denke ich ganz fest an dich und schicke dir ganz viel energie und positive gedanken.
bussis und ne feste umarmung
andrea

Rosi mag etwa um die sechzig Jahre zählen und beschäftigt sich mit vielen Themen rund um das Thema heilen. In meinen Augen ist sie selbst eine energetische Heilerin. Sie besteht allerdings darauf, dass ich erwähne, dass sie selbst das nicht so sieht, was hiermit geschehen ist. Sie schrieb:

Gesendet: Dienstag, 17. Mai 2011 21:56
Betreff: Licht & Liebe
Liebe Miri!
Ich hab´ ein Licht in der Laterne vor der Haustür angezündet mit dem Wunsch und der Bitte, dass es die Dunkelheit in Deinem – in Euren – Herzen ein wenig erhellt! Ich habe alle Kräfte, die ich mobilisieren kann, auf den Weg geschickt, damit sie Dir zur Seite stehen und Dich stützen!
Vor ein paar Wochen war ich bei einem Vortrag, der von der Volkshochschule angeboten war. Es sprach Dr. Ebo Rau aus Amberg über die S e l b s t h e i l u n g s k r ä f t e. Er war vor

12 Jahren an Bauchspeicheldrüsenkrebs im Endstadium erkrankt und wurde durch die Schulmedizin in Verbindung mit der Mobilisierung seiner Selbstheilungskräfte wieder gesund.
Du kannst im Internet was über und von ihm finden unter:
www.eborau.de
Ich bestelle morgen sein Tagebuch aus der Zeit der Erkrankung und möchte es Dir gerne schenken als kleine Stütze!
Wenn Du mir nochmal ein Foto von Dir schicken könntest, würde ich noch eine zusätzliche Aktion in Verbindung mit einem Bergkristall starten!
Leider weiß ich nicht, wo ich Dein Foto von damals hin hab´!
Entschuldigung!
Ich umarme Dich – und auch den Markus – ganz herzlich und bin mit meinem ganzen Denken sehr an Eurer Seite!
In herzlicher Verbundenheit drück´ ich Euch ganz fest!
R O S I

Auf die erste meiner Rundmails antwortete Andrea dann:

Gesendet: Freitag, 3. Juni 2011
Betreff: Re: Neuigkeiten – Stand der Dinge
liebe miriam,
du SCHAFFST es!!
denke viel an dich und wünsche dir eine körperlich und psychisch bald schmerzfreie zeit.
bussis und eine feste umarmung
andrea

Und ihr Mann Thomas, mein alter Freund und Lieblingsreisebegleiter, heutzutage witziger- und passenderweise (nicht nur rhetorisch!) tätig als Reiseleiter, antwortete:

Gesendet: Freitag, 3. Juni 2011 16:02
Betreff: Re: Neuigkeiten – Stand der Dinge
hallo miriam,
andrea hat mir heute schon von deiner mail und deinen news erzählt und beide waren wir tief betroffen.

es tut mir sehr leid, dass du nun durch diese schwierigen zeiten musst.
aber die „ jetzt erst recht, liebes leben"-einstellung ist, so denke ich, die weitaus bessere.
ich wünsche dir von ganzem herzen die nötige kraft und optimismus für die nächsten wochen und freue mich, dich im august wiederzusehen und ausgiebig plaudern zu können.
alles liebe und eine rasche genesung, thomas

Wie mittlerweile möglicherweise zu schlussfolgern ist, bin ich in meinem Leben bis zum Jahr 2007 oft umgezogen und übte wirklich schon etliche, sehr unterschiedliche Berufe aus. Von allen Wohnorten und Tätigkeiten blieben in meinem Leben ein oder mehrere Kontakte bestehen – auch über weite räumliche und lange zeitliche Distanzen. Als ich an der Montessori-Schule in Landsberg bzw. Kaufering arbeitete, lernte ich Angelika kennen – und schätzen. Wir pflegen unseren freundschaftlichen Kontakt seit meinem Umzug überwiegend per E-Mail. Da wir beide einen ähnlichen (nicht nur, aber auch sehr schwarzen) Humor und höchst ereignis- sowie abwechslungsreiche Leben haben, gestaltet sich dieser Kontakt überwiegend informativ-witzig. Dieses Mal allerdings hörte und las ich große Betroffenheit aus ihren Zeilen:

Gesendet: Dienstag, 7. Juni 2011
Betreff: Re: Neuigkeiten – Stand der Dinge
Meine liebe Miriam,
ich habe deine Mail gerade erst gelesen, weil wir letzte Woche umgezogen sind und ich bis jetzt kein Internet hatte.
Was soll ich sagen? Ich bin schon geschockt, das ist ja nun mal keine Kleinigkeit ... Nöö, ich stimme jetzt keinen Jammergesang an, des hilft net weiter. Und gute Wünsche schicke ich dir in Gedanken sowieso, immer wenn ich an dich denke. Also Kopf hoch und Ohren steif in den Wind, getreu dem Motto „mutig voran!!".
Wenn hier mal Normalität eingekehrt ist, dann ausführlicher!
alles Allerliebste und Gutste und bis bald, sei herzlichst gedrückt und umärmelt!

Angelika

Und von meiner Freundin Carina, die ich kenne, seit sie 24 und ich 12 Jahre alt waren, erreichte mich dieser Zuspruch, dem natürlich ein baldiges Telefongespräch folgte:

Gesendet: Dienstag, 7. Juni 2011
Betreff: Deine Nachricht
Liebe Miriam,
ich habe erst heute die mails gelesen und würde sehr gerne mal mit Dir reden!!!!!!!!, um Deine Stimme zu hören.
Ich wünsche Dir von ganzem Herzen alles Gute.
Carina

All diese guten Wünsche konnte ich gerade gut gebrauchen, denn der Behandlungs-Hype ging ungebremst weiter. Wie erwähnt, stand bei meinen Venen die Notwendigkeit, einen Port zu setzen, kaum je in Frage. Manchmal wurde ich vier oder fünf Mal mit deplazierten Nadelstichen gequält, in der Hierarchie der Ausführenden aufsteigend von der Arzthelferin bis zum Arzt oder der Ärztin, bis endlich ein gelungener Treffer zu verzeichnen war. Danach zierten riesenhafte, in allen Farben schimmernden Male meine Hände und Arme. Undenkbar bei der monatelangen Prozedur mit den Chemos. Zur Stimmungslage ein kurzer Auszug aus meinem Tagebuch, in dem ich, während ich hier schreibe, immer wieder mal blättere, um meine Erinnerungen aufzufrischen.

Montag, 20.06.2011, ca. 9:30 Uhr, KH WEG

Wieder mal im Krankenhaus – heute wird der Port gesetzt. Lieber Gott und liebe Göttin, lasst ALLES GUT GEHEN. Und auch danach, so lange die Chemos dauern. Bittebittebittebitte ... Bin schon etwas sediert, Dank Diazepam gestern Abend. Jetzt hätte ich gern, dass es los geht – damit ich es dann nämlich bald hinter mir hätte. Aber es ist, wie es ist und dauert, so lange es dauert – hilft eh nix.

Der Port beziehungsweise die Wunde nach dem Einsetzen des Ports juckte anfangs sehr, noch nach Monaten leicht. Ich „privatpersönlich“ (nette versehentliche Wortkreation einer lieben Kollegin) habe ja diese neumodernen Fäden, die man nicht mehr ziehen muss, weil sie sich angeblich selbst auflösen, im Verdacht. Die habe ich mir nämlich schon zentimeterweise selbst wieder heraus geholt. Das war so sicher nicht im Sinne des Erfinders! Bei der Entfernung des Ports Ende des Jahres bestand ich deshalb vorsichtshalber auf Verwendung der konservativen alten Fäden, die wieder gezogen werden müssen. Die Narbe juckte allerdings, wie ich ehrlich gestehen muss, davon völlig unbeeindruckt ähnlich lange.

Der Beginn der Chemotherapie

Die ältesten und kürzesten Wörter
– „ja“ und „nein“ –
erfordern auch
das stärkste Nachdenken.
Pythagoras von Samos

Wer neue Heilmittel scheut,
muss alte Übel dulden.
Francis Bacon

Die zu treffende Entscheidung fiel zu Gunsten der Schulmedizin und des „Schema F“. Wahrscheinlich müsste ich mittlerweile nicht mehr extra erwähnen, dass ich mir mein süßes Köpfchen bis zur absoluten Planlosigkeit, gefährliche Nähe Wahnsinn, darüber zerbrach, was wohl die medizinisch richtige Vorgehensweise für mich sei. Doch die bereits erwähnte Angst, das mir eigene und mittlerweile ja doch sehr lieb gewonnene Leben womöglich zu verlieren, nur weil ich auf meine Antipathie gegenüber Chemo und Bestrahlung gehört hatte, führte dazu, dass ich mich für das ärztlicherseits empfohlene Komplett-Programm entschied.

Geplant waren sechs FEC-Chemos im Abstand von je drei Wochen. Selbstredend hatte ich mich – und fühlte ich mich – gut informiert. Ich war wild entschlossen, diese ganze Prozedur jetzt hinter mich zu bringen, denn letztlich wusste ich nicht, ob ich mir selbst je würde verzeihen können, wenn ich auf die Chemo verzichtete – und womöglich in einigen Jahren unter einem Rezidiv, also einem Wiederauftreten der alten Erkrankung, leiden müsste. Das Risiko, mir dann selbst Vorwürfe zu machen, wollte ich im Keim ersticken – und deswegen, gegen meine ureigentliche Einstellung und Überzeugung, das volle Programm durchziehen. Ureigentliche Einstellung und Überzeugung war nämlich: Der Krebs ist weg, heraus operiert – und mit ihm alle krankhaft veränderten Zellen: Da war nichts mehr. Ich war, wenn auch mehr spürbar als sichtbar, zwar mitgenommen und angeschlagen, aber doch wieder gesund. Außer regelmäßiger Arbeit an meinen Gedanken und einer gewissen notwendigen Selbstdisziplin, körperlich aktiv zu sein und mäßig zu leben, brauchte ich nichts weiter. Eigentlich. Wenn da nicht die Sache mit dem tödlichen Risiko wäre, von dem die immer alle reden – im „Fall" von Krebs. Also: Nieder mit dem Gefühl für mich selbst, ein Hoch auf die Meinung aller, die es – zumindest theoretisch – besser wissen sollten als ich. Volles Programm.

Da ich die meisten Erinnerungen an diese Zeit so schnell wie möglich vergessen, um nicht zu sagen verdrängt habe, folgen hier wieder einige Auszüge aus meinem Tagebuch sowie aus den Rundmails.

Gesendet: Mittwoch, 15. Juni 2011
Von: Miriam Brunner
An: Wegbegleiter/innen
Betreff: Gesundungs-Prozess
Hallo ihr Lieben,
nachdem ich nun schon damit begonnen habe,
werde ich euch auch auf dem Laufenden halten mit
meinem Gesundungs-Prozess!!!
Ganz herzlichen Dank für eure lieben und mitfühlenden Worte am Telefon und per email – es tut mir schon gut zu sehen und zu spüren, dass ihr an mich denkt und mir Gutes wünscht & gute Energien unterwegs sind zu mir!!!!!!!!!!!!!! Also: bitte weitermachen ... :–)
Heute hatte ich zur Abwechslung mal wieder einen Arzttermin (;–)) zur OP-Vorbesprechung, nächsten Montag wird der Port gesetzt, am 29.06. fange ich mit der Chemo an. Auch wenn ich eigentlich glaube, dass ich die nicht bräuchte und mir schon ein bisschen davor graut, habe ich mich dafür entschieden. Ich könnte es mir glaube ich nicht verzeihen, wenn ich in ein paar Jahren nochmal an Krebs erkranken würde und es nicht gemacht hätte ... Auch wenn es natürlich keine Garantie ist für Gesundbleibung!!!! Dat Janze wird dann 4,5 Monate dauern – also so viel Neues wird es in der Zeit von mir nicht geben, außer dass ich ungewöhnlich viel Zeit haben

werde! – mal abgesehen von der Gretchen-Frage natürlich: Wie werde ich die Chemo vertragen, mit meinem wohlbekannten Hang zur Kotzerei ... :–) Vorerst gehe ich mal davon aus, dass ich diesmal bei denen dabei sein werde, bei denen alles bestens läuft – und ich werde mir ALLES reinpfeifen, was Nebenwirkungen im Keim ersticken kann – da hab' ich in DER Situation nun wirklich keine Hemmungen mehr – ganz im Gegensatz zu früher! Ach ja: und seit gestern ist unser neuer deluxe-Balkon fertig – genau richtig, damit ich da den Sommer draußen verbringen und mich nach allen Regeln der Kunst erholen kann ...
Die Narbe heilt nach wie vor nur langsam und macht mir noch zu schaffen – aber es wird besser. Bis zur nächsten OP hoffe ich, bin ich damit einigermaßen – oder besser: völlig! – durch. Dann konzentrier' ich mich auf die neue Baustelle ... juchu. Seit gestern bin ich unstolze Besitzerin einer Perücke – schweineteuer, die Dinger, und das in Kunsthaar – echte kosten ab 2000.- aufwärts!?!?!?! Icke natürlich Kunst, weil ich sowieso nicht vorhabe, das Ding zu tragen. Ist eher eine Vorsichtsmaßnahme, falls ich mich da überschätze in Sachen: Es ist wie es ist – und ich hab' halt `ne Glatze! Scheint für fast alle mit das größte Problem im Dunst- und Wendekreis des Krebses zu sein – und nur weil ich mir schon damals im Ashram eigentlich eine scheren lassen wollte, mich aber nicht getraut habe, werde ich das jetzt vielleicht doch nicht ganz problemlos wegstecken. Aber wir werdens sehen, ich bin mal gespannt.
Ach ja: Und achtet auf eure Gedanken – sie könnten wahr werden. Ihr seht ja, was bei mir raus gekommen ist ... :–)
Eine liebe Freundin von mir ist seit gestern durch den Chemo-Prozess durch ... sie hat das bewundernswert durchgezogen und ist mir ein Vorbild für maue Zeiten!!!!
Ich hoffe, euch geht es allen gut & ihr genießt das Leben!!!
Herzliche Grüße & alles Liebe,
Miriam

Der Ernst des Lebens nach der Krebs-weg-Operation begann. Vorerst stiegen die Anforderungen, die das Leben mir stellte, noch an. Von irgend etwas hinter mir haben konnte zu diesem Zeitpunkt trotz überstandener Operationen nicht wirklich die Rede sein. Dessen war sich auch Rosi bewusst, wie folgende Mutmacher-Zeilen zeigen:

Gesendet: Montag, 27. Juni 2011 17:00
Betreff: Re Gesundungs-Prozess
Liebe Miriam!
Ich bin mit meinen Gedanken sehr oft bei Dir, zumal Deine beiden Fotos in meinem Schlafzimmer auf dem Kommödchen mit all meinen Steinen stehen und zwar auf einem reikibeschickten gewachsenen Bergkristall. So sehen wir uns schon am Morgen beim Aufstehen in die Augen – auf dem einen Foto, auf dem anderen schaust Du in die Ferne!
So bist Du mir oft ganz nah!
Am Mittwoch hab´ ich vor, morgens gleich eine Kerze anzuzünden, damit ihr Licht Dich umgibt und stärkt!
Sei ganz herzlich umärmelt – aber vorsichtig!
alles Liebe und all´ meine guten Wünsche!
R O S I vom bayrischen Nordkap, wo grad vor Hitze die Pole schmelzen!

Und schon war er da. Der erste Chemo-Mittwoch. Von den geplanten sechsen. Brrrrrrrrrr!!!!

Wie bereits bekannt, hasse ich es, mit Nadeln jedweder Art gestochen zu werden. So saß ich denn etwas steif und verkrampft auf dem Hocker, um mir die erste Infusion in Sachen „Chemotherapie“ legen zu lassen. Dass ich mal wieder mit den Tränen kämpfte, dürfte sich mittlerweile auch schon fast von selbst verstehen. Nach diesem psychisch etwas anstrengenden Antritt der Chemo fing ich mich aber sehr schnell und stand die ersten relativ gut durch. Meine mit im gemütlichen „am-Mittwoch-Chemo-ansonsten-Wartezimmer“ sitzenden Schicksalsgefährtinnen besaßen alle einen gesunden Galgenhumor und waren mir durch die Bank sympathisch. Die ersten Male ergab sich immer ein interessanter Plausch. Wo wir nun schon mal alle gemeinsam dasaßen, konnten wir genauso gut ein paar Erfahrungen und Tipps austauschen und ein bisschen Blödeln.

Tagebuch, Mittwoch, 29.06.2011

Waldkirchen, erste Chemo

Stadium: C und E eingelaufen, jetzt gerade der dritte 250 mg-Beutel mit isotoner Kochsalzlösung, danach noch F – und „heeme"! Liebe Göttin, lieber Gott, lasst mich die Chemo GUT vertagen, bittebittebitte! Neben mir sitzt eine Frau, die schon drei Mal direkt am Chemo-Tag ins Krankenhaus musste – letztes Mal aber nicht. Hat heute die fünfte. „Ich beneide Sie nicht!", meinte sie zu mir. „Ich mich auch nicht", antwortete ich. Aber vice versa isses auch nix Anderes: Ich beneide die Lady auch nicht! Als ich, durch diese Informationen angespornt, eine „doppelte Dosis Anti-Schlecht" verlangte, meinte meine Ärztin nur lakonisch: „Dass sie ausgerechnet auf die Frau X treffen müssen – die ist sozusagen das Aushängeschild für denkbar schlechtes Vertragen der Chemo in unserer Praxis – so etwas kommt wirklich selten vor!"

Am Tag danach ging es direkt los mit einem eigenartigen Eisen-Blech-Geschmack im Mund, vom Hörensagen her wohl bekannt. Mir war etwas flau und schlecht – aber das kenne ich auch aus dem normalen Leben. Weit gefehlt hatte ich in meiner Planung, dass ich mit der Chemo sowieso ein paar Kilo verlieren würde und relativ unangestrengt und nebenbei wieder mein Wohlfühlgewicht erreichen würde. Das Gegenteil trat ein – und zwar konsequent bis zum Abschluss der Chemo. Ich legte kontinuierlich an Gewicht zu und hatte zum Jahresende Lebens-Höchstgewicht. Nicht, dass das Priorität gehabt hätte – wirklich nicht – aber gefreut hab' ich mich darüber nun auch nicht gerade.

Einige Tage verlangte ich mir restlos gar nichts. Dann schaffte ich es immerhin mal wieder an den PC , um alle, die mich in Gedanken und Worten begleiteten, zu beruhigen: Soweit war alles im grünen Bereich. Unlustig – aber o.k. ...

Zu den alten Freundinnen und Freunden kamen drei unerwartete Wegbegleiter/innen, über deren wirklich herzliche Teilnahme an meinem Ergehen ich gleichermaßen erstaunt wie auch berührt war. Ein Beispiel sei hier angeführt: Eine ehemalige Kollegin aus der Zeit, in der ich für die Jugendsozialarbeit an einer Schule (kurz „JaS“ genannt) zuständig war. Wir waren uns von Anfang an sympathisch gewesen, über einen guten und wertschätzenden kollegialen Kontakt war unsere Beziehung damals jedoch nicht hinaus gegangen. Diese Kollegin begleitete mich von dem Moment an, als sie über andere von meiner derzeitigen gesundheitlichen Herausforderung erfuhr, wirklich bemerkenswert liebevoll und unterstützend. Sie besitzt die Gabe, mir ehrliches Interesse an meinem Wohlergehen zu vermitteln, dies mit dem Erzählen von Dingen, die nichts mit Krankheit zu tun haben, zu mischen und mich zum Lachen zu bringen. Genau so ein Mix tat mir gut, um zu spüren, da fühlt jemand mit mir – aber auch, um mal auf ganz andere Gedanken zu kommen.

Gesendet: Donnerstag, 30. Juni 2011
Von: H.
Betreff: Habs erfahren
Griaß di, Miriam,
kennst du mich noch? So ist das im Leben, wenn man immer was vor sich herschiebt (ich red von mIr!), wollte dir schon so lange schreiben, nur fragen, wie´s dir geht, aber immer wieder hab ich´s geschoben ... und jetzt hat mir Irene gestern von deiner schweren Erkrankung erzählt. Ich kann mein Verhalten nicht rückgängig machen und ändern hätte ich mit meinen mails auch nichts können, aber ich hätte dich in dieser so schweren Zeit wenigstens in Gedanken begleiten können.
Es tut mir leid.
Ich weiß von deiner OP, ich weiß von deiner Chemo und von deinen neuen Haaren (ich hab einen guten Freund, dessen Frau war ebenfalls an Brustkrebs erkrankt, musste ebenfalls alle Stationen des Leids und der Genesung durchlaufen, sie ist Mexikanerin, hat also üppigstes dunkles Haar, und als ihr

die wegen der Chemo alle ausgefallen waren, da hat mein lieber Freund ihr eine blonde Langhaarperücke gekauft – weil er schon immer mal eine Blondine im Bett haben wollte – sie sind seit 20 Jahren verheiratet; die Perücke hat sie natürlich nie getragen, war ja nur als Gag gedacht, er hat sie aber mit solchen Sachen immer zum Lachen gebracht – sie ist wieder ganz gesund geworden).

Sie erzählte von den Projekten, die in der Schule liefen – vor allem von der Arbeit am diesjährigen Musical – und lud mich abschließend ein, bei einer der Aufführungen dabei zu sein:

Die Abendvorstellungen sind am MO, 18.07. und am DI, 26.07 wieder um 19:00 Uhr. Glaubst du, du schaffst es, bei uns vorbeizuschauen? Mal abgesehen von mir und vielen Kolleg/innen, es gibt mit Sicherheit auch Schüler/innen, die dich nicht vergessen haben und sich ehrlich freuen würden, dich wiederzusehen.
Sag mir bitte Bescheid, ob und wann du kommst (oder nicht), damit ich den roten Teppich für dich ausrollen kann.
Liebe Miriam, ich wünsch dir von Herzen alles alles Gute, werde so oft es mir irgendwie möglich ist, in Gedanken bei dir sein und dir Energie schicken. Hab Geduld, es wird wieder.
Das Licht und die Liebe des Universums für dich.
alles Liebe, Helmi

Trotz bereits begonnener Chemo und massivem Haarausfall fuhr ich denn auch tatsächlich mit meiner Mutter und zwei Freundinnen zu einer der Aufführungen und sie war richtig, richtig gut. Und mir tat es gut, wieder einmal unter Leuten zu sein und etwas Schönes zu erleben.

Mir half es, wenn ich spürte, sah und las, dass Menschen an mich dachten und mit mir fühlten. Nur mit ganz wenigen telefonierte ich tatsächlich, in Sachen regelmäßig beschränkte sich das auf meine Mutter, meinen Bruder, Gabi, Anette und Franziska. Vereinzelt kamen ausnahmsweise noch andere dazu, zum Beispiel mein

Chef oder seine Frau. Doch insgesamt hielt sich das Telefonieren sehr in Grenzen – was bekanntlich mein eigener Wunsch war.

Anfangs ging ich auch noch unter Leute und freute mich über Besuch.

Einer meiner ältesten Freunde – und dies meine ich nicht nur nach Lebensjahren, sondern vor allem nach Dauer der Freundschaft – ist Heinz, aus bisher unerforschten Gründen auch bekannt als Superheinz. Er schrieb:

> *Gesendet: Freitag, 1. Juli 2011 15:11*
> *Betreff: Re Gesundungs-Prozess*
> *Grüß Dich Miriam,*
> *musste in dieser Woche öfters an Dich denken, nachdem es nun seit Wochenanfang mit der Chemo ernst wird. Ich hoffe, Du verträgst die Behandlung einigermaßen und Dir gehts den Umständen entsprechend gut.*
> *Ich bin mir sicher, dass Du nach dieser Chemo übern Berg bist und am Ende des Tunnels Dich „gleißendes Licht" blendet.*
> *Ich wünsch Dir auf jeden Fall alles Gute zu Deiner Genesung – auf dass ich nach erfolgreicher Chemo eine „Wiedergeburtstags-Party" organisiere.*
> *Gruß*
> *Superheinz*

Da war ich wirklich total gerührt, wenn ich auch die Feier des „Wiedergeburtstags" eher nach der Fünfjahresfrist ansiedeln würde. Ebenso gerührt hatte mich die spontane Reaktion seiner Frau Caro: Sie hatte mir sofort nach meiner ersten E-mail das Buch „The Secret" geschickt mit den Worten: „Liebe Miriam, du kennst nun das Geheimnis, ich wünsche dir viel Kraft und Glauben zur Anwendung. ALLES WIRD GUT!!! Mit den besten Gedanken und Wünschen, Caro."

Heinz ist stolzer Besitzer eines der idyllischsten Flecken Erde, die ich kenne, ein kleines Flussgrundstück an meinem Lieblingsfluss, der herrlichen Ilz. Paradiesisch schön. Dort pflegten wir uns seit Jahrzehnten an schönen Tagen, vor allem im Sommer, öfters und gern zu treffen. An einem relativ guten Tag wagten Markus und ich auch in diesen Ausnahmezeiten einmal einen Ausflug dorthin. Während Caro und ich Backgammon spielten, brachen die Sonnenstrahlen zunehmend durch die Zweige, was uns zu einem fluchtartigen Platzwechsel veranlasste. Direktes Sonnenlicht meiden in der Chemophase lautet die Prämisse. Als wir nun so plötzlich und scheinbar grundlos woanders saßen, kam mein Mann entspannt daher und fragte im Plauderton nach dem Grund unseres Ortswechsels. Caro und ich zogen synchron eine Augenbraue hoch, blickten synchron und höchst aussagekräftig zum Himmel hoch und intonierten synchron gleichermaßen überzeugt wie überzeugend:

Caro: „Schatten!"

Ich: „Sonne!"

Woraufhin wir natürlich hemmungslos loskicherten.

Was wiederum Markus veranlasste, seine beiden Augenbrauen gen Scheitelchakra zu lüpfen, die Bemerkungen „Ja nee, schon klar! So genau wollte ich es gar nicht wissen" auszustoßen – und ihn umgehend das Weite suchen ließ. Caro und mir bescherte dieser Wortwechsel zum Ortswechsel einen Lachanfall. Und das in diesen Zeiten – wunderbar!

Solche Aktionen und Unternehmungen wurden jedoch mit fortschreitender Chemo immer seltener. Natürlich tat es mir ab und zu gut, in „besseren Tagen" mal persönlich mit jemandem zu reden und einen „Live"-Austausch zu haben – egal ob am Telefon oder via Besuch. Doch mehr wäre mir zu viel gewesen. Dafür bevorzugte ich die E-mailerei. Es gibt sicher Viele, für die so eine Art der Begleitung und des Mitfühlens nichts ist. Für mich aber schon und ich fühlte mich – zumindest manchmal – nicht ganz so alleine, wie ich de facto war. Denn letztendlich bleibt einer ja nichts Anderes übrig, als die ganze Chose durchzustehen – und zwar: alleine. Das kann einer niemand abnehmen – und warum sollte das auch jemand wollen ... wäre ja ehrlich gesagt schön blöd. Nichtsdestotrotz ermutigte es mich zu sehen, dass anderen etwas an mir lag. So viel Post, wie in den Monaten der Chemo, habe ich schon seit Jahren nicht mehr bekommen! Ich habe es genossen und schreibe nun selbst wieder öfters eine Karte oder einen Brief, weil ich finde, dass das einfach eine schöne Geste ist. Dieses „Ich-denke-an-dich"– Gefühl zu spüren oder auch zu vermitteln, ist doch einfach wohltuend ... O.k., o.k. – ich gebe es ja zu: Ich mag's, wenn man mich mag ... und ich mag es anderen sagen, wenn ich sie mag!

Gesendet: Sonntag, 3. Juli 2011 16:40
Betreff: Gesundungs-Prozess nach 1. Chemo
Hallo ihr Lieben,
des Gesundungs-Prozesses nächster Streich!
Es ist mir gaaaaaanz wichtig, euch wiederum sehr herzlichen Dank für eure Begleitung per Telefon, email und Briefen zu sagen – es ist weiterhin schön für mich zu spüren, dass ihr an mich denkt und mir Gutes wünscht & gute Energien unterwegs sind zu mir!!!!!!!!!!!!!! Also wie gehabt: bitte weitermachen ... :–) Auch danke für die Kontakte, die dazu kommen, weil sich's langsam irgendwie und irgendwo herum spricht – nehmt mir nicht übel, dass ich nur gesammelt antworte – freuen tu' ich mich einzeln!!!!!!!!!!!!!!!!!!!!!!!!
Aber ich habe ehrlich gesagt keine Lust, meine ganze Zeit mit dem Thema zu verbringen ... weder am Telefon, noch am PC. Es reicht sowieso, wie zeitintensiv so eine Krebserkrankung, die eigentlich bereits der Vergangenheit angehört, ist!!!!!!!!!!!!!!!!
Am 29.06. hatte ich wie geplant die 1. Chemo. Wie angekündigt habe ich mir sämtliche Zusatz-Medis zur Vermeidung von Nebenwirkungen eingepfiffen – witzigerweise saß ausgerechnet „das Aushängeschild" der Praxis mit mir zur Infusion da. Sie erzählte mir, dass sie an den Tagen der ersten drei Chemos abends jeweils direkt ins Krankenhaus eingeliefert wurde ... höchst ungewöhnlich, aber gibt es halt auch. Daraufhin ließ ich mir zum Abschluss der Infusionen noch eine Zusatz-Dosis „Anti-Schlecht" verabreichen. Da heute bereits der vierte Tag „danach" ist, nehme ich an, diesmal ist es glimpflich abgelaufen. Schon tagelang leichte Übelkeit – aber kein Erbrechen, keine schlaflosen Nächte ... sehr müde, viel geruht und geschlafen. Aber den Luxus kann ich mir ja derzeit

leisten ... Wahrscheinlich gehe ich als der erste Mensch in die Geschichte ein, der während einer Chemo noch zunimmt – bisher jedenfalls erfreue ich mich sogar während Übelkeits-Phasen eines ungebremsten Appetits, eher mehr Gelüste als „normal"!!!!! Wenn es SO bleiben würde, habe ich mir viel zu viele Sorgen gemacht. Aber ich kann für die nächsten fünf Chemos nur das Beste hoffen ...
Da ich begleitend eine homöopathische Therapie mache, ergab sich allerdings am Freitag ganz unerwartet endlich mal wieder Gelegenheit zu größerer Aufregung ;–) letztendlich ging aber alles gut aus. Ich wurde fünf Mal statt ein Mal gestochen, was ich ja besonders liebe, und zwischendrin hieß es, der Port könnte kaputt sein. Dann bräuchte ich einen neuen – und dann hätten wir „echt ein Problem". Auf meiner Ärzte- und Krankenhaus-Odyssee von 11:00 Uhr bis 17:00 Uhr gab's jedenfalls reichlich Gelegenheit zu Panik, psychischen Höhen und Tiefen und Nerventrouble aller Art. Aber wie gesagt: Alles noch einmal gut gegangen – und mit heute bin ich wohl auch wirklich aus den ersten kritischen Tagen draußen. Und der Port funktioniert wieder. Und auf die Frage an den Arzt im Krankenhaus, was ich den Ärzten sagen soll, bei denen der Versuch, eine Infusion zu legen, drei Mal schief ging, meinte der nur geheimnisvoll: „Dass wir uns alle miteinander freuen, dass ihr Port noch funktioniert, Frau Brunner ... Warum das zwischendrin nicht ging, kann ich Ihnen auch nicht sagen!" In diesem Sinne bleibe ich vorerst dem Motto treu, nicht viel zu hinterfragen, weiterhin kein „Warum?" und „Warum ich"? ... soweit ich es denn schaffe und kontrollieren kann. Manchmal fließen aber doch ein paar Tränchen, so im unerwartet mich überrumpelnden Schockzustand. Ist aber glaube ich auch normal – ich habe nicht das Gefühl, ich würde vor Selbstmitleid zerfließen!
Meine Narbe Nr. 1 macht mir immer noch zu schaffen – die Heilung stagniert derzeit. Die Heilung der Port-OP läuft – finde ich – normal. Haare hab' ich auch noch, so far ... wol-

len mal mit noch 3 Wochen rechnen, nach allen Regeln der Statistik.
So viel für heute! Ich hoffe, euch geht es allen gut & ihr genießt das Leben!!!
Herzliche Grüße & alles Liebe,
Miriam

Tatsächlich hatte ich mich schon mehrfach gewundert, warum meine Freundin Anja aus Lübeck sich noch gar nicht gemeldet hatte. Sie ist eine Ex-Freundin meines Bruders, mit dem ich zu Student/innenzeiten in Form einer Mini-WG zusammen wohnte.

Kennengelernt hatte ich Anja, als sie an unserer Wohnungstür klingelte – in Abwesenheit meines Bruders, jedoch in der glasklaren Absicht, mit ihm zu reden – und ich registrierte, dass sie ziemlich durch den Wind war. Zu diesem Zeitpunkt waren die beiden übrigens noch gar nicht zusammen – erst kurz danach. Als sie so verloren dastand, fragte ich sie, ob sie Lust auf einen Tee habe ... und erfuhr, was ihr gerade alles so zu schaffen machte. Es war eine ganz Menge, sie war offensichtlich am Ende ihrer Kräfte in dem Moment. Das Gespräch zog sich über einige Stunden und am Ende ging es ihr zumindest momentan besser und ich hatte wieder einmal einen interessanten Menschen kennen gelernt. Aus diesem ersten Treff entwickelte sich eine nicht immer einfache, nichtsdestoweniger sehr tiefgehende freundschaftliche Beziehung. Irgendwann gingen wir sogar gemeinsam zu einer gestalttherapeutischen Frauengruppe – ich hatte mal wieder jemanden „therapeutisch angefixt“. Abgesehen von der Frauengruppe trafen wir uns aber auch zum Tanzen und auf Feste oder in eine Kneipe gehen. Nach dem Studium ging Anja zurück in ihre norddeutsche Heimat, unser Kontakt blieb auch über die fast 1000 Kilometer räumliche Distanz am Leben. Ich wusste, dass sie eine Apotheke übernommen hatte – und eine Ausbildung zur Glückstrainerin machte. Sie wusste, wohin mich das Leben zwischenzeitlich so gespült hatte, dass ich seit ein paar Jahren wieder zurück in Bayern war und mittlerweile in meinem eigenen Haus endlich ein wirkliches Zuhause gefunden hatte – und selbstredend, was ich beruflich immer so machte. Im letzten Sommer hatten Markus und ich sie sogar im hohen Norden besucht. Obwohl Jahre zwischen diesem und unserem letzten Treffen lagen, hatten die Chemie und das Vertrauensverhältnis von der ersten Minute an wieder gestimmt.

Nun erfuhr ich den Grund ihres bisherigen Schweigens.

Gesendet: Montag, 4. Juli 2011 20:02
Betreff: AW: Gesundungs-Prozess nach 1. Chemo
Hey Miri –
ich finde es toll wie du das wuppst – Chapeau Schwester!
Ich melde mich erst jetzt – obwohl ich oft an dich gedacht habe – weil ich mitten im Umzug stecke. Habe also null Zeit und hatte viel Nerventerror, meinem Sohn den passenden Schulplatz zu besorgen. Freitag hat es dann endlich geklappt – super. Wir sind also ab Juli 2011 wieder in meiner Ursprungsheimat Lübeck zu Hause und wohnen zu dritt in einem wunderschönen Haus. Da wir demnächst in den Urlaub fahren, wird es alles ein wenig hektisch und chaotisch. Macht nix – macht trotzdem Spaß. Ich wünsche dir ganz ganz viele Glücksmomente – denn das ist die beste Medizin. Grüß den lieben Markus von mir. Fühl dich herzlich gedrückt von mir.
alles Liebe
Anja

Auch die frühere Kollegin aus JaS-Zeiten nahm sich wieder Zeit für ermutigende Worte.

Gesendet: Freitag, 8. Juli 2011
Betreff: Guten Morgen
Guten Morgen, Miriam,
danke für deine lange und ausführliche Information – wenn ich das so lese, so locker leicht geschrieben, dann lauf ich Gefahr zu glauben, so eine Krebserkrankung wäre durchaus ohne größere Probleme durchzustehen. Was da an Leid, Panik, Alpträumen, Ängsten und Schmerzen dahinterstecken, das finde ich in deinen Zeilen nicht.

Es ist das Verdienst der Starken, die eigenen Schwächen, Ängste bei sich zu behalten und sich vor Außenstehenden keine Blöße zu geben.
Ich wünsch dir von Herzen immer wieder kleine und große Erfolge auf deinem Weg und freu mich drauf, bald wieder was von dir zu hören.
Schönes Wochenende und such dir die schönen Seiten der Dinge.
Bin in Gedanken bei dir.
alles Liebe
H.

In den noch verbleibenden zwölf Tagen bis zur zweiten Chemo ging es mir einigermaßen gut und so lebte ich für meine Begriffe relativ normal: Ab und zu eine Zigarette, ab und zu ein Bier oder ein bis zwei Gläser Wein. Das hatten meine Ärzt/innen ausdrücklich erlaubt, da sie die Meinung vertreten, dass eine das Leben trotz dieser schweren Phase nicht um alle Laster bringen sollte, sofern solche zum bisherigen Lebensstil gehört hatten. „Das Leben soll weiterhin Spaß machen", lautet die Devise meines Arztes. Dieser versuchte ich nach bestem Wissen und Gewissen nachzukommen, wenn es auch manchmal doch echter Selbstdisziplin bedurfte diesbezüglich. Mit Stolz erfüllte mich meine neu entwickelte Disziplin in Sachen „eigenes Gesundungs-Programm": Ich schaffte es tatsächlich fast jeden Tag, oft sogar walkenderweise, in flottem Tempo, in der Regel zwischen 45 und 75 Minuten, mich zu bewegen. Der Rest der Tage war gefüllt mit diversen Arztterminen, Blutuntersuchungen, Lymphdrainagen, Yoga, Meditieren, neu erworbenen Visualisierungs-Übungen per CD lauschen, lesen, ruhen oder nickern. Und ich lernte wirklich, diese Zeiten zu genießen: Wann im Leben hatte ich schon die Freiheit und Möglichkeit gehabt, mittags ein kleines Nickerchen zu halten? Meist stand ich ja doch im Berufsleben – und dies mindestens vierzig Stunden, tendenziell meist deutlich aufwärts. Meine Auszeiten verbrachte ich überwiegend mit Reisen, was nicht zu verwechseln ist mit Urlaub. Ich spreche davon, Tausende von Kilometern im Reiseland mit einheimischen Verkehrsmitteln unterwegs zu sein und Land und Leute kennen zu lernen – da gab es auch nur in den seltensten Fällen ein Mittags-Nickerchen! Wo ich diese südländische Gepflogenheit doch wirklich sehr zu schätzen weiß ... So genoss ich es jetzt ganz einfach, die Freiheit und Möglichkeit zu haben. Und freute mich, dass ich mir das ohne schlechtes Gewissen erlaubte – hab' ich schon erwähnt, dass sich aus heutiger Sicht in meinem bisherigen Leben definitiv viel zu streng mit mir gewesen bin?!

Ähnlich gut taten mir die Visualisierungs-Übungen: Bei dieser Methode stellt man/frau sich entweder Bilder vor, die auf spezifische gesundheitliche Probleme oder Themenbereiche wirken sollen, wobei schlichtweg jedes Thema denkbar ist: Heilung von Krebs, von Stress, von kranken Organen, von Hautproblemen, von Ängsten etcetera etcetera. Oder es sind allgemein gehaltene Bilder, die Einer oder Einem gefallen und gut tun – und helfen, sich zu entspannen. Sowieso eines meiner Hauptthemen: Wie um alles in der Welt entspanne ich mich, meinen Geist und meinen Körper? Eindeutig ein Übungsfeld, auf dem ich bisher noch keine besonders durchschlagenden Erfolge verbuchen konnte, trotz hervorragender theoretischer Kenntnisse und obwohl ich für andere bereits Kurse zu dem Thema gegeben hatte. Entspannen gehörte zu den Themenbereichen, in denen ich andere gut beraten und anleiten konnte, mich selbst jedoch noch im Anfängerinnen-Stadium befand. Fortschritte machte ich, ja – einfach weil ich die Zeit zum Üben jetzt endlich einmal hatte bzw. sie mir endlich nahm. Gehabt hätte ich sie natürlich vor dieser Hammer-Diagnose auch schon. Dieser weit verbreitete und ein kleines bisschen dämliche Spruch „Ich habe keine Zeit" ist ja prinzipiell völlig daneben: Jede und jeder hat vierundzwanzig Stunden am Tag Zeit. Davon sind acht bis zehn meinetwegen der Arbeit gewidmet – und den Rest gilt es bewusst aufzuteilen, auf die Dinge, die einer persönlich wichtig sind im Leben. Diese Einteilung obliegt jeder und jedem ganz persönlich und ist jederzeit veränderbar. Die Verantwortung liegt ausschließlich bei uns selbst. Und wenn ich, Miriam Brunner, dann womöglich wider mein besseres Wissen vor dem TV versumpfe statt Dinge zu machen, die mir gut tun, bin ich dafür eindeutig selbst verantwortlich. Bei einer Ganzkörper-Anspannung, wie sie sich bei mir seit Jahrzehnten manifestiert hat(te), sollte die Gesundheit schon früher einen höheren Stellenwert eingenommen haben. Warnschüsse hatte ich in Form der Dauerschmerzen, Diagnose Fibromyalgie, bekommen – und auch in Form von schweren Depressionen. Nicht zu vergessen die beiden Abgänge, von den Ärzt/innen etwas distanzierend *missed abortions* genannt. Eigentlich sollte ich dem Schicksal dankbar gewesen sein für diese in dem Moment allerdings grausamen Versuche, mich wachzurütteln. Ich hatte sie aber alle nicht entsprechend gewürdigt und nicht entsprechend gehandelt. Und diesmal kann ich nur hoffen, dass ich dauerhaft erkannt habe, dass es für mich gesünder ist, einige Prioritäten zu verschieben und zum Beispiel weniger stressige Jobs auszuüben, dafür jedoch regelmäßig Entspannungs-Übungen zu machen und mich zu bewegen. Dafür brauche ich einfach Zeit! Genau die hatte ich mir in den letzten Jahren viel zu wenig für die Dinge genommen, die mir gut tun. Was ich ja wusste. Aber gern in den Hintergrund stellte. Im Zweifelsfall verbrachte ich die bei meinen Stress-Jobs doch oft eher knapp bemessene freie Zeit dann aus falsch verstandenen Ansprüchen heraus mit Putzaktionen, die mich körperlich vorübergehend zusätzlich „schrotteten", oder aus falsch interpretierter Sympathie-Bekundung mit Markus oder weil ich mich so ausgepowert fühlte, vor der Glotze vor Filmen, die mich Null interessierten – um mich hinterher über mich und meine Dummheit zu ärgern. Mittlerweile gönne ich mir alle zwei Wochen eine Zugehfrau – obwohl ich mehr Zeit und weniger Geld habe als noch vor Kurzem – und schreibe oder lese wieder oft bei einem guten Glas Tee statt fern zu sehen. Kleine, aber feine Entwicklungen in die richtige Richtung. Jawohl.

Da ich mich seit mehr als einem Jahrzehnt auch mit der Diagnose Fibromyalgie und deren mannigfaltigen Symptomen (vor allem Schmerzen an Muskeln und Gelenken, aber auch überdimensionale Müdigkeit bei gleichzeitigen Schlafstörungen, diverse Störungen im Verdauungstrakt, Konzentrationsschwierigkeiten, Depressionen etc.) auseinandersetze, ging ich zudem weiterhin brav zur Krankengymnastik. Bei so einem Programm, das Nötigste an

Hausarbeit erledigen und einem hohem Schlafbedürfnis geht ein Tag schnell vorbei. Ich staunte tatsächlich oft, wie wenig ich geschafft hatte, obwohl ich ja seit der Diagnose konsequent und sehr bewusst nicht mehr zur Arbeit ging. Abends bekochte anfangs ich uns noch öfters, mit fortschreitender Chemo jedoch übernahm dies wieder zunehmend – wie eigentlich bei uns sehr überwiegend üblich – mein Mann. Wenn es ihm möglich war, sehr flexibel meinen aktuellen Gelüsten entsprechend. Die waren echt heavy: Diese Ess-Gier auf etwas ganz Bestimmtes kannte ich nur aus meinen schwangeren Monaten. Manchmal fand ich mein Essverhalten schon richtig gehend abstoßend und peinlich. Selbst wenn mir gnadenlos schlecht war, schaufelte ich in rasantem Tempo überdimensionale Portionen in mich hinein. So gesteuert von derart niederen Trieben erlebte ich mich gar nicht gerne. Das entsprach ganz und gar nicht dem Bild, das ich gerne von mir gehabt hätte. Doch wie schon seit einiger Zeit erkannt: Es half mir nichts, mich zu ärgern oder zu schämen. Die Dinge liefen eben derzeit nicht unbedingt so, wie ich mir das vorgestellt hatte.

Also Schwamm drüber, Augen zu und durch. Mahlzeit und wohl bekomm's. Jawoll.

Das Thema Haare – in der Chemo-Zeit

Achte auf Deine Gedanken,
denn sie werden Deine Worte.

Achte auf Deine Worte,
denn sie werden Deine Taten.

Achte auf Deine Taten,
denn sie werden Deine Gewohnheit.

Achte auf Deine Gewohnheiten,
denn sie werden Dein Charakter.

Achte auf Deinen Charakter,
denn er wird Dein Schicksal.
Aus dem Talmud

Das Glück deines Lebens
hängt von der Beschaffenheit deiner Gedanken ab.
Marc Aurel

Kaum war die Entscheidung für das Komplett-Programm gefallen, bat ich Markus in kürzer werdenden Abständen, er möge doch bitte Haar-Fotos in allen Variationen von mir machen. Eines Nachmittags war es dann soweit: Ich machte mir all die Frisuren, die ich vorzugsweise getragen hatte – und Markus lichtete die noch vorhandene Haarpracht ab. Zumindest wollte ich mal sehen können, wie ich ausgesehen hatte – irgendwann. Die Foto-Session fand gerade noch rechtzeitig statt.

Aus irgendwelchen irrtümlichen Gründen, die ich im Nachhinein nicht mehr eruieren kann, dachte ich, die Haare würden sich nach der zweite Chemo verabschieden. Einzig die Schicksalsgefährtin, die ich vorher als „Aushängeschild der Praxis“ bezeichnete, hatte mir erzählt, dass sie ihre Haare bereits zwei Wochen nach der ersten Chemo verlor. Ich bedankte mich noch bei ihr für diese Information, da ich nun nicht völlig geschockt sein würde, falls es wider mein Erwarten schon so früh beginnen sollte. Unter das Motto „wider mein Erwarten“ kann ich das Jahr 2011 ja wohl guten Gewissens ganz allgemein getrost stellen.

Markus und ich saßen eines Abends gemütlich beim Essen mit unserer strohwitwenden Nachbarin Andrea zusammen, als ich mir kurz die Hände waschen ging. Aus alter Gewohnheit fuhr ich mir danach mit beiden Händen durch meine Haare ...

... durch meine Haare? Ich pflückte meine Haare!!!! Ich erntete volle Hände davon! Beide Hände waren nach dieser kurzen Geste wirklich voll mit Haarbüscheln. So etwas hatte ich überhaupt noch nicht gesehen – wie und wo auch? – und war ganz und gar nicht begeistert. Das war BRUTAL. Wenn auch nach allen Regeln der Kunst, des Standards und des Durchschnitts durchaus vorhersehbar: Das war Sch...!!!

Ich benötigte ein oder deren mehrere Schrecksekündchen, in denen ich regelrecht erschüttert und fassungslos auf meine sich verabschiedende Haarpracht starrte ... und ging dann zurück ins Wohnzimmer. „Andrea, du kannst gerne, wenn du magst, Markus, du MUSST jetzt bitte mal kurz mitkommen. Ich muss dir was zeigen. Ich fasse es nicht, was jetzt abgeht. Das musst du dir ansehen!“

Gesagt, getan. Andrea stand schneller neben mir als Markus. Viel war dann vorerst nicht mehr zu hören. Außer gelegentlichem „Wahnsinn ...“ oder „Boh ...!“ oder „Das ist grob ...“.

War es auch – zumindest anfangs – zweifelsohne. Für mich aber ganz ehrlich schnell und gut akzeptabel und verträglich. Kurzfristig schockierend war wirklich nur der Schreckmoment, in dem der Haarausfall so hammermäßig startete. Aus spirituellen Gründen hatte ich schon mehrmals im Leben damit geliebäugelt, mich mit Glatze auszuprobieren. Wie mochte sich das anfühlen – gerade für eine Frau, für die Haare (angeblich?) ein Symbol für Weiblichkeit und Selbst-Identifikation sind, wie immer wieder zu lesen und zu hören ist. Männer mit Glatze können durchaus im gesellschaftlichen Sinne gut und cool aussehen – Frauen mit Glatze gibt es in der Öffentlichkeit nicht, mal von Sinhead O' Connor abgesehen. Das will niemand sehen! Was macht diese Erfahrung also mit einer, welche neuen Denkweisen oder Gefühle lernt frau dadurch kennen? Vermutete – und hoffte – ich richtig, dass die Frage „Was ist wirklich wichtig im Leben?" als Antwort nicht „Haare" beinhalten würde? Oder war ich einfach nur viel zu arrogant? Könnte ich mit so einem – damals ja doch nur spekulativ betrachteten – Verlust des Symbols der Weiblichkeit klar kommen? Wie fühlte sich das an?

All das erfuhr ich nun – und war sehr zufrieden mit mir. Zufrieden und dankbar, dass ich so gut mit der haarigen oder besser gesagt haarlosen Situation klar kam. Sogar sehr gut. „Thanks to the Universe". Gleich am nächsten Tag rief ich meine Freundin Franziska zwecks Terminvereinbarung an und besuchte sie sehr bald zur Komplett-Rasur. Diesmal betrachtete ich die Dinge nicht theoretisch-spekulativ, diesmal war mir absolut klar: Tausend Mal lieber eine Glatze als so einen grauseligen Flickenteppich! Das Gefühl, noch etliche Male meine Haare so derart rasant flöten gehen zu sehen wie am Abend zuvor, ersparte ich mir fürderhin gerne mit dieser Hardcore-Maßnahme. Und habe sie nicht einen Augenblick bereut. Von Anfang an konnte ich mich gut „oben ohne" sehen. Unabhängig davon, dass Aussehen sowie Äußerlichkeiten in meinem Leben sowieso nicht gerade eine hohe Priorität einnehmen – ich schminke mich etwa drei Mal im Jahr und gehe zum Bedauern meiner Friseurin nur ein bis zwei Mal pro Jahr zum Friseur, die Markenklamotten, die man respektive frau trägt, kenne ich noch nicht einmal namentlich – gefiel ich mir sogar einigermaßen. Übrigens habe ich nie in meinem Leben so oft wie in diesen Ausnahme-Monaten den Satz: „GUT siehst du aus!" gehört.

Manchmal reagierte ich darauf schon scherzhaft und sinngemäß: „Das wäre ja jetzt auch echt hart, wenn ihr mir in der Situation auch noch sagen würdet: ‚Uuuuhh, siehst du aber Scheiße aus!' Das könnt ihr natürlich nicht bringen!" Doch ich fühlte mich bei diesen Komplimenten auch nicht unwohl oder veräppelt, was stark dafür spricht, dass ich sie glaubte und vor allem sogar annehmen konnte – wieder was fürs Leben gelernt! Komplimente annehmen gehörte nämlich ebenfalls sehr lange nicht zu meinen erwähnenswerten Stärken. Meine kategorische Antwort in Jugendjahren darauf lautete: „Verarschen kann ich mich selbst!“, begleitet von einem vernichtenden Blick. Die armen netten Jungs, die das zuverlässig zu hören bekamen ... haben die Welt und speziell mich damals bestimmt auch nicht immer verstanden.

Was mich schon verblüffte war die Erkenntnis, dass ich sogar an den Chemotagen in der Frauenarzt-Praxis durchgängig und ausnahmslos die einzige bekennende Brustkrebspatientin mit auf den ersten Blick erkennbaren Chemo-Defiziten blieb. Nie sah ich eine zweite Frau barhäuptig. Wohl gab es die Eine oder andere, die „nur“ ein Tuch trug. Aber so schonungslos ohne wie ich ging keine Zweite. An kalten Tagen oder wenn ich wusste, dass mich sehr viele Menschen sehen würden, setzte ich meist ein Käppi auf. Aber grundsätzlich ging ich oben ohne. Entgegen anderen Meinungen erkläre ich mir das allerdings nicht dadurch, dass ich angeblich immer schon gerne schockiert und provoziert habe – das waren kurze Phasen in meinem Leben und die sind lange her. Sehr viel mehr weiß ich, dass ich jegliches „So-tun-als-ob“ vollkommen ablehne und mir absolut verkleidet und direkt unehrlich vorkomme, wenn ich mich verstellen soll. Denn als Verstellung empfinde ich alles, was an mir nicht so sein darf, wie es eben von Natur aus ist. Schon möglich, dass ich da ein bisschen extrem bin. Dann bin ich das in dem Punkt eben.

Obwohl ich zugegebenermaßen einen Kompromiss bereits seit sehr Langem eingehe, bei dem es mich wiederum ärgert, dass Männer und Frauen so unterschiedlich gesehen, gezeigt und geprägt werden: Die Haare an den Beinen und unter den Achseln rasiere ich seit Beginn meiner Berufstätigkeit. Bis dahin hab’ ich meine Überzeugung „Keine Schmerzen nur fürs Aussehen!“ noch durchgezogen – trotz erstaunten bis empörten Reaktionen meiner Umwelt. Dann gab ich mich geschlagen. Ich konnte mich so, wie ich eben bin, nicht wohlfühlen. Nicht unter diesen Blicken meiner Mitmenschen. Von den Kommentaren ganz zu schweigen. Die Gesellschaft ist noch nicht so weit, Frauen ihre Natürlichkeit zuzugestehen. Oder aber ich bin noch nicht so weit, je nach Blickwinkel.

Noch nicht so weit zu sagen: Ich füge mir keine unnötigen Schmerzen mehr zu, nur weil die Gesellschaft mir suggeriert, so, wie ich dann bin, dürfe ich nicht aussehen! Dieses Epilieren ist doch wirklich jedes einzelne Mal eine ärgerlich schmerzhafte Angelegenheit. Na, wenigstens muss ich mir nicht ständig das Gesicht rasieren ... schon wieder etwas, wofür ich dankbar bin.

Doch zurück zu den Haaren, um die es hier eigentlich gerade ging, nämlich zum Haupthaar. Die Perücke, deren Fehlkauf mich tatsächlich trotz neuer Lebenserkenntnisse einige Zeit wirklich ärgerte, weil ich ja von Anfang an gegen mein Gefühl gehandelt hatte, trug ich dann wahrhaftig nicht ein einziges Mal. Die Großhandelsfirma hätte sie denn auch problemlos zurück genommen, nachdem ich denen meine Situation erklärt hatte – war überhaupt kein Thema für die, fand ich gut. Das Ganze scheiterte aber an der etwas unkooperativen Dame, die mir die Perücke als Zwischenhändlerin mehr aufgeschwatzt als verkauft hatte – schon damals war ich ungeheuer skeptisch gewesen. Sie weigerte sich schlicht und ergreifend, trotz Zusage des Großhändlers, das Teil zurück zu nehmen. So bot ich irgendwann in meiner Frauenarztpraxis an, die Perücke an die nächste Frau, die sich eigentlich keine leisten könnte, günstig abzugeben. Nachdem auch daraufhin monatelang nichts passierte, ich das Teil aber aus psycho-hygienischen Gründen vor dem Jahreswechsel unbedingt aus dem Haus haben wollte, gab ich sie irgendwann meiner Mutter mit, die wild entschlossen ist, mit dem Ding im nächsten Fasching ihr Unwesen zu treiben. Na, ich hoffe doch sehr darauf!

Kurz vor der zweiten Chemo berichtete ich den Menschen, die Anteil nahmen, wie es mir ging, wieder über mein aktuelles Befinden.

> *Gesendet: Freitag, 15. Juli 2011*
> *Betreff: Gesundungs-Prozess vor 2. Chemo*
> *Hallo ihr Lieben,*
> *falls sich wer wundert, dass wir derzeit nicht erreichbar sind: Bei uns hat doch TATsächlich letzten Sonntag der Blitz eingeschlagen und unsere Telefon-Anlage zerlegt. Kurzfristig*

hat Markus es gestern geschafft, das Internet zu aktivieren – aber wie lange: ???
Vorerst ist also mein Handy für Wichtiges aktiviert – völlig ungewöhnliche Situation!!! Die Nummer ist: 01520 – xxxxxxxx.
Was gibt's Neues? Am Dienstag Abend ging es los mit dem Haarausfall – büschelweise hielt ich sie in Händen, meine lange gehegten Haare ... :–(
DAS ist unlustig. Den lange vorher vereinbarten Termin beim Friseur hab' ich daraufhin richtig herbei gesehnt! So ändern sich die Zeiten. Ich hatte wirklich NIE kurze Haare seit ich 3 oder 4 Jahre alt war! Kam früher als ich dachte (ich meinte nach 2. Chemo). Hätte ich das gewusst, hätte ich mir gleich von Freunden Stiftel rasieren lassen. So wurden die Haare zwar noch mal liebevoll und professionell geschnitten ... aber wie es aussieht: nur für ÄUSSERST kurze Zeit! Caramba ... das ist wirklich nicht schön. Die kurzen Haare sind allerdings eine witzige Erfahrung, das stresst mich grade gar nicht – wie gesagt: Eher im Gegenteil, weil's nicht so auffällt, wie sie sich verabschieden. Auch sonst muss ich mit einigen Nebenwirkungen klar kommen, doch es hält sich alles noch in erträglichen Grenzen (Übelkeit, heavy Kopfhaut-Schmerzen, müde, extrem hohes Schlaf- bzw. Ruhe-Bedürfnis.) Markus meinte eben: „Ich seh' nix von Gesundung – nur von Verschlechterung". Aber hey – das ist doch wohl normal bei einer Chemo. Ich bin dankbar, dass es noch so ist, wie es ist! Zum Thema dankbar dann noch ein kleiner, aber gemeiner Anhang von einer Wegbegleiter/in. Und kommentarlos eine 2. email mit Erheiterndem.
Neulich bekam ich eine mail, auch von einer meiner lieben „Wegbegleiter/innen", von der ich euch einen Teil des Inhaltes weiter schicken möchte. Denn das ist im Prinzip von Anfang an das, was ich versuche, zu tun. Ich geb' mir ehrlich Mühe – aber es gibt auch Abende (es SIND wenige!!!!!!), wo ich Markus die Ohren vollheule ... so ist das nicht! Mir scheint, Manche von euch haben den Eindruck, ich steck' das

alles NUR mit Humor weg – das gelingt mir leider auch „nicht ganz". Das Schlimmste sind die Treffen mit Frauen oder Menschen, die von Frauen wissen, bei denen „er" – der Krebs – wieder kam. Und die dann daran gestorben sind. Innerhalb weniger Jahre. SOWAS höre ich GAR nicht gern, bin hin- und hergerissen zwischen mich nicht mehr informieren, nix mehr lesen, einfach alles mit mir machen lassen – und dann eben doch wieder „selber Bescheid wissen wollen". Naja. Irgendwie geht es weiter, zumindest vorerst – und hoffentlich auch noch lange in gutem Zustand!!!!!!!!!!!
Hier also die angekündigten ...
... zehn Gebote des Gesundungsweges:

1. *Akzeptiere Unabänderliches und schaue nicht zurück*
2. *Akzeptiere Hässliches, Trauriges und Schlechtes, aber sehe und denke Schönes, Frohes und Gutes in deinem Leben*
3. *Pflege deinen Glauben, um schwerste, unverständliche Lebenslagen tragen und meistern zu können*
4. *Gewöhne dir das Sorgen ab, denn es hilft dir nicht weiter*
5. *Mache immer das Nächstliegende, Schritt für Schritt*
6. *Gewöhne dir das Ärgern ab, denn der Ärger kommt von dir selbst und schadet nur dir*
7. *Freue dich und lache so oft wie möglich*
8. *Sei bescheiden und dankbar*
9. *Lobe und anerkenne dich selbst und andere*
10. *Lebe! Aktiv, wendig und mutig*

(EBO RAU)

Herzliche Grüße & alles Liebe,
eure Miriam

Für den Hinweis auf Dr. Ebo Rau, der nun von Rosi bereits zum zweiten Mal namentlich erwähnt wurde, war ich ihr sehr dankbar.

Durch ihn bzw. den Immerwährenden Kalender, den Rosi mir geschenkt hatte, entdeckte ich nämlich die Gesellschaft für biologische Krebsabwehr, kurz GfbK. Neben all den Broschüren, die die Gesellschaft anbietet, beraten die Ärzt/innen der GfbK Ratsuchende auch per E-mail und telefonisch, was ich zu einem späteren Zeitpunkt noch in Anspruch nehmen sollte.

Kurioserweise heißen drei der Männer, die nach meinem Mann und meinem Bruder in meinem Leben eine Rolle spielen, Thomas. Der eine ist mein Lieblings-Reisegefährte und jahrzehntelanger Freund, der dritte mein Chef. Der zweite der beste Freund meines Mannes, seit sicher bald fünfzehn Jahren auch mir ein lieber Freund, der sich bisher nur via Grüße über Markus gemeldet hatte. So wusste ich zumindest, dass er absolut fassungslos war, als Markus ihm von der Brustkrebs-Diagnose erzählt hatte und einfach nicht wusste, wie er reagieren sollte. Seine Worte zeigten mir nun, dass er sich wirklich Mühe gab, sich in mich hineinzuversetzen. Diese Gabe ist in meinen Augen ganz klar eine von Thomas großen Stärken:

> *Gesendet: Sonntag, 17. Juli 2011 17:27*
> *Betreff: AW: Gesundungs-Prozess vor 2. Chemo*
> *hallo miriam,*
> *sorry dass ich es jetzt erst schaffe kurz zu schreiben.*
> *wir sind doch gerade dabei die fassade an unserem haus zu renovieren. d.h. seit 1,5 wochen von früh morgens bis spät abends körperliche arbeit. da geht halt sonst nur noch das nötigste, was ja auch nicht weniger wird ... arbeit, garten, hund, enten, etc.*
> *kein jammern, sondern nur eine erklärung, warum ich mich z. zt. nicht melden konnte.*
> *es vergeht aber trotz all dem krampf kein tag, wo ich nicht mindestens einmal an dich denke.*
> *wie es dir ergeht, was du ertragen musst, welche gedanken dich plagen ... ???*
> *ich finde es schön und irgendwie beruhigend, wenn ich dann solche mails von dir bekomme.*

es zeigt, dass du all deinen lebensmut und deine kraft zusammennimmst um der krankheit zu trotzen.
ich bewundere dich dafür und wünsche dir gleichzeitig, dass deine kräfte nie schwinden mögen!!! aber ich kann ja auch nur mit und bestenfalls zwischen den zeilen lesen. was deine augen sagen, weiß ich nicht.
ich hoffe, dass es sich möglichst bald mal ergibt, dass ich euch besuchen kann. wäre schön dir während eines gesprächs in die augen sehen zu können und dich a mal kräftig zu drücken ... du weißt was ich meine!
mal schaun ... dann muas i a scho wieda weida ... meine enten wollen versorgt werden, auch wenn's g'rad regnet und dann was z'essen macha ;-)
ich wünsch' dir alles liebe und gute, bis bald, thomas

Die folgenden Worte hatte mir die liebe Rosi, bekanntermaßen meiner Freundin Anettes Tante, geschickt. Das ist übrigens – um möglichen Irritationen vorzubeugen – eine andere Rosi als die, von der Anja demnächst in ihren E-mails erzählt. Anjas Freundin lebt wie diese im Norden der Republik und ist einige Dekaden jünger als „meine" Rosi, die sich einmal mehr viel Zeit genommen hatte, um mich ihre Verbundenheit und Anteilnahme spüren zu lassen.

Gesendet: Dienstag, 19. Juli 2011
Betreff: Re: Gesundungs-Prozess vor 2. Chemo
Liebe Miriam!
Ganz herzlichen Dank für Deinen langen Lagebericht! Ich will Dir endlich mal sagen, dass Du ein riesiges Talent zum Briefeschreiben hast! Wenn der Anlass nicht so ernst wäre, könnt´ man sagen, es macht richtig Freude, Deine Briefe zu lesen!
Nachdem alles irgend einen Sinn hat – so glaube ich wenigstens – war der Blitz vielleicht auch eine „Notbremse". Viele gut gemeinte Anrufe können manchmal auch ganz schön auf den Senkel gehen! Drum traue ich mich bisher nicht, Dich anzurufen, weil ich fürchte, ich könnte Dich vielleicht stören oder nerven!

Da schreib´ ich lieber eine Mail, die kannst Du lesen, wann immer Du Lust dazu hast!
Die nächsten Tage kriegst Du Post von mir. Hab´ eine Karte gesehen, die mir sicher für Dich über den Weg gelaufen ist!
Damit Du auch mal was anderes zu hören kriegst, erzähl´ ich Dir von meiner wilden Weiberküche! Hab ja letztes Jahr Likör aus grünen Walnüssen gemacht, der gaaanz lecker geworden ist. Die Nüsse wurden damals einem uralten Rezept der Kusine meiner Mutti um den „Annatag" – 26. Juli – geerntet und es war eine Sauarbeit, sie in dünne Scheiben zu schneiden, weil die innere Schale schon am Hartwerden war. Heuer bekam ich nun den Tipp, dass die Walnüsse an Sonnwend am Johannitag geerntet werden müssen. Und da war es ein Klacks, die Walnüsse zu schneiden, weil sie noch ganz zart waren. Mal sehen, ob das Aroma auch so gut ist.
Aber, wem sag´ ich das! Du bist ja eine weise Frau – so seh´ ich Dich! – und weißt das ja alles! Aber vielleicht tut´s Dir ja gut, mal was anderes zu hören bzw. zu lesen.
Wenn ich es mit meinen geringen PC-Kenntnissen schaffe, schick´ ich Dir ein Musikdemo von meiner „Kleinen". Sie ist grad hier im Raum aktiv im Duo mit einem Gitarristen mit lateinamerikanischer Musik. Vielleicht ist es Balsam für Deine doch recht strapazierte Seele!
Nun komm´ ich zum Schluss! Wie Du weißt bin ich morgens und abends mit Dir im Blickkontakt, denn Du thronst auf meinem reikigeladenen Bergkristall und ich hoffe mit ganzem Herzen, dass Du dadurch ein bisserl Kraft kriegst! Freu mich sehr, Deine Handy – Nr. nun zu haben. So wirst Du manchmal einen schönen Spruch von mir per SMS kriegen! Ich schreib´ nämlich gern SMS! Soll aber keine Aufforderung sein, dies ebenfalls zu tun! Nur, wenn Du Lust dazu hast!
Ich umärmel Dich ganz herzlich und wär´ gern viel näher bei Dir!
R O S I

An den wenig angenehmen – oder weniger euphemistisch formuliert – an den wirklich üblen Tagen, an denen es mir zwar mehr oder weniger, jedenfalls aber beschissen ging, häuften sich die Phasen, in denen ich minutenlang nichts anderes denken konnte als: „... so ein Scheißdreck ..., ... so ein Scheißdreck ..., ... SO ein Scheißdreck ..., ... so ein SCHEISSdreck ..., ... ja SO ein Scheißdreck ..., ... JA SO EIN SCHEISSDRECK ..., ist das ein verkackter Mist ..."

Diese sich nur in der Intonation unterscheidende Endlosschlaufe stoppte entweder, sobald ich es bemerkte, durch bewusst eingesetzte Gedankenarbeit meinerseits oder, sobald ich mich im Stande fühlte aufzustehen, um zumindest minimale Aktionen zu bewältigen. Im zweiten Fall war es dann egal, ob in Sachen Hausarbeit oder in Sachen körperliche Ertüchtigung, wieder egal, ob drinnen oder draußen. Zum guten Glück hatten wir uns in diesem Frühsommer einen neuen, großen Balkon gegönnt, der gerade rechtzeitig zu Beginn der Chemo fertig wurde. Genauer gesagt hatten wir ihn uns gönnen müssen, da der alte entgegen den glaubwürdigen Versicherungen des Vorbesitzers, hingegen entsprechend den Prophezeiungen meines Mannes, im letzten Jahr zusammengebrochen war. Nun hatte auch dieses nicht eingeplante kostspielige Ärgernis des vergangenen Jahres wieder etwas Gutes. Wenn ich zumindest draußen in der Sonne liegen konnte, die Vögel pfeifen hörte, ab und zu ein Backgammon mit der Nachbarin spielen konnte, manchmal in der Lage war, Besuche zu bekommen, war ich schon zufrieden, dankbar – ja, und manchmal sogar glücklich. Einer der positivsten Nebeneffekte des ganzen Geschehens ist für mich sowieso, dass die Dinge des Alltagslebens wieder eine andere, gegebenenfalls angemessenere Bedeutung bekamen. So konnte ich in dem ganzen Elend plötzlich wegen völliger Banalitäten aus ganzem Herzen und bis hin zu Tränen lachen, mich über die kleinsten Kleinigkeiten tief gefühlt freuen, einfach rumliegen und nichts tun – Dinge, die in der Vergangenheit allesamt sehr schwierig, wenn nicht sogar unmöglich für mich waren. Grundsätzlich entsprach das Lachen schon meinem Naturell – genau so wie die Depressionen. Doch die waren ja bekanntlich weniger geworden – und die guten Zeiten eigentlich mehr. Aber mit meinen ewigen Stressjobs, der Neigung, zu viele Dinge zu nahe an mich heran zu lassen, und den praktisch seit Jahrzehnten immer präsenten Schmerzen war mir meine gute Laune in der Vergangenheit doch immer wieder all zu oft und all zu schnell abhanden gekommen. Jetzt entdeckte ich die unerträgliche Leichtigkeit des gar nicht so einfachen Seins wieder neu – und wie gesagt: Es brauchte dafür beileibe nicht mehr so hehre Anlässe. Ganz im Gegenteil. Pipifax genügte. Und das fand ich gut so.

Gesendet: Dienstag, 2. August 2011 12:09
Betreff: Zwischen Chemo 2 und 3
Hallo ihr Lieben,
nutze die Zeit, in der es mir gut geht und bin heute absolut „emsig" – will heißen: Staub saugen, aufräumen, frische Kräuter sammeln und die bereits getrockneten verarbeiten, Wäsche waschen etc. – und später natürlich noch walken! Und euch aufs Laufende bringen ... ;-)
Mir geht es seit Samstag wieder (einigermaßen bis richtig) gut. Gestern machten Markus und ich uns einen richtig schönen Tag, waren erst an der Ilz spazieren, gingen dann ins Kino (was so etwa alle 7 Jahre mal vorkommt! Es war „Harry Potter", letzter Teil, in 3D) und danach richtig schön zum Essen. Und ich habe mir ein eher teueres Gericht bestellt, was ich sonst eigentlich nie mache – weil sich der Blick aufs Leben und was wichtig ist und was nicht, doch teilweise ganz schön ändert! Es hat übrigens HERVORRAGEND geschmeckt, jawoll!!!
Die zweite Chemo war ein bisschen schlimmer als die erste: ein Tag früher & „dafür" einen Tag länger schlecht – und das gewaltig – und EXTREM fertig/müde/k.o. Habe direkt das Gefühl, mir „fehlen" ein paar Tage, so viel scheine ich geschlafen bzw. geruht zu haben. Andererseits darf ich nicht vergessen zu erwähnen, dass – wenn das Ganze auch zugegebenermaßen scheußlich ist – es immer noch schlimmer ginge (ich habe wieder nicht erbrechen müssen! und habe immer noch einen gesegneten Appetit! und die Hälfte der Zeit geht es mir ja gut!) – und ich also entsprechend dankbar

bin, dass es bisher so „glimpflich" abgeht. Wenn ich es schaffe ... ;-) Manchmal bin ich mir auch nur selbst die Nächste und bedauere mich ein bisschen. Aber ich versuche immer noch und weiterhin, das absolut einzugrenzen!!!!!!!! Manchmal schlafe ich vor lauter Nachdenken schlecht und überlege, die Chemo abzubrechen, weil diese Schema F mit Chemo & Bestrahlung doch alles nur im Interesse der Schulmedizin und natürlich vor allem der Pharmaindustrie so propagiert wird ... aber jetzt habe ich schon angefangen ... dieses ständige Nachdenken arbeitet mich ja auch nur auf ... das Ganze geht ab der Diagnose einfach alles so unglaublich schnell, dass ich für meinen Teil Entscheidungen getroffen habe, die ich bei ausreichend Zeit zum Nachdenken wohl nicht wieder so treffen würde. Aber jetzt ist es schon so ... jetzt sollte ich es wohl besser durchziehen. We'll see!!!
Apropos „schlimmer geht immer": Habe bei der zweiten Chemo festgestellt, dass eine meiner „Schicksalsgefährtinnen" schwanger ist. Das hat mich TOTAL geschockt und tagelang so verfolgt, dass ich nach ein paar Tagen, als es mir wieder besser ging, gegoogelt habe: Scheinbar gibt es Untersuchungen, dass Chemos während der Schwangerschaft WEDER eine höhere Rate an Abgängen, NOCH mögliche Missbildungen o. Ä. zur Folge hat ... unglaublich, aber wahr, wie die selber schreiben. Die Heilungsaussichten für die werdende Mama sollen bei ausgetragener Schwangerschaft sogar höher sein ... Jedenfalls schließe ich die Lady und ihr Ungeborenes seither auch in meine Gebete ein ... und bin dankbar, dass es bei mir nicht schlimmer ist ... wenn ihr wisst, was ich meine.
Mit der Glatze komme ich super klar, endlich weiß ich, wie sich das anfühlt & aussieht – hätte ich mich ja trotz Wunsch danach NIE getraut, ohne vom Schicksal dazu genötigt zu werden!!! (Ich wollte das aus philosophisch-religiösen Gründen immer wieder mal ausprobieren, z.B. damals im Ashram und auch im Meditationszentrum in Guatemala wieder – aber wie gesagt: nie getraut!!!) Im Hintergrund des

mitgesendeten Bildes im Anhang seht ihr meine seit Jahrzehnten angesammelten Tücher und Schals, die ich theoretisch benutzen könnte – doch meistens gehe ich als bekennende skinhead ... ;-) – außer es ist GAR zu kalt. Gefällt mir sogar weit besser als die einwöchige Zwischenlösung mit Kurzhaarschnitt, die sich zwecks rapidestem Haarausfall schnell zur Radikal-Lösung Glatze weiter entwickelte.
Ein Anekdötchen zum Thema: „Wer solche Freunde hat, braucht keine Feinde": War vor einer Woche in Tittling an der Schule, wo ich früher gearbeitet habe, um mir die Premiere des neuen (alten) Musicals anzusehen. War super, nebenbei bemerkt. Da kam doch glatt eine frühere Kollegin (zugegeben: Kollegin – keine Freundin!), erzählte mir 10 min, wie schlecht es ihr derzeit geht (was für mich in Ordnung war) und meinte dann abschließend: „Aber alles nix im Vergleich zu dir!" Ich: „Naja, klingt auch nicht gut ... (etc.)". Woraufhin sie meinte, verdeutlichen zu müssen: „Ja, aber ich habe wenigstens noch ein Leben vor mir – im Gegensatz zu dir. Und übrigens, alle Bekannten meiner Mutter sind daran gestorben, haben alle total gekämpft – aber nix hat's geholfen!"
Na – DANKE bestens für Verständnis, Sensibilität und Mitgefühl!!!!!!!!!!!!!
In diesem Sinne euch wieder VIIIIIIIIIEEEEEEEEEEEEEELEEEEN Dank für ebendies, euer Verständnis, eure Begleitung und euren Zuspruch, eure heilenden & unterstützenden Gedanken ... ich bin überzeugt, das bringt genau so viel, oder viel mehr, wie die Chemo!!!! Schön, dass es euch in meinem Leben gibt, ich danke euch! Habt einen schönen Sommer & eine gute Zeit, auch bei schlechtem Wetter – und tut euch Gutes & genießt das Leben!
Herzliche Grüße & alles Liebe,
Miriam

Immer noch ziemlich betroffen antwortete unter anderen auch Angelika wieder.

Gesendet: Mittwoch, 3. August 2011
Betreff: Re: Zwischen Chemo 2 und 3
Meine liebe Miriam,
ich sitze hier auf dem Balkon und will dir schreiben und stelle fest, dass mich eine gewisse Sprachlosigkeit packt, weil ich dir gerne viel Mutmachendes schreiben würde, aber nicht in irgendwelche Platitüden verfallen will. Des is gar net so leicht, ich meine damit umzugehen, wenn jemand, den man doch so gerne hat, mit sowas kämpft!
Also gehe ich zum gewohnten Ton über, weil ich davon ausgehe, dass das alles schon richtig gut wird! Also mach dir nix aus der Glatze, des wird wieder!
Meine Mutter hat nix mehr, das maligne Lymphom ist verschwunden, also lass dir nix einreden. Und der Tussi, die dir so einfühlsam das zu erwartende Lebensende um die Ohren gehauen hat, der hätte ich zu ihrer Sensibilität gratuliert. Meiomei, wie kann jemand bloß so trampelig sein!
Hier gehen die Dinge einfach so ihren Gang. Jetzt habe ich noch einen Monat und dann ziehe ich für 3 Monate nach Bad Honnef zum Vorbereitungskurs für den Auslands-Einsatz. Fühle mich wie in einem Niemandsland zwischen gestern, heute und morgen.
Wenns nicht dauernd regnen würde, wäre ich mehr aufm Berg unterwegs.
Irgendwie ist es ein seltsames Gefühl, dass die ganze Familie auf einmal so räumlich auseinander ist. Johannes ist ja eh schon lange weg, Simon geht jetzt zum Studieren nach Wien und Peter nach Rummelsberg. Und ich mache mich auch auf die Socken nach Afghanistan. Thomas sitzt dann hier und hält die Stellung und ist ganz glücklich bei dem Gedanken, mal eine Zeit lang alleine zu wohnen, weil das hatte er noch nie.
Keine Ahnung, wie das wohl alles werden wird, aber ich glaube, das Wesentliche ist einfach immer im Moment zu sein und sich nicht zu viele Gedanken um das Morgen zu machen. Ich glaube wirklich, dass die Präsenz des Augenblicks immer

alles Glück der Welt enthalten kann, wenn wir die Augen aufsperren und alle anderen Sinne und uns auf das Jetzt besinnen.
Ich wünsche dir das Allerliebste und Allergutste und Allerbeste, in jeder Sekunde, sei herzlichst gedrückt und umärmelt!!
Mutig voran! Angelika

Das Wetter und damit die heilsamen Aspekte des neuen Luxus-Balkons erledigten sich zwischenzeitlich schnell wieder, da erst einmal eine länger anhaltende Regenwetter-Periode herein brach. Doch auch die ging vorbei und ich konnte den Erholungswert des Balkons noch eine weitere Chemo-Phase lang nutzen. Dafür blühte dann übrigens sehr viel später, im Dezember, in meinem Garten eine Erbse, denn der Herbst war wiederum über die Maßen und alle Rekorde brechend warm und schön.

Doch zurück ins Hier und Jetzt.

Gesendet: 18.08.2011
An: Wegbegleiter/innen
Betreff: Chemo-Halbzeit!!!!!!!!!!!!!!!!
Hallo zusammen,
ein heute wegen Übelkeit eher kurzer Bericht zur Lage, der trotzdem tendenziell erfreulich ist:
Habe die dritte Chemo hinter mir – und damit die Hälfte der Chemos geschafft. Eigentlich schien mir, es ginge mir diesmal sogar schneller besser als beim letzten Mal – aber es scheint verzögert zu ausgeprägter Übelkeit und Müdigkeit zu kommen. Auch egal, es ist alles auszuhalten und geht vorbei – und wenn ich mal nicht so viel und unkontrolliert esse wie ansonsten seit der Chemo, dann kann mir das sicher gar nicht schaden ... ;-)
Das Wetter ist wieder schön geworden, ich habe mir die Hexe, den Hund meines urlaubenden Bruders, geholt, damit ich zum Spazieren gehen gezwungen bin. War eine gute Idee, ist schön, sie um mich zu haben.

Sonst schaffe ich gerade mal wieder nicht viel – wieder egal, weil ich ja nicht umsonst ein paar Monate krank geschrieben bin. Das hat schon alles seine Gründe ...
Ich genieße jeden Augenblick, den ich es schaffe – und das sind viele – denn, nur zum Beispiel, ein plätschernder Bach und Besuch von lieben Menschen ist auch dann schön, wenn einem, respektive einer, schlecht ist!!! Nächste Woche fahre ich sogar mal zwei Tage mit meiner Ma weg: Zwei Tage Eisenach mit Besuch des Luther- und Bachhauses und vor allem aber natürlich der Wartburg. Freu mich schon, jetzt war ich schon zwei Mal in Eisenach – aber in Deutschlands berühmteste Burg hinein hab' ich's noch nicht geschafft!!! Wird Zeit!!!
Lasst gerne mal wieder was von euch hören & sehen ... und danke denen, die den Kontakt eh immer halten. Es tut gut, von euch begleitet zu werden ...
Herzlich, eure Miriam

Von meiner sehr vertrauten Freundin Anette, die im Jahr 2000 mit nach Honduras gestartet war und die ich wie Anja bereits aus Studentinnentagen kenne, erreichten mich ausnahmsweise (weil sie zu den Wenigen gehörte, mit denen ich in diesen Zeiten regelmäßig telefonierte) diese Zeilen:

Gesendet: Freitag, 19. August 2011 21:52
Betreff: Re: Chemo-Halbzeit!!!!!!!!!!!!!!!
Hallo Mirili!
Freu mich sehr, dass Du jetzt die Chemo-Halbzeit erreicht hast – Du bist wirklich unglaublich tapfer!
Und es tut mir sehr Leid, dass ich mich jetzt gar nicht mehr gemeldet habe, aber es war einfach keine Zeit zum Telefonieren :–(
Dafür denke ich aber oft an Dich, meistens vorm Einschlafen oder beim Autofahren auf der „Landshut-Strecke".
Den Eisenach-Ausflug hast Du Dir zur Halbzeit jetzt echt verdient und ich wünsche Dir wunderschöne „Auszeit-Tage" von dem ganzen Wahnsinn!!!!

Viele liebe Grüße und bis hoffentlich bald!
Anette

Anette ist übrigens die Freundin, die mir das bereits im Vorwort erwähnte Mantra „Es geht vorbei“ ans Herz legte. Für mich wurde dieses Mantra vor allem in den sich schier endlos anfühlenden Chemo-Monaten, aber auch während der Zeit der Bestrahlungen, ein ganz wunderbarer und hilfreicher Satz, den ich ganz sicher nie wieder vergessen werde. Warum auch immer: Er beruhigt mich und tut mir gut.

Auch Anja, die ich im wirklichen Leben so selten sah und hörte, erwies sich in diesen harten Zeiten als echte Wegbegleiterin, die mir regelmäßig mit sehr kraftvollen Worten Mut zusprach.

Gesendet: Freitag, 19. August 2011 12:39
Betreff: AW: Schönen Urlaub!
Liebe Miri,
bin wieder da und habe – weil alles neu organisiert werden muss, mit Chrischi Schule etc. und zu Hause noch das reinste Chaos ist – mächtig viel um die Ohren. Seit gestern arbeite ich wieder, so dass ich deine Mails lesen konnte.
Ich freue mich immer sehr über deine Witz-Mails und deine Statusberichte. Du siehst super aus mit Glatze!!! Gibt wirklich wenige Menschen denen das steht – du bist einer davon.
Gestern habe ich erfahren, dass meine sehr enge Freundin einen Tumor in der Lunge und Leber hat. Dieser Krebs ist wohl gut behandelbar, weil er nicht streut. Ich bin trotzdem tief erschüttert und habe so gar kein gutes Gefühl – sprich ich habe Angst, dass sie es nicht packt, zumal sie noch ne dicke entzündliche Autoimmunerkrankung seit ein paar Jahren obendrauf hat.
Warum erzähle ich dir das?! – Weil ich bei dir von Anfang an, als ich von deinem Krebs erfuhr, durchweg ein gutes Gefühl hatte/habe. Mein Herz und meine Seele sind einfach sicher, dass du diese Reise gestärkt und tief entwickelt überstehen wirst.

Auch wenn ich jetzt in mich hinein spüre, fühle ich deine Kraft, deine Lebenskraft und das fühlt sich soooo gut an. Deine blöde Ex-Kollegin täuscht sich gewaltig und ist eh Mitglied bei www.Anti-Empathie.de.
Also Schwester – ich dachte, du solltest das wissen, denn selten hat sich mein Gefühl getäuscht – auch wenn ich diesmal hoffe, dass es sich im Falle meiner Freundin Rosi total im Irrtum befindet.
Grüße mir die bayerische Bande ganz lieb von mir! Gerade beim Umziehen macht man Zeitreisen in die Vergangenheit, so dass ich euch in den letzten Monaten im Geiste sehr nahe war und bin.
Alles Liebe – viel Licht und Energie – wünsche ich dir – schicke ich dir!
Deine Anja

Bei den meisten Frauen, die ich traf, kristallisierten sich die Tage drei bis sechs nach der Chemo als die kritischsten heraus. Es gab aber auch Einzelne, die praktisch beschwerdefrei durch die kompletten Chemos gingen. Bei mir lag bedauerlicherweise von Mal zu Mal eine eindeutige Symptom-Steigerung vor. Vor allem die Dauer der negativen Begleit-Erscheinungen streckte sich immer länger. Ich nannte diese Phase „Vom Ausbleiben erwünschter und Eintreffen unerwünschter Nebenwirkungen“, da ich zwar immer noch meine Periode hatte, ansonsten jedoch heftige Einschränkungen hinnehmen und aushalten musste. Während Gabi vor drei Wochen ihre letzte Bestrahlung hinter sich gebracht hatte, steuerte ich auf die 4. Chemo zu. Während Gabi wohl nie auch nur einen einzigen Gedanken an eine vorzeitige Beendigung der Chemo investiert hatte, kreisten meine ziemlich dominant und unaufhörlich gerade darum. Während Gabi praktisch die Einzige war, die mir deutlich transportierte, dass sie komplett gegen eine frühzeitige Beendigung der Chemo meinerseits war, fühlte ich, dass ich genau dies tun sollte.

Gesendet: 30.08.2011
An: Wegbegleiter/innen
Betreff: Wer mag, könnt' an mich denken ...
... und good vibrations in meine Richtung lenken!!! Und was sich reimt, ist immer gut – hat schon der Pumuckl gesagt ;-).
Hallo zusammen,
morgen ist es wieder soweit, 4. Chemo. Ich versuche, ein leichtes Gefühl des Grauens relativ unbemerkt und am Rande zu überwinden ... was mir oft, jedoch nicht immer gelingt. Bin euch also wie seit jeher sehr dankbar für alle freundlichen & unterstützenden Gedanken, die ihr die nächsten Tage in meine Richtung schickt – ich glaube nach wie vor, dass mir das hilft!!!!!!!!
Nun ja – alles in allem darf ich immer noch sehr zufrieden sein, wie ich die Chemo „wegpacke", wie Markus es nennt. Gestern war allerdings mal wieder ein bemerkenswerter Tag: Ich war praktisch von vormittags bis 20 Uhr abends (ausgenommen drei Stunden in der Mittagszeit, in denen ich in Passau den Vertrag für mein neues (finanziertes) Auto unterschrieb) mit den Begleit-Erscheinungen der ehemaligen Krebserkrankung beschäftigt!!! Sollte um 10:30 Uhr zur Blutabnahme – bei der mal alles so klappte, wie es soll – JUCHUUUUUUUUUUU!!!! – und anschließend meine „Vital-Infusion" bekommen. Machte ich bisher je zwei Tage vor Chemo – ab sofort lege ich eines drauf und gehe auch zwei Tage danach hin. Gab schon mehrmals Schwierigkeiten mit dem Port – oder wie ich mittlerweile sagen würde: Womöglich eher mit dem Umgang einiger Doktores mit dem Port ... ;-) Denn nachdem ich nun schon zum zweiten Mal je zwei Mal erfolglos gestochen wurde – und ich kann euch nur sagen: Ich HASSE es aus der Tiefe meiner Seele!!!!!!!!!! – fuhr ich jeweils mindestens mittelmäßig aufgeregt nach Wegscheid ins Krankenhaus, um prüfen zu lassen, ob der Port nun ü b e r h a u p t noch funktioniert ... und was soll ich euch sagen? Der Doc dort piekst rein – und alles ist gut! Gestern machten wir einen Deal, dass ich ab sofort immer zu ihm

komme, obwohl die so etwas im KH natürlich „eigentlich“ nicht unbedingt machen ... aber das tu' ich mir jetzt freiwillig nicht noch einmal an! Keine Schmerzen und nervliche Belastungen, die nicht UNBEDINGT sein müssen – aus!!!! Es reicht auch so.
Ansonsten lichten sich mittlerweile wenig zu meiner Freude auch die Augenbrauen ganz bedenklich, mir ist oft schlecht, aber es ist auszuhalten, ich bin oft müde – aber was soll's.
Trotz alledem fuhr ich letzte Woche mit meiner Ma drei Tage weg: ein Tag Bamberg (WUNDERschöne Stadt!!!), zwei Eisenach, wie angekündigt. Die Wartburg und das Bachhaus stellten sich als zwei wirklich beeindruckende und außerordentlich sehenswerte Stätten heraus!!! Schön war's und gut tat es – und weiter geht es schon wieder mit der nächsten Etappe auf meinem Weg.
Ach ja, mir fiel auf, dass ich euch glaube ich nie geschrieben habe, welch großartige Heilungschancen ich habe – der Doc in Germannsdorf gestern meinte dazu: „Das ist sozusagen der Sechser im Lotto, wenn ich das mal so sagen darf ...“
Ich schenkte ihm für diesen Spruch ein Zähne fletschendes, mit Knurren unterlegtes Lächeln ...
Also: 90 – 98 % HEILUNG – und wieder darf ich einen Arzt zitieren, nämlich den, der die Diagnose stellte und damit auch nicht gerade viele Sympathie-Punkte einheimste: „Und ich spreche bei Ihnen von HEILUNG, Frau Brunner – NICHT von mit Krebs leben!!!!“
Also, mutig voran, wie eine meiner Wegbegleiter/innen immer zu schreiben pflegt – und ihr bitte weitermachen mit in Gedanken begleiten!!!
Herzliche Grüße & alles Liebe,
Miriam

Kaum hatte ich diese E-mail auf den Weg geschickt, klingelte das Telefon. Die Frauenarztpraxis. Meine Alarmglocken schrillten unverzüglich. Laut. Unüberhörbar!

„Hallo Frau Brunner,“

(es folgten ein paar freundlich einleitende Worte und die Frage nach meinem Befinden. Dann kam der erahnte Hammer:) „Wir können morgen die Chemo nicht machen. Ihre Blutwerte sind leider zu schlecht. (...) Jetzt lassen Sie es sich eine Woche gut gehen und erholen Sie sich – und am Montag gehen Sie bitte wieder zur Blutabnahme und dann sehen wir weiter. Also: Kopf hoch!“

Leicht geschockt beendete ich das Gespräch – und schon purzelten die Tränen. Markus fragte, was denn los sei – und ich brach in haltloses Schluchzen aus. Nun kämpfte ich sowieso schon so mit dieser Chemo – und dann musste ich eine weitere Woche warten! Sorgen bereitete mir außerdem, was diese schlechten Blutwerte bedeuteten ... was genau und in welchem Ausmaß zerstörte die Chemo in meinem Körper? Ich haderte mit dem Schicksal. Zumindest ein paar Stunden. In dieser Zeit schrieb ich:

An: Wegbegleiter/innen
Betreff: P.S.
Nun denn, ich nochmal ...
... damit ihr eure Energien nicht nutzlos verschwendet ...
eben kam ein Anruf von der Frauenarzt-Praxis ... kaum hatte ich den PC abgeschaltet.
Kann morgen nicht weiter machen, da Blutwerte nicht passen.
Sch ...ade. Damit haut es mir/uns natürlich jegliche Planung ab morgen bis ... November durcheinander ... jajaja – planen ist out! Leben im Hier & Jetzt und genießen, was nur geht.
Ebendies wünscht euch zu tun, Miriam

Die von mir angesprochenen Pläne, die sich nun in der Folge gezwungenermaßen ändern würden, bezogen sich auf geplante Besuche und Ausflüge. So sollte unser einziger Urlaub in diesem Jahr aus einem viertägigen Wien-Besuch bestehen, was sich nun verschieben würde. Auch Freunde, die uns besuchen wollten, konnten nun nicht wie geplant kommen. Alles in allem jedoch keine Katastrophen – was ich sehr bald selbst einsah, dem Rat der

Arzthelferin folgte und die zusätzliche Woche in sowieso recht angeschlagenem Gesamtzustand zu genießen beschloss. Erholen, erholen, erholen stand auf meinem Programm. Ohne schlechtes Gewissen. Weil ich es einfach noch brauchte. So war es eben. Hadern half nix.

Auf die E-mail reagierte Andrea, die wir in Wien besuchen wollten und die üblicherweise froh war, wenn sie nach der Arbeit den PC nicht mehr benutzen musste, wieder sehr lieb und einfühlsam:

Gesendet: Donnerstag, 1. September 2011 18:48
Betreff: AW P.S.
liebste miriam,
hm .... hast recht mit dem hier und jetzt. daher schicke ich dir nun ganz viel energie, viel positive kraft und freude, damit deine blutwerte wieder besser werden.
euer besuch läuft uns nicht davon!
dicke umarmung und bussi andrea

Mit Angelika hatte ich für diesen Sommer eigentlich geplant, eine gewisse Wanderung in der Nähe von Garmisch-Partenkirchen anzupacken – ich träumte schon seit Jahren davon, hatte sie mal begonnen, aber wegen schlechten Wetters umdrehen müssen. Darauf bezogen sich ihre Worte zur Höllentalklamm. Daneben kamen von ihr aber einfach auch wieder wohltuende, motivierende Sätze:

Gesendet: Dienstag, 30. August 2011 21:57
Betreff: Re: Wer mag, könnt' an mich denken ...
Jawollja, meine Liebe, mutig voran!!! Bin in Gedanken bei dir!!! Demnächst auch wieder ausführlicher aus Bad Honnef auf schriftlichem Wege, oder ich schaffe es wirklich mal bis zum Telefon ... ähem ...
Habe gerade volles Drama hinter mir und bin dabei, mich wieder zusammenzusetzen. Halt der ganz normale Wahnsinn.
Pass auf dich auf, Mädel, in spätestens zweieinhalb Jahren wanderst du mit mir durch das Höllental!!!
See you, Angelika

Zwischenzeitlich hatte ich mal einen wie ich fand total schönen Anhang verschickt, der die Worte eines keltischen Segens vor dem Hintergrund wunderschöner Landschaftsbilder zeigte. Wie meistens nahm Anja darauf Bezug.

Gesendet: Mittwoch, 7. September 2011 18:10
Betreff: AW: Ein schönes Wochenende!
Hallo Miri.
Danke für den Segen – das kann ich gut gebrauchen. Ist schon interessant, dass wir zur selben Zeit an der gleichen Front kämpfen. Mein Gefühl hatte recht in Bezug auf Rosi – dann wird es bei dir genauso stimmen – davon bin ich überzeugt – sprich: es wird alles gut bei dir!!!!!!!!!!!!! Ich bin nur sporadisch in der Apo, weil ich in Lübeck Rosis Chemo begleite. Kann also mal dauern bis du von mir hörst. Ich wünsche dir ähnliche Wunder wie ich sie gerade erlebe!!! Alles Liebe
Deine Anja

Nach der vierten Chemo war ich drei Wochen durchgehend fast komplett ausgeknockt, danach bis zur fünften immer noch erkennbar angeschlagen. Aus der vierten Chemo-Sitzung war ich mit dem unüberhörbaren Gedanken und Gefühl heraus gegangen: „Das REICHT jetzt. Jede ist anders. Ab jetzt schadet mir jede weitere Chemo mehr als sie mir hilft. Für mich reicht die Portion an verabreichten Mitteln. AUS. VORBEI."

Da ich aber nach wie vor extrem hin- und hergerissen war, ob ich nun eher auf meinen Verstand oder doch endlich mal auf mein Gefühl hören sollte, beschloss ich, mir einen Coaching-Termin zu gönnen. Seit Jahren interessierte ich mich besonders für EMDR, hatte jedoch bisher keine geeignete Therapeutin ausfindig machen können. EMDR finde ich so besonders interessant, da es mit dieser Therapieform angeblich möglich sein soll, sehr schnell und mit relativ wenigen Stunden sogar Traumata erfolgreich aufzuarbeiten. Nach allem, was ich bereits an Therapien hinter mir hatte, erschien mir das als ein sehr vielversprechender, ja verlockender Ausblick. Nun hatte ich in jüngster Zeit einen Artikel über eine mir bisher unbekannte Methode, genannt Releasing, gelesen. Das brachte mich in diesem Stadium auf die Idee, mal wieder im Internet nach Therapeut/innen in der Region zu recherchieren, die mit diesen Methoden vertraut waren. Nachdem ich fündig geworden war, hatte ich mit folgenden Worten bei einer der in Frage kommenden Fachfrauen um einen Termin angefragt:

Gesendet: 13.09.2011
Betreff: Termin-Anfrage
Sehr geehrte Frau xxx,
eigentlich war ich gerade auf der Suche nach Informationen über „Releasing" – da erschienen bei Therapeutensuche u. A. SIE.
Nun lese ich aber (zu meiner Freude ;-)), dass Sie EMDR anbieten – u. V. m. . Von „Releasing" hab' ich jetzt allerdings nix mehr entdeckt – interessiert mich aber auch immer noch!
Kurz zu mir: Bin 44, seit Jahrzehnten aktiv unterwegs auf meiner „Lebensreise", Sozialpädagogin, immer gearbeitet, finde mich eigentlich sehr optimistisch, bringe andere zum Lachen, sehe das Gute, sogar wenn's schwer zu finden ist – und komme nicht so recht aus den „Herausforderungen" heraus. Seit Jahrzehnten z.B. Fibromyalgie – deswegen kam ich u. A. auch mal auf EMDR, fand aber keine Therapeutin – zwei Abgänge, Kampf mit oder gegen Depressionen, derzeit in Chemo wg. Diagnose Brustkrebs im Mai ... Sie sehen, ich hab' zu tun!
Deswegen meine Anfrage:
Können Sie sich vorstellen, sehr ganzheitlich mit mir an meinen Barrieren und Blockaden zu arbeiten, um meine MIT SICHERHEIT vorhandenen Potentiale besser ins Leben zu bringen und zu entwickeln? Und was wird das kosten respektive wie viele Treffen, denken Sie, sind nötig?
Im Moment hätte ich es fast ein bisschen eilig, da mein GEFÜHL sagt: Das war die letzte Chemo (Nr. 4) – ich gehe einen anderen Weg! Der Verstand (sowie mein Mann) hingegen sagen: „Find' ich nicht gut – jetzt hast du angefangen, jetzt mach auch zu Ende!"
Ich freue mich, von Ihnen zu hören oder zu lesen!

Vielen Dank im Voraus für Ihre Antwort
& mit freundlichen Grüßen,
Miriam Brunner

Tatsächlich bekam ich ziemlich zeitnah sowohl einen Anruf als auch einen Termin, der mir sehr gut tat und aus dem ich mit dem festen Wissen – oder besser: mit dem starken Gefühl – heraus ging, dass dies nicht meine letzte Zusammenarbeit mit der Dame gewesen war. Für diesen Termin war ich nach Bad Füssing gefahren. Es gibt nicht viele Therapeut/innen in Niederbayern, die mit diesen Methoden arbeiten. Das war mir die etwa 60 oder 70 Kilometer einfache Fahrtstrecke allemal wert.

In diesen Zeitraum fiel auch meine erneute Kontaktaufnahme mit der GfbK, der bereits erwähnten Gesellschaft für biologische Krebsabwehr. Meine Hilflosigkeit bezüglich einer Entscheidung in Sachen Chemo bewog mich, dieses Mal eine E-mail mit der Bitte um einen Rat zu schreiben.

Gesendet: Mittwoch, 14. September 2011 17:00
An: GfbK-Beratung
Betreff: Brunner, Miriam – Chemo fortsetzen oder nicht ...
Sehr geehrte Damen und Herren,
erst einmal herzlichen Dank, dass es so eine „Organisation" wie die Ihre gibt.
Mich quält derzeit eine absolute Sinnkrise bez. der Sinnhaftigkeit der Chemotherapie, die ich gerade mache, so dass ich Sie herzlich bitte, mich Ihren ärztlichen Rat hören (oder lesen ...;-)) zu lassen.
Die Situation in Kürze: am 12.05.11 wurde bei mir die Diagnose Brustkrebs gestellt. Am 18.05. der Tumor komplett entfernt. Ende Mai der Port gelegt. Am 29.06.11 wurde die erste FEC-Chemo verabreicht, geplant sind (waren) 6 Zyklen im Abstand von 3 Wochen. Die 4. davon war am 07.09.11.
Diagnose: ICDO: C 50
Malignitätsgrad: G 3 (Scorewert 9)
Tumorstadium pT1c, pN0 (0/6, pMX, L0, V0)

Bez. Rezeptorstatus siehe H11663 – 11. (? sagt mir nix – ich weiß, dass der entfernte Tumor stark auf Hormone anspricht.)
Dann noch ein Nachbericht:
Östrogenrezeptor-immunreaktiver Score: 9/12 (kräftige nukleare Expression an ca. 75% ...)
Progesteronrezeptor-immunreaktiver Score: 12/12 (kräftige nukleare Expression an nahezu allen ...)
Proiliferationsstatus (Ki-67): 15% (mäßige P.)
HER-2/neu_Status: 1+ (nur geringe ... Expression)
Mir liegen fast alle Befunde in Schriftform vor, ich kann also ggf. bei weiteren Fragen Ihrerseits nachlesen.
Anfangs dachte ich „Augen zu und durch" – und habe versäumt, mich richtig zu informieren. Mittlerweile habe ich viel gelesen ... und bezweifle den Sinn der Chemo UND der Bestrahlung, gerade in meinem „Fall", immer mehr. Was ich so verstehe, ist, dass oft bei völliger Entfernung des Tumors nach der OP gar nichts mehr gemacht wird – bei mir Chemo UND Bestrahlung, das volle Programm. Keine Lymphdrüsen befallen, Tumor 0,7 mm – MUSS das denn wirklich sein?????????
Mein Gefühl sagt: Es reicht – mein Mann schimpft, ich gebe auf ... und ich bin verwirrt.
Bitte geben Sie mir einen Rat bzw. Ihre Einschätzung der Situation ...
Vielen Dank im Voraus für Ihre Antwort
& mit freundlichen Grüßen,
Miriam Brunner

Bereits am nächsten Tag erreichte mich als Antwort folgendes Angebot.

Gesendet: Donnerstag, 15. September 2011 21:33
Von: Dr. XAn: Miriam Brunner
Betreff: AW: Brunner, Miriam
Sehr geehrte Frau Brunner,

um Ihrer Fragestellung, die vielfältig und ausführlich ist, gerecht zu werden, scheint es mir sinnvoller, dieses in einem persönlichen Telefongespräch zu erörtern. Möchten Sie diese Möglichkeit in Anspruch nehmen, vereinbaren Sie bitte unter 06221-138020 einen telefonischen Beratungstermin. Um eine schnelle Bearbeitung zu gewährleisten ist es sinnvoll, morgens anzurufen. Wir tragen Sie in eine Rückrufliste ein, so dass sie an diesem oder dem nächsten Tag telefonisch erreichbar sein sollten.
Mit freundlichen Grüßen
Dr. med. X
Diese allgemeinen Informationen haben wir auf der Basis Ihrer Anfrage für Sie zusammengestellt. Sie sind daher nicht automatisch auf andere Fragestellungen übertragbar und ersetzen auch nicht eine individuelle ärztliche Behandlung bei Ihrem/r Arzt/Ärztin oder Onkologen/Onkologin. Bei Fragen sprechen Sie bitte mit Ihrem/r behandelnden Arzt/Ärztin.

Ich nahm das Angebot erfreut an und führte ein fürwahr ausführliches Telefonat mit der ausgesprochen freundlichen Ärztin, die meine E-mail beantwortet hatte. Sie nahm sich sehr viel Zeit für mich und vertrat sehr überzeugt tatsächlich einmal eine völlig andere Meinung als die meisten meiner direkt behandelnden Ärzt/innen. Ihre Theorie war im Großen und Ganzen, dass ich mir eigentlich sowohl die weiteren Chemos als auch die Bestrahlung sparen könne, wenn ich denn das dafür nötige Vertauen in meine Entscheidung hätte. Tja .... gerade das war die Gretchen-Frage.

Nichtsdestoweniger entdeckte ich kurz darauf noch ein paar Unklarheiten .... deren Beseitigung ich mir durch das Schreiben einer zweiten E-mail erhoffte.

Gesendet: Donnerstag, 22. September 2011 11:34
An: Dr. med. X
Betreff: Nachbrenner-Fragen Brunner, Miriam
Sehr geehrte Frau Dr. X,

viiiiiiielen Dank nochmal für Ihr geduldiges und ausführliches Beratungsgespräch gestern – hat mir doch in einiger Hinsicht die Augen geöffnet und gut getan!
Als ich vom Diktaphon noch einmal alles abhörte, um meine Mitschrift zu vervollständigen, fielen mir allerdings noch ein paar Punkte auf, die mir jetzt „als Nachbrenner“ noch unklar sind:
1) einmal meinten Sie, lieber die 5. Chemo noch machen, nur die 6. weglassen – und einmal: Eigentlich kann ich gleich aufhören, weil die Wahrscheinlichkeit, dass die Dinger resistent werden, von mal zu mal steigt ... zumindest hab' ich es so verstanden ... was empfehlen Sie mir nun tatsächlich?
2) Ich hab' vergessen, zu erwähnen, dass der Tumor „invasiv-ductal“ war ... macht das an der 92,8%-Zahl was aus?
3) Ich hab' auch vergessen, Sie zu fragen, was „Proliferationsstatus Ki-67:15% bedeutet??
4) Was bedeuten all diese Zahlen denn dann nach 20 oder 30 Jahren? Sie meinten, „nach 10 Jahren leben 92,8% bei Ihrer Diagnose sowieso noch – ohne irgendeine Art von Behandlung außer der OP“ – aber was ist DANACH mit oder ohne die Behandlungen statistisch anders? Und woher stammen eigentlich die Zahlen – gibt es doch so viele Frauen, die GAR nichts an Behandlungen machen (lassen)?
Ich bin jetzt bis Sonntag in Wien, dann aber wieder da und wäre Ihnen SEHR sehr dankbar, wenn Sie mir diese Infos noch nachliefern – entweder einfach IN dieser mail direkt kurz hinter den Fragen – oder wieder telefonisch, da richte ich mich selbstverständlich ganz nach Ihnen!!!
Vielen Dank im Voraus für Ihre neuen und auch nochmal für Ihre gestrigen Antworten &
mit freundlichen Grüßen,
Miriam Brunner

Die erhoffte Antwort kam dankenswerterweise wieder sehr prompt.

Gesendet: Donnerstag, 22. September 2011 12:35
An: Miriam Brunner
Betreff: AW: Nachbrenner-Fragen Brunner, Miriam
Sehr geehrte Frau Brunner ,
gerne möchte ich Ihre Nachbrenner-Fragen beantworten und mich für Ihr Lob bedanken.
Zu 1) ich persönlich würde den 6. Zyklus weglassen, besonders wenn die Verträglichkeit eher schlecht ist
Zu 2) das macht bei der Berechnung nichts aus, dass der Tumor „invasiv-ductal" war
3) Das Ki67-Antigen ist ein Proliferationsmarker, d.h. er färbt die Zellen im Gewebe an, die sich vermehren, die so genannte Wachstumfraktion. Hohe Ki 67-Werte korrelierten mit abnehmender Differenzierung, niedrigem Rezeptorstatus und zunehmender Tumorgröße. Hohe Ki 67 Werte waren mit einer erhöhten Rezidivneigung verbunden.
4) Die Zahlen von den Frauen, die gar nichts machen, stammen aus Daten aus den 80er Jahren, wo eine invasive Therapie noch nicht sehr verbreitet war. Nach 10 Jahren wird statistisch gesehen nicht mehr nachbeobachtet. Theoretisch, allerdings eher selten, kann natürlich auch noch nach 10 Jahren ein Rückfall auftreten.
Übrigens gibt es in Deutschland einen Arzt, der sehr viele Frauen behandelt, die eine schulmedizinische Therapie ablehnen (www.praxisklinikbonn.de). Dieser hat auch erste Ergebnisse einer Studie vorveröffentlicht, in der er zeigen konnte, dass Frauen, die biologisch behandelt wurden, genauso lange lebten wie die, die sich einer schulmedizinischen Therapie unterzogen hatten. Zwar hatten die biologisch behandelten Frauen mehr Lokalrezidive, dafür aber weniger Metastasen.
Unsere Informationen werden unentgeltlich abgegeben; wir finanzieren unsere Arbeit ausschließlich aus Mitgliedsbeiträgen und Spenden und freuen uns über jede Spende oder Ihren Entschluss, Mitglied unserer Gesellschaft zu werden. Wir hoffen, dass diese Informationen für Sie hilfreich sind.

Diese Informationen haben wir auf der Basis Ihrer Anfrage für Sie zusammengestellt. Sie sind daher nicht automatisch auf andere Fragestellungen übertragbar. Bei Fragen und Zweifeln bitte Rücksprache mit unserem ärztlichen Beratungsdienst oder Ihrem/r behandelnden Arzt/Ärztin.
Mit freundlichen Grüßen
Dr. med. X
Gesellschaft für Biologische Krebsabwehr e.V.

Selbstverständlich überwies ich für diesen kompetenten Service anlässlich einer weiteren Bestellung einiger „Immerwährender Kalender" der GfbK eine angemessene Spende. Und erwähne hier herzlich gerne, dass mich die Ärztin – anlässlich meiner Anfrage um ihr Einverständnis zur Veröffentlichung – um Folgendes bat: „Außerdem wäre es toll, wenn Sie auf unsere neue Brustkrebsbroschüre hinweisen könnten. Vielleicht ist sie Ihnen ja auch schon bekannt. Download unter:

www.biokrebs.de/images/stories/download/broschueren/Brustkrebs.pdf."

Sehr gerne doch, liebe Frau Doktor!

Obwohl ich in diesen Tagen dachte, die vierte Chemo sei die letzte gewesen – der Termin bei der Therapeutin hatte mich darin ebenso bestärkt wie die Beratung der Ärztin der GfbK – agierte ich tatsächlich einige Wochen später wieder anders. Mein Leben bestand schon immer – wie wohl das fast aller Menschen – aus vielen und auch heftigen Aufs und Abs, Meinungsfindungen und Meinungsänderungen. Es kamen eben trotz allem wieder unüberhörbar diese Gedanken in meinen Kopf: „Und was machst du, wenn du in ein paar Jahren wieder erkrankst?"

Genau: vorerst und vorsichtshalber weiter mit der ungeliebten Chemo.

Da die bereits bekannte Kollegin aus JaS-Zeiten immer so persönlich auf meine E-mails einging und selbst viel erzählte, was ich bekanntlich sehr genoss, wechselten wir ab und zu auch außerordentliche 1:1-E-mails. Auf eine davon antwortete sie mit der ihr eigenen großen Portion an Einfühlungsvermögen:

Gesendet: Donnerstag, 15. September 2011
Betreff: danke retour
Griaß di, Miriam,
natürlich, das Wichtigste zuerst: wie geht´s dir? Kannst du nachts reichlich schlafen? Mit große-Töne-spucken tu ich mich leicht, trotzdem, ich würd dir gern sagen, hab keine Angst, es gibt da schon jemanden oder etwas, das alles in die richtigen Bahnen laufen lässt, alles wird gut – und mach mir dann bei der nächsten Kleinigkeit selber wieder die Hosen voll.
Hab grad zur Erinnerung dein mail nochmal gelesen, in dem du von einer meiner Kolleginnen erzählst, die sich so derart daneben geäußert hat, erinnerst du dich? Mir läuft´s dabei immer noch kalt den Buckel runter.
So, der Schulalltag hat uns wieder, heute der erste Tag nach Stundenplan.
Die großen Ferien sind wunderbar, so lange ohne Schuldruck, ohne Lärm, ohne ständig präsent sein zu müssen. Aber das Wiedereinfinden in den notwendigen Alltagsrhythmus fällt, mir zumindest, furchtbar schwer. Nicht mehr in den Tag hineinleben können (es muss ein Vollgenuss sein, im Pensionsalter das jeden Tag machen zu können), ständig mit der Uhr als Begleiter, meinen/unseren Garten nicht mehr als Aufenthaltsort sondern als Arbeitsplatz sehen müssen weil die Zeit zum Darinleben nicht reicht, ach Gottchen, im Jammern bin ich Weltmeister – freu mich auf die nächsten Ferien :))))
Deine Schilderung von Eisenach liest sich gut. Wir waren, auch nur drei Tage, in Römhild, das ist die Stadt meiner Väter, liegt in der Nähe von Coburg, 20 km hinter der ehemaligen DDR-Grenze, ist auch mein Mädchenname („da steht mein Name drauf, das gehört mir"), unser Familienwappen hängt da auch noch in Stein gemeißelt im Schloss, ist eine nette Kleinstadt mit langer Töpfertradition. Ein Ausflug nach Weimar war das Spektakulärste, zum einen auch deshalb,

weil es in Römhild morgens regnete, wir mit entsprechenden Klamotten aufgebrochen sind und mittags war´s wolkenlos bei 30 Grad. Gott sei Dank hatten wir für unsere kleine Luzie (eine Shi-Tsu-Hündin) die Tragetasche dabei, die hätte das sonst nicht überlebt. Die Stadt kann ich dir empfehlen, Goethe, Schiller, Bach und viele andere waren da, sind da begraben, haben auf alle Fälle Spuren hinterlassen.
(...)
Liebe Miriam, du bedankst dich bei all deinen Kontakten für unsere Unterstützung. Weißt du, du gibst mir mit deinen Nachrichten, Beschreibungen, Schilderungen immer wieder einen normalen Blickwinkel auf die Dinge, du hast eine andere Perspektive und kannst sehr gut Wichtiges von Oberflächlichem unterscheiden. Und dafür sag ich dir von ganzem Herzen danke, für den Willen, den du ausstrahlst und für das Licht, die Wärme und auch die Liebe, die mit deinen Zeilen bei uns ankommen.
Danke, dass es dich gibt.
Ich werd weiterhin oft mit meinen Gedanken bei dir sein.
Das Licht und die Liebe des Universums für dich,
bis zum nächsten Mal
H.

Und einmal mehr schrieb mir auch Anja auf eine Auflockerungs-E-mail zwischendrin und Bezug nehmend auf die vorhergehende an die Wegbegleiter/innen:

Gesendet: Mittwoch, 21. September 2011 18:43
Betreff: AW: Kleine Aufheiterung nach 4. Chemo
Hi Miri,
tolle Bilder wie immer!!!!
Ich kenne leider keinen, der andere Wege gegangen ist, dafür kenne ich mehrere, die den klassischen Weg gegangen sind – sprich Schulmedizin – und über Jahre bis heute krebsfrei sind. Da ich ja gerade hautnah mitbekomme, was das für ein Streifen ist, kann ich sehr gut nachvollziehen, dass du die Schnauze gestrichen voll hast. Und natürlich ist die Schulmedizin

völliger Blödsinn, aber die Menschen brauchen sie noch so lange, bis sie die eigentlichen Zusammenhänge begreifen und vor allem in akuten Fällen kann sie lebensrettend sein. Die alternative Methode – völlig egal welche – kann dich meiner Meinung nach dann heilen, wenn du im /innen erkennst, was deinen Körper veranlasst hat, sich selbst anzugreifen und diese Schlaufe umdrehst. Hast du deine Brüste geliebt? Hast du deine Weiblichkeit geliebt? Wären Fragen, die mir dazu einfallen, was mit der Ursache zu tun haben könnte – ohne Gewähr :-)
Ich rate dir durchzuhalten und zur Unterstützung ganz viel alternativ zu machen. Es gibt auch Ärzte, die auf alternative Begleitmedizin spezialisiert sind. Eines steht jedenfalls fest: Deine Krankheit fordert dich auf, dein bisheriges Leben erheblich zu verändern. Wie, kannst nur du selbst beantworten. Wärmstens ans Herz möchte ich dir folgenden Film legen: www.derfilmdeineslebens.com Trailer: www.youtube.com/watch?v=2NhSfG9FRsg.
Vielleicht findest du dort etwas, was dir Antwort gibt. Mein Gefühl sagt immer noch ganz klar: Du schaffst das!!!!!!!!!
Ganz liebe Grüße
Anja

Die Chemo-Zeit ging nun endlich dem Ende zu. Allein das Wissen um diese Tatsache hob meine Stimmung und mein Lebensgefühl spürbar an, egal wie schlapp und k.o. ich mich – nach wie vor eher zunehmend – körperlich fühlte.

Gesendet: 03.10.2011
An: Wegbegleiter/innen
Betreff: Vor 5. Chemo – and this will be the last one ... this will be the last one ...
Hallo zusammen,
heute versuche ich es mal eher kurz zu machen – ein Buch schreibe ich dann eh noch zu dem ganzen Thema, das ist ja alles so ein Wahnsinn! ... (Ich hoffe, ihr kauft es dann auch alle – das Buch! Hmpfhihi ... ;-))

Nachdem ich in den letzten Wochen eindeutig ZU viel Zeit mit Informationen Einholen ob der weiteren Behandlung(smöglichkeiten) verbracht habe, habe ich mich heute endgültig (was heißt das schon? Wenn ich es in vier Wochen anders sehe, mache ich sie eben noch!) entschieden: Die fünfte Chemo mache ich noch, die sechste dann wohl wirklich nicht mehr. Frag zwei Ärzte – und du bekommst drei Meinungen – und so grundverschiedene Aussagen, dass dir selbst ein Medizinstudium in diesen speziellen Bereichen nix mehr hilft – „ja mi hosd ghaud" (was das wohl eigentlich bedeuten soll???? Grübel)!!!
Die 5. Chemo ist diesen Mittwoch – so die Werte passen. Mir graut richtig nach dem letzten Mal – und für die Entscheidung bezüglich der Bestrahlung brauche ich noch eine Info – dann sehe ich auch da klar. Immer schön Eines nach dem anderen und trotz allem alles genießen, was nur geht: derzeit z.B. das traumhaft schöne Wetter, Besuche von oder bei lieben Menschen (Wien war wunderbar!!!), dass das Essen wieder einigermaßen schmeckt, Schwammerl und besonders Steinpilze zu finden, Spaziergänge machen – zurzeit gerade mal wieder mit Hexe, die ich gerade beim Schnarchen und Schnorcheln aufgenommen habe, weil es einfach ZU süß klingt ... wertvolle Bücher lesen (z.B. Bernie Siegel, „Prognose Hoffnung" – mag ich einfach mal rundherum empfehlen, auch ohne solche Herausforderungen wie meiner!) etc.
Eines noch, weil ich es wichtig finde: Man kann auch statt mit google mit „ecosia" im Internet surfen. Die spenden für jede Internet-Such-Aktion Geld für die Aufforstung von Regenwald. Also merken: ECOSIA!!!!!!!!
Ich wünsche euch viel Licht & Liebe & gute Zeiten!
Miriam
P.S.: Und sagt BITTE Bescheid, wenn ihr meine „Berichte zur Lage" nicht mehr wollt – ich will nix weniger als jemandem das zu schicken, die oder der nix davon hören will!!!!!!!!!!!!!!!!!!!!

Besonders dankbar verbunden fühlte ich mich immer denen, die versuchten, mich zum Lachen zu bringen, wie die bereits bekannte Angelika. Das Schöne daran war, dass es ihnen – trotz allem! – wirklich oft gelang. Bisweilen saß ich doch tatsächlich in meiner – zumindest körperlich doch sehr suboptimalen Verfassung – mit einem breiten Grinsen im Gesicht vor dem PC, Dank der E-mails meiner mich begleitenden Menschen. Einer aus der Truppe der Witzigen ist Hans, der übrigens zum damaligen Zeitpunkt bedauerlicherweise der Einzige war, der meine am Rande erwähnten Buchpläne ernst nahm!

Gesendet: Montag, 3. Oktober 2011 22:57
Betreff: AW: Vor 5. Chemo – and this will be the last one ...this will be the last one ...
Hi Mürüüüüüühm,
also: Ich kauf des Buch! Allein schon deswegen, weil ich dann auch mal eins habe – ein Buch. Viele Leute haben ein Buch, das muss was Feines sein. Deswegen freu ich mich schon darauf, endlich auch ein Buch zu besitzen. Und dann noch von einem Autor, den ich PERSÖNLICH kenn. Krass, oida. Ment schreibst mir noch ne Witterung hinein? Sowas wie „von Mürüüüüühm, warum auch ned?" oder so. Ausgmacht?
Und außerdem will ich schon immer was von dir hören – sonst schreibt mir eh keiner.
Also: Her mit den Infos und den Stati quo.
Ich freu mich schon jetzt, auf die nächste Emailie.
Das hja!

Und die nun zitierte E-mail von Thomas bewirkte, dass ich bei meiner folgenden Frust-E-mail eine zweite, abgemilderte Version schrieb. Genau diese E-mail war es nämlich, die mich im Vollfrust-Zustand erreichte und mein Gefühl, von der ganzen Welt vergessen zu sein, wieder relativierte. Genau im richtigen Augenblick.

Gesendet: Mittwoch, 12. Oktober 2011 15:22
Betreff: AW: Vor 5. Chemo – and this will be the last one ...this will be the last one ...

hallo miriam,
ich hoffe du hast deine letzte chemo halbwegs gut hinter dich gebracht.
gott sei dank ist es jetzt vorbei.
nachdem, was mir markus so geschildert hat, ist es ja sehr umstritten ob die fünfte und sechste behandlung wirklich sinn macht.
ich glaube, du hast dich mehr als ausreichend informiert, was das thema angeht, und meine, dass du die richtige entscheidung getroffen hast, die sechste runde ausfallen zu lassen.
die bestrahlungen stehen jetzt noch an, oder?
ist sicher auch nicht ohne, aber wenigstens ohne übelkeit und erschöpfungszustände, soweit ich weiß – sieh's mir bitte nach, sollte ich da falsch informiert sein.

Er erzählte vom Urlaub mit seiner Frau in Südtirol, von allen Arbeiten rund um Haus und Hof – und ich fühlte mich schnell wieder besser ins Leben integriert als noch wenige Momente davor.

tja liebe miriam, ich muss wieder was tun, der haufen papiere wird von alleine nicht kleiner, leider ;-)
ich wünsch' dir alles liebe und gute für die nächste zeit und verbleibe mit
herzlichsten grüßen,
thomas

Diese E-mail erhielt ich, wie berichtet, nachdem ich in ziemlich frustrierter Stimmung eine etwas harsche über den Äther geschickt hatte. Ich hatte eine harte Phase und es drückte mir so Einiges aufs Gemüt. Da ich so gut wie überhaupt nicht mehr aus dem Haus kam – da körperlich einfach kaum je dazu fähig – fühlte ich mich vom Leben „da draußen" isoliert und ausgegrenzt – und alleine. Deswegen bat ich um Kontakt – mit etwas unglücklichen Worten. Da die erste Version aber aus unerfindlichen Gründen nicht übertragen wurde und als unzustellbar zurück kam und ich mittlerweile Thomas Worte gelesen hatte, schickte ich um Mitternacht eine leicht entschärfte Variante auf den Weg.

Gesendet: Mittwoch, 12. Oktober 2011 13:55
Betreff: Nach 5. Chemo
Hallo zusammen,
ich bin ein bisschen traurig:
es melden sich ganz viele gar nicht bei mir – gerade nachdem ich letztes Mal fragte, wer nun eigentlich die emails will oder nicht. Die, die sich regelmäßig melden, sind eher Menschen, bei denen ich nicht damit gerechnet hatte ... komisch. Deswegen freue ich mich WIRKLICH genauso – aber ich würde mich halt auch bei „alten und (vermeintlich) näher stehenden Freund/innen" freuen!!! Es reicht auch oft schon ein Satz – ihr müsst keine Romane schreiben! Ich bitte euch einfach, lasst mich ein bisschen an eurem Leben teilhaben – meines kenne ich, danke! – und erzählt mir, wie es EUCH geht, euren Kindern, was die Tage schön und lebenswert macht – und auch was nervt und stresst. Dann ist das nämlich mein Einsatz: euch zu überzeugen, dass es das meist nicht Wert ist ... das Generve und Gestresse ...
Ein bisschen wundere ich mich auch immer wieder, wenn ich mitbekomme, womit ihr bei mir so rechnet ... in diesen Zeiten ... mich kurz nach der Chemo wo zum Essen zu treffen .... oder einen kleinen Zeitungsbericht schreiben ... oder Sauna ... oder walken ... ???? Dat is' kein Kindergeburtstach hier ... Andererseits ist mir völlig klar, dass ihr NICHT WISSEN KÖNNT, wie es für mich ist – jede/r ist schon mal anders – ich bekanntlich ganz besonders ... ;-) – und WENN ihr was von mir seht oder mitbekommt, dann wirke ich – glaube und höre ich oft – wohl eher normal ... bis hin zu mittlerweile etlichen ärztlichen Aussagen, die gar nicht glauben können, WIE SUPER/gut/gesund etc. ich nach vier oder fünf Chemos aussehe. Nun, ist zumindest schön zu hören – anfühlen tut sich's allerdings ziemlich konträr.
Naja, sollen keine Vorwürfe sein. Es SIND keine!!! Telefonieren is eh nach wie vor nicht angesagt, das quält mich eher,

weil ich meine, ich muss mich zusammen reißen – und dazu mag ich mich mittlerweile auch schon manchmal nicht mehr zwingen. (Ich tu's noch oft genug ... hoffe ich.) Aber über emails würde ich mich tatsächlich RICHTIG freuen. Ich will doch auch gar nicht immer über mich reden/schreiben (außer im „Report") - ich will doch vor allem auch wissen, wie es euch geht! GRADE, wo ich kaum telefoniere ... also bittebittebitte: wer mag und Zeit & Lust & Nerven hat: holt mich ein bisschen raus aus meiner chemo-bedingten Isolierung! Mir würde es sehr gut tun ... und ich würde mich sehr freuen.
War witzig am Mittwoch: nachdem die email nicht durchgegangen war, kam um 17 oder 18 Uhr eine email eines lieben alten Bekannten und Freundes – von dem ich mich auch schon vergessen wähnte. Hat einfach gut getan, zu merken, es nicht zu sein – und ich entschärfte meine Worte direkt ein bisschen – thanks to the bad ISDN connection!
Mir ging es diesmal wenigstens zwei Tage nach der Chemo noch einigermaßen gut – seit Samstag eher nicht. Aber wie glaube ich schon mal gesagt, meine Mantren sind: „Es geht vorbei – es ist auszuhalten – es könnte schlimmer sein – und da capo: es geht vorbei ..."
Überlege, ob ich nicht doch die sechste auch noch mache – Ängste siegen über Bauchgefühl ... aber das Totschlag-Argument bleibt: Was ist, wenn mal was wieder kommen würde – WAS NICHT SO SEIN WIRD!!!!!!!!!!!!!!!!!!!!!!!!!!!!!!!!
Trotzdem ... Wir haben diesmal die Medikation verändert, ich war „voll aufgepimpt" mit ALLEN Glücksbringern, Heilsteinen, Anti-Übelkeitsbändern, Infusionen etc. etc., die ich so bekommen/ genommen habe – wer weiß, woran es letztendlich liegt – Hauptsache, nicht so schlimm wie letztes Mal. Aber nun dauert es bereits wieder zehn Tage mit unverdrossener Stärke an – mir ist sooooooooooooooooo schlecht, ihr glaubt es gar nicht – 1/2 Stunde action – Minimum eine Stunde Pause, weil VÖLLIG fertig ... es steigert sich!
Hauptfreude: Nächste Woche geht meine Ausbildung zur Kinder- und Jugendtherapeutin an – und damit der Grundstein

für meine neue Tätigkeit, wenn ich in die Arbeit zurück komme. Wunderbar ...
Ansonsten ruhe und liege ich viel, habe weiterhin meine oberbrutalen Fressattacken – es ist ein WUNDER, dass ich nicht schon mehr zugenommen habe!!! – und schaffe es derzeit schon seit Wochen nicht mal mehr, zu lesen. Mal ein Spaziergang ist schon ein Highlight – aber es kommen wieder andere Tage. Hab' vielleicht einfach zu viel rumgestresst in meinem Leben – jetzt ist die Zeit der Ruhe. Yoga minimal. Gerne liegen und Hörbücher hören. (Tipp: Roger Willemsen: Die Enden der Welt ...)
Also, Leute: Lasst was hören, wenn ihr könnt & wollt – ich freue mich auf euch!!!!!!
An alle herzliche & liebe Grüße & alles Gute für euch!
Die Miriam

Irrungen und Wirrungen

Das ist schön bei uns Deutschen: Keiner ist so verrückt, dass er nicht einen noch Verrückteren fände, der ihn versteht.
Heinrich Heine

In einer irrsinnigen Welt vernünftig sein wollen ist schon wieder ein Irrsinn für sich.
Voltaire
(tatsächlich ohne Vornamen, da er eigentlich François Marie Arouet hieß)

Die eigentliche Aufgabe eines Freundes ist,
dir beizustehen, wenn du im Unrecht bist.
Jedermann ist auf deiner Seite,
wenn du im Recht bist.
Mark Twain

Als Geschenk empfand ich die Antwort von Ute. Sie ist wie Angelika eine ehemaligen Kollegin, allerdings nur auf ein einziges kurzes Schuljahr beschränkt, von der Montessori-Schule in Landsberg. Auch wir sind uns bis heute freundschaftlich verbunden, hauptsächlich via E-mail. Mal mehr, mal weniger. In dieser Zeit begleitete sie mich von Anfang an und ohne Pause sehr verständnis- und liebevoll. Ausgerechnet sie fühlte sich jedoch durch meine Worte sehr irritiert. Ute ließ sich übrigens von mir infizieren: Wir besuchen mittlerweile gemeinsam die Ausbildung zur Kinder- und Jugendtherapeutin. Hier aber ihre Antwort, die mich – natürlich – erst einmal ziemlich erschütterte. So hatte ich das Ganze doch nicht gemeint!

Gesendet: Freitag, 14. Oktober 2011 23:39
Betreff: Re: Nach 5. Chemo_ Version 2
Hallo Sweetheart...
sehe ich das richtig, dass deine Mail an über 30 Leute geht?
Deine Nachricht liest sich für mich schon wie ein Vorwurf

(auch wenn du extra betonst, dass dies nicht so ist) oder zumindest ein dringender Appell.
Finde ich ehrlich gesagt schwierig, darauf zu antworten.
Irgendwie machst du „uns" (obwohl ich nicht eine einzige Person aus deinem Verteiler kenne) zu einer Wir- und Du-Gemeinschaft.
Wir melden uns nicht und lassen dich allein?
Ich sitze alleine vor meinem Rechner, fühle mich betroffen und wähne da draußen eine diffuse Menge, der ich angehöre. Wer soll sich alles angesprochen fühlen und wer nicht?
Und die, die sich nicht in dich hineinversetzen können, und in sämtliche Fettnäpfchen springen, werden öffentlich gerügt.
Süße, was machst du da?
Ich scanne die mail durch und überlege, ob ich was falsch gemacht habe. Steht da irgendwas, das auf mich gemünzt ist?
So geht das den anderen vielleicht auch.
War ich lieb genug? Hab ich den richtigen Ton getroffen?
Habe ich mich oft genug gemeldet? Und habe ich dir dabei genug Rückzugsraum gelassen?
Heb dir deine Mail auf und lies sie mal in ein paar Jahren durch.
Ich für meinen Teil bekomme nicht so gute Gefühle dabei.
Keiner von uns kann dir etwas abnehmen. Keiner kann wirklich nachvollziehen, wie es dir geht, der nicht selbst in der Situation ist oder war.
Wieso müssen es so viele Menschen sein, die du teilhaben lassen willst?
Was möchtest du?
Je mehr Menschen sich melden und mit dir kommunizieren, desto ... was?
Ehrlich gesagt fühle ich mich nur in deinen persönlichen Mails an mich gesehen, angenommen, angesprochen.
Wenn ich nicht schreibe, denke ich doch trotzdem an dich. So geht es vielleicht anderen auch.
Mein Leben ist ein ganz gewöhnlicher Rollercoaster, manches Mal, so wie heute, komme ich nach zehn Stunden

Schulwahnsinn nach Hause und starre nur noch geradeaus, weil meine Kräfte nicht ausreichen für all den ganz normalen Alltagsscheiß. Manchmal würde ich gerne vor Erschöpfung heulen, aber dazu bin ich zu fertig. Neben Schule auch noch mit dem Privatleben, das zwar Sonne-für-Ute aber auch mit all dem ganzen Rundumpaket von menschlichem Wahnsinn voll ist.
Eine Woche ist so schnell vorbeigerannt wie ein Wimpernschlag.
Deine Uhr tickt gerade anders. Dein Körper hat dich mal rausgenommen aus dem Hamsterrad, in den du ihn all die Jahre gelassen hast.
Nimm sie an die Ruhe, die Stille, dass es jetzt um DICH geht. Deine Seele in deinem Körper.
Lenk dich nicht ab mit all den mails die kommen oder nicht kommen. Angemessene oder unangemessene Reaktionen. Pick dir die Leute raus, die dir ganz warm und wichtig sind. Pfleg diese Kontakte, sprich direkt an... so wünsche ich es mir jedenfalls.
Und, ich sag es dir ganz ehrlich: In meinem Gehirn tickt die Frage, ob ich nicht auch Brustkrebs kriegen müsste. Darf es mir so gut gehen, wenn du leidest?
Versuch dich mal in die Köpfe der Leute zu versetzen, die sich mit dir sorgen.
Was macht das mit denen? Jeder hat da sein ganz eigenes Drama im Hirn ablaufen. Von außen lässt sich das nicht überblicken.
Und ich würde gerne erfahren, wie es Markus geht. Seine Situation ist schwierig. Was macht seine Seele bei alledem?
Er steht das alles mit dir durch und ist an deiner Seite, oder?
Süße, versteh mich nicht falsch ... mag dir nur spiegeln, was es mit mir ganz alleine macht, wenn ich so was lese.
Keine Ahnung, ob du das hören magst.
Gute Nacht

Und: Du bist gesund!!! Kotzt dir jetzt noch ne Weile die Seele aus dem Leib und danach wachsen die ersten zarten Haare nach und das Leben geht weiter.
Aber hoffentlich mit viel Zeit und Liebe für dich selbst. Das hast du echt verdient.
Bin gespannt auf unser Treffen nächste Woche.
Schmatzzz
Ute – die schlau daher redet.

Auch wenn ich mich, meinem Naturell entsprechend, vielleicht wiederum zu sehr durch diese Rückmeldung verunsichert fühlte – ich schickte einzeln an alle, die ich eigentlich gar nicht gemeint hatte, wiederum eine E-mail, in der ich mich entschuldigte – fand ich es Wahnsinn, wie ernst Ute meinen Hilferuf genommen hatte und wie genau sie mir rückmeldete, was er in ihr ausgelöst hatte. Dafür bin ich ihr wirklich dankbar und wir haben auch alles geklärt – natürlich per E-mail! Da blieb kein Schaden zurück. Zum Glück!

Gesendet: Samstag 15.10.2011, 12:42
Betreff: Liebe liebe Ute
Liebe liebe Ute,
du bist tatsächlich eine der wenigen und derjenigen, die den Kontakt zu mir die ganze Zeit auf intensive und liebevolle Art hält und hielt. Ja – da hätte ich dich besser rausnehmen sollen aus dem Verteiler für diese email. Du hast es für mein Empfinden und für mich so „gut" gemacht (darum ging es mir wirklich nicht – aber im Nachhinein verstehe ich, dass es so ankommen kann!!), wie es nur möglich ist für mich und NICHTS falsch ... hörst du mich?!?!? DU hast mich immer an deinem Leben mit Teil nehmen lassen – genau das, was ich mir eben wünsche. Die email geht tatsächlich an so viele Menschen, weil ich so eine bin ... die an Menschen hängt ... sie wirklich ins Herz schließt ... vielleicht auch manchmal zu lange und fest??? Und viel umgezogen bin, und Kontakte halten will, aber nicht so gerne telefoniere ... und manchmal nicht mitdenke ... und zu viel erwarte ... oder einfach frustriert war ...

Ich danke ganz besonders dir TOTAL für deine Antwort-email und: JA – ich will das hören! Es tut mir jetzt nur Leid, dass ausgerechnet du dich da so angesprochen gefühlt hast – denn dich betrifft es Null Komma Null. Ich danke dir für deinen liebevollen und hilfreichen Kontakt in all der Zeit und jetzt ganz speziell für deine Rückmeldung!!!
Über Markus will ich immer nicht so schreiben, weil er meine emails nicht liest. Er sagt, er hat das Alltagsleben mit mir – und mehr braucht er nicht. Aber gestern war ich doch nahe dran, weil ich mich einfach freue zu sehen, wie es bei ihm nun auch vorwärts – oder zumindest seitwärts oder wie auch immer – geht: Seit Oktober arbeitet er ja jetzt auch da, wo ich arbeite. Ab Ende Oktober studiert er dann an einer Fern-Uni – Titel kann ich mir nicht genau merken, aber ETWA Master Social Work (für uns intern allerdings: Master of the Universe! ;-)) Außerdem ist er auch körperlich recht angeschlagen, immer Rückenschmerzen wegen Bandscheiben-Vorfall usw .... – er hält zu mir, wie ich es mir nur wünschen kann und ich bin sooooooooooo dankbar dafür. War alles richtig im Nachhinein, wie wir unseren Weg über die 17 Jahre gegangen sind zusammen – trotz vieler Zweifel „zwischendrin" ... Trotz unser beider nicht gerade kleinen gesundheitlichen Herausforderungen leben wir derzeit sehr harmonisch und liebevoll miteinander und finden auch noch jeden Tag was zum Lachen ...
Allerliebste Ute, ich hoffe, ich kann mit dieser email einen Teil deines nicht-gut-Fühlens aufgrund meiner mail wieder gut machen ... es tut mir wirklich so sehr Leid, dich getroffen und verunsichert zu haben. Aber so ist das vielleicht auch manchmal im Leben. Und natürlich weiß ich, dass ich derzeit den Luxus pur habe, was Zeit im Leben betrifft. Und bittebitte denke nicht darüber nach, ob du Krebs bekommen müsstest ... ich denke, das ist nicht unbedingt eine Reaktion auf meine email, das ist die Angst, die die Tatsache, dass es solche Krankheiten gibt, in uns allen auslöst. Und du hast völlig Recht: Ich HATTE Krebs. Das sage ich seit der OP, davon

bin ich überzeugt – das sehe ich so. Die Angst, ob's einmalig bleiben wird, ist irgendwo in mir drin. Ich arbeite daran und hoffe, wieder mehr Vertrauen in meinen Körper und das Leben zu bekommen – und habe eh schon eine gute Portion davon. So wird es bleiben: dass ich daran bleibe und daran arbeite. Aber es kommt, wie es kommt – bei jeder und jedem von uns. Und vorher schon drüber nachdenken, bringt ganz bestimmt nix Positives - siehste bei mir. Wenn's dann soweit sein sollte, reicht es auch noch. Klingt jetzt vielleicht brutal, ist aber so. Und GÖTTIN und GOTT SEI DANK trifft es ja auch „nur" jede 10. Frau – die Chancen, NICHT dabei zu sein, sind also deutlich besser!!!!
Ich danke dir so sehr für dich in meinem Leben!!!!!!
KNUTSCHKUSS!!!!!!!!!!!!!
Herzlich, die Miriam

Darauf kam von Ute noch dieser Abschluss zum Thema:

Gesendet: Samstag, 15. Oktober 2011 15:33
Betreff: Re: Liebe liebe Ute
dannisjaallesjuuut.
schmatzzzzz :–)

Wiederum gab es andere, die mein Problem des Entschuldigens nicht nachvollziehen konnten. Ich zitiere immer wieder gerne Anja:

Gesendet: Dienstag, 18. Oktober 2011 20:00
Betreff: AW: Nachbrenner „Entschuldigung"
Noch kurz überflogen – hä? Checke ich nicht – sorry: Blondine durch und durch. Also bei mir haste nix verkehrt gemacht und wenns so wäre täte es mich nicht so kratzen weil Glücks-Choach. Also immer locker weitermachen und nix auf Meckerpötte geben. Ist schließlich deren Problem. Freue mich, wenn dir meine Zeilen gefallen.
Knuddel Knuddel
Anja

Es kamen auch völlig „normale" Reaktionen auf die Verwirr-E-mail, eine der interessantesten von Angelika, deren Leben sich aus glücklicherweise grundlegend anderen, nicht gesundheitsbedingten Gründen ebenfalls gerade voll im Umbruch befand. Sie plante, Anfang 2012 als Entwicklungshelferin nach Afghanistan zu gehen und besuchte deshalb just zu diesem Zeitpunkt einen dreimonatigen Vorbereitungskurs.

Gesendet: Samstag, 15. Oktober 2011 10:03
Betreff: Salute!!
Liebe Miriam,
wenn ich mich lange nicht melde, bedeutet das nicht, dass ich nicht an dich denke!
Bin also seit Mitte September in Bad Honnef und ich kann dir sagen, es war die goldrichtigste Entscheidung! Viele liebe Leute aus aller Welt, die wiederum in alle Welt gehen, sozusagen ein internationaler Treffpunkt! Die Kurse sind richtig gut und die Dozenten ebenfalls. Allerdings geht´s auch richtig zur Sache, von halb neun vormittags bis halb sechs nachmittags, dazwischen zwar Pausen, aber da musste gucken, dassde was zum Essen kriegst oder deine Bücher abgibst/ausleihst oder doch mal ne Runde joggen gehst oder was auch immer. Internetzugang hat auch ne Weile gedauert und jetzt habe ich ihn zwar, aber immer dann, wenn Zeit ist, hocken alle davor und dann geht gar nix mehr.
Ich schreibe dir jetzt von zuhause, wo ich gerade bin, weil wegen dicker Grippe krank geschrieben. Inzwischen geht´s mir wieder einigermaßen gut, sitze also hier und schreibe, neben mir ein Stapel frischer und ein Stapel angerotzter Taschentücher.
Mein Kollege, der mit mir ins Projekt nach Mazar geht, ist mir sehr sympathisch, das verspricht richtig gut zu werden. Teacher Training Center (TTC) Mazar: wir sind also zuständig für die Ausbildung der Dozenten dort und der Lehrer in den Praxisschulen. Insgesamt sind 2300 Studenten am TTC, mit denen werden wir aber nur indirekt zu tun haben. Haupt-

aufgabe werden Workshops zu Methodik und Didaktik fürs Lehrpersonal sein.
Sicherheitslage ist angespannt, allerdings sind wir in Mazar besser dran als in Kabul. In Kabul sind sie noch mehr bewegungseingeschränkt, außerdem muss die Luft dort extrem schlecht sein.
Mazar hat Temperaturschwankungen von 80 Grad, d.h. minus 20 im Winter und im Sommer bis zu 60. Kann ich mir nicht wirklich vorstellen. 52 Grad hatte ich mal in Erbil, da hatte ich Angst, dass mir die Schuhsohlen am Asphalt kleben bleiben. Aber vielleicht kommts ja auf die 8 Grad mehr dann auch nicht an.
Am Sonntag fahre ich wieder nach Bad Honnef und bin dann bis Ende Oktober dort, dann nochmal ein verlängertes Wochenende in Garmisch, dann wieder in Bad Honnef bis Mitte Dezember. Nach Weihnachten geht´s dann los.
Die letzten Wochen waren so voll und dicht, dass ich gar nicht weiß, was ich zuerst schreiben soll, also wenn das hier alles ein bisschen wirr klingt, dann sorry.
Den ganzen November über habe ich Sprachkurs, darauf freue ich mich echt. Nur unterbrochen von drei Tagen Sicherheitstraining, das machen aber nicht nur die, die nach Afghanistan gehen, sondern auch alle, die in andere Krisengebiete gehen, also Palästina und einige Länder in Afrika.
Landsberg und die Schule sind inzwischen schon soooo weit weg, als ob es Jahre her wäre. Dabei war ich ja noch bis vor kurzem voll dabei! Ist schon irre ...
Ich hatte dich nicht angerufen, weil ich ja wusste, dass du nicht telefonieren magst. Wenn du wieder fitter bist und reden magst, kannst du mir ne kurze Nachricht aufs Handy sprechen, dann rufe ich dich bei nächster Gelegenheit zurück. Ich kann wirklich nicht sagen, wie das hier mit dem Internet funktioniert. Ich bin allerdings nicht die einzige, die sich schon beschwert hat, obs allerdings was nützt, weiß keiner.

Soweit für heute. Ich drück dich ganz fest und denke oft und gerne dich! Also krieg nicht den Rappel und denke, ich hätte dich vergessen oder mag keinen Kontakt zu dir! Mitnichten! Allerliebste Grüße und dicker Kuss und Kopf hoch und mutig voran!
Angelika

Von einer weiteren ehemaligen Kollegin aus Landsberg, die mir seit der Diagnose bereits mehrere Briefe und Karten geschrieben hatte, erreichte mich dieser liebe Gruß:

Gesendet: Montag, 17. Oktober 2011 20:59
Betreff: Re: Nach 5. Chemo_ Version 2
Liebe Miriam,
ich habe deine Mails immer ausführlich gelesen und ein bisschen mitgelitten. In meinem Umfeld haben jetzt einige Frauen Brustkrebs (Frau S. – ich weiß nicht, ob du sie noch kennst – hat beide Brüste amputiert bekommen). Von daher begleitet mich das Thema ziemlich. Außerdem habe ich angefangen, zu meditieren, stehe jeden Morgen eine halbe Stunde früher auf und schicke dann meiner Tochter Anna in Venezuela, dir und noch ein paar anderen immer meine Wünsche rüber.
(...)
Herzliche Grüße, dir gutes Durchhaltevermögen und viel viel Kraft, von der ich dir morgens immer eine kleine Portion schicke.
Barbara

Auch Andrea hatte meine Frust-E-mail nicht in den falschen Hals bekommen, hörte aber scheinbar meinen Hilferuf, so dass sie gegen ihre Gewohnheit sogar aus dem Ausland antwortete. Dort hielt sie sich oft berufsbedingt auf, da auch sie in der Entwicklungshilfe tätig ist – allerdings schon seit etlichen Jahren und in anderen Regionen als Angelika es bald sein würde.

Gesendet: Dienstag, 18. Oktober 2011 17:09
Betreff: Re: Nachbrenner
liebe miriam,
du weißt, ich bin keine gute schreiberin und sitze jobmaeßig soviel vorm PC, dass es mir am abend einfach gut tut, nicht vor dem kastl zu sitzen. private mails schreibe ich nicht von der arbeit aus.
ABER: du bist so oft in meinen gedanken und v.a. in meinem herzen und ich hoffe, dass du mir verzeihst, dass ich mich schriftlich nicht oft melde. ich nehme dich uroft in meine mantren und meditationssitzungen ein und schicke dir viel positive energie.
in diesem sinne: viel stärke, viel kraft, gute besserung und eine ganz feste umarmung auch von mosambik aus
bussis
andrea

Und weiter geht's – Der Weg ist das Ziel!

„Ich glaube nicht an ein Schicksal,
welches die Menschen unabhängig von ihren Handlungen ereilt.
Ich glaube eher an ein Schicksal,
welches die Menschen ereilt,
wenn sie nicht handeln."
Gilbert Keith Chesterton

Auch aus Steinen,
die dir in den Weg gelegt werden,
kannst du etwas Schönes bauen.
Erich Kästner, der – wie mir scheint – ziemlich inspiriert wurde:

Auch aus Steinen,
die einem in den Weg gelegt werden,
kann man etwas Schönes bauen.
Johann Wolfgang von Goethe

Carina, die trotz eines sehr arbeitsreichen und sehr erfolgreich verlaufenden Lebens immer bodenständig bleibt, sich trotz aller Hektik selbst immer treu ist, sehr bewusst und gesund lebt und sich zum Glück, aber sicher nicht grundlos, einer sehr stabilen Gesundheit erfreut, schrieb wie üblich kurz und bündig, bezogen auf mein Hin- und Hergerissensein wegen der letzten Chemo:

Gesendet: Freitag, 28. Oktober 2011 20:39
Betreff: AW: Stand der Dinge nach Chemo 5
Liebe Miriam,
hör auf Dein Gefühl!!!
Viele Grüße
Deine Freundin
Carina

Und in seiner mitfühlenden Art hatte auch Thomas sich wieder für eine Antwort Zeit genommen, in der er einerseits auf meine aktuelle Fragestellung einging und die es mir andererseits ermöglichte, an seinem Leben trotz notwendigen Rückzugs etwas Teil zu nehmen.

Gesendet: Freitag, 28. Oktober 2011 19:42
Betreff: AW: Stand der Dinge nach Chemo 5
hallo miriam,
vielen dank für deine mails, die deine krankengeschichte dokumentieren. mich freut's, wenn ich „von dir lese"!
dann weiß ich zumindest, dass du soweit okay bist, dass du schreiben kannst, und das ist doch schon was – könnte auch dauerhaft so sein, dass es dir nur noch schlecht geht.
ich stehe dem „ganzen" immer noch ziemlich fassungslos gegenüber, kann nur den kopf schütteln und bin immer noch sprachlos.
was ich an deiner stelle tun würde, weiß ich nicht!
etwas anderes zu behaupten und „kluge" ratschläge zu geben, wäre, meines erachtens, fehl am platz. wer mit solch einer situation nicht selbst konfrontiert war, weiß nicht wie man sich fühlt und wohin einen die gedanken führen.
was ich allerdings gut nachvollziehen kann, ist die zerrissenheit, die du mit der frage durchmachst, ob du den ärzten glauben schenken oder ihnen misstrauen sollst. mich würde auch die frage quälen, ob ich mich diesem wahnsinn einer sechsten chemo nochmal unterziehen sollte, oder mir irgendwann vorwürfe machen müsste, weil ich's nicht getan habe.
fuck ... ich wüsst's wirklich nicht und würde vermutlich das falsche tun ...
genieße deine neue geistige herausforderung, die dich sicher auf gute gedanken bringt und entscheide, dann (spätestmöglich) einfach aus dem bauch heraus, ob du diesen kreuzweg nochmals gehst, oder im zweifel leben musst, weil du's nicht getan hast.
letztendlich ist es doch so, dass wir erst ganz zum schluss wissen, ob alles, so wie wir es in unserem leben gemacht

haben, das richtige war, oder wir einfach nur auf dem holzweg waren.

An dieser Stelle berichtete er mir einige Aktionen und Episoden aus seinem Alltagsleben, um sich dann wie folgt wieder zu verabschieden:

so i muas etz wirklich ... wünsch' dir noch einen schönen abend und ein wunderbares, hoffentlich nebelfreies und damit sonniges wochenende.
hoffentlich bis bald!
liebe grüße, thomas

Das gesundheitliche Missempfinden, das ich verspürte, verhielt sich nach der fünften Chemo etwa so wie nach der vierten. Mir ging es nur noch schlecht. Lange. Mein Schädel brummte ob der ihm abverlangten, für mich wirklich schwierigen Entscheidung. Da eines meiner motivierendsten Ziele in all den von der Krebserkrankung geprägten Monaten der trotz allem angestrebte Beginn meiner Ausbildung zur Kinder- und Jugendtherapeutin gewesen war, gab diese letztendlich den Ausschlag. Um am ersten Ausbildungs-Wochenende dabei sein zu können, verschob ich die etwaige letzte Chemo diesmal nicht wegen schlechter Blutwerte, sondern wegen der Teilnahme an selbigem Seminar. Welches für mein Empfinden von ausgezeichneter Qualität war und wegen seiner Inhalte zur Bekräftigung meiner innerlich schon lange getroffenen Entscheidung positiv beitrug. Wie eigentlich ja bereits der Termin bei der Therapeutin, den ich mir wenige Wochen zuvor aus dem speziellen Anlass der Entscheidungsfindung gegönnt hatte. Da wusste ich ja (allerdings nur kurzfristig und vorübergehend) eigentlich auch schon mal Bescheid. Nun folgte etwas zeitverzögert die endgültige Entscheidung. Schlicht und ergreifend hörte ich nun endlich auf mein Gefühl: Keine sechste Chemo!

Natürlich informierte ich über diese Entwicklung meine Wegbegleiter/innen.

Gesendet: 04.11.2011, 18:24 Uhr
Betreff: Alea iacta sunt!
Hallo zusammen,
ich danke euch sehr für eure mails und eure Begleitung. Tut gut!
Hier die neue Entwicklung bei mir:
Habe mir heute zwei Termine für Montag in der Radiologie ausgemacht: zur Beratung und zum Anzeichnen, wo bestrahlt werden soll. Da ich gerne das Thema „Brustkrebs" in 2011 beenden möchte – so Gott will – zählte ich mal vom 23.12.11 dreißig Tage rückwärts – und landete beim 14.11.11. Uaaaahhh! Obwohl ich mit der Frauenarzt-Praxis ein endgültiges Telefonat am Montag vereinbart hatte – Tendenz: NEIN, keine sechste Chemo, aber mal Blutwerte abwarten und am Montag endgültig Bescheid geben – nahm ich nun ohne nochmalige Rücksprache die weitere Planung selbst in die Hand – und gab erst DANACH in Waldkirchen Bescheid. Die Blutwerte passen soweit, dass die Bestrahlung losgehen kann – dies tut sie dann am Donnerstag. Dann heißt es also sechs oder sieben Wochen täglich nach Passau fahren für drei Minuten Bestrahlung – schon „lustig" – naja, eher eigenartig. Es fühlt sich für mich jetzt aber, da am Bestrahlen kein Weg vorbei führt, soweit gut und passend an. Ich bin seit vier Wochen, also seit der letzten Chemo, nicht wirklich gesund geworden (immer noch Husten, Schnupfen, Steinhöhlen, Kopfweh, Übelkeit – die Müdigkeit erwähne ich nicht mehr extra, die versteht sich von selbst ;-)) und habe einfach kein gutes Gefühl und kein Vertrauen in eine weitere Chemo – wie bereits vor acht Wochen!!!! Aber die Entscheidung fiel mir nicht leicht, ne, kann ich nicht sagen. Nur denke ich aber auch, „Angst ist eine schlechte Ratgeberin" und habe nach wie vor das Gefühl, ich habe viel zu lange in meinem Leben mehr auf meinen Kopf als auf meinen Bauch gehört .... und will das ändern. Jetzt ist sie also getroffen, die Entscheidung, es geht fix und flott weiter und ich bin froh, dass ein weiterer wichtiger Schritt in Richtung „Gesundung"

getan ist. Ob der Port zeitgleich entfernt werden kann, werde ich checken – und dann auf in ein besseres und gesundes Jahr 2012!
Ansonsten geht es langsam, aber sicher aufwärts ... war vor Kurzem sogar schon mal wieder 1h und 15 Minuten an der Ilz unterwegs! Ist aber Tagesform – ich erwarte nicht zu viel (naja, ehrlich gesagt: manchmal bin ich schon in Versuchung ... ;-)) und gebe mir immer noch sehr viel Zeit zum Ruhen und Visualisieren. Seit WOCHEN konnte ich mich auch mal wieder aufraffen, ein Buch anzufangen – und nach diesem sollte ich dann anfangen zu lernen ...
Ich wünsche euch von Herzen eine gute Zeit, bleibt gesund & lasst es euch gut ergehen!!!!
Liebe Grüße,
Miriam

Dank des Schreibfehlers, der mir in dieser E-mail unterlaufen war, kam ich in den Genuss von zwei spaßigen Antworten. Die eine stammte von meinem Bruder, der ansonsten eher selten mailte, aber wie ich eine große Freude an „gelungenen" Versprechern, Verschreibern oder allgemeinem Wortwitz hat:

Gesendet: Freitag, 4. November 2011 18:42
Betreff: Re: Alea iacta sunt!
Liebe Schwester,
ich hoffe, dass das mit deinen Steinhöhlen auch bald besser wird ...
Nichtsdestotrotz, gute Entscheidung und auf geht's!
Bis bald,
Briddarchen

Solcher Art darauf aufmerksam gemacht, dass diese E-mail nicht perfekt war – geht ja gar nicht! – schickte ich folgendes P.S. los, um meinen Verschreiberling richtig zu stellen.

Gesendet: Freitag, 4. November 2011 18:24
Betreff: P.S. November 11
Es sind – ihr werdet es kaum für möglich halten – die Stirn- und nicht die Steinhöhlen ... ;-))) – UND DIE FRESSATTACKEN SIND VORBEI!!!!!!!!!!!!!! Die Kilos zwar noch da – aber ich bin schon dankbar, dass diese Gier ein Ende hat – das war echt s c h l i m m (für mich)!!!
Miriam

Darauf kam dann die zweite lustige Antwort. Sie stammte vom bereits bekannten Hans, welcher genau zu diesem Zeitpunkt erstmals auf meine Frage einging, ob er die Aufgabe der Begleitung meiner schriftstellerischen Betätigung sowie des Korrektur-Lesens übernehmen wolle – und welcher in naher Zukunft definitiv und selbstredend als Erster ein Buch mit persönlicher Widmung von mir bekommen wird!

Gesendet: Freitag, 4. November 2011 18:41
Betreff: AW: P.S. November 11
Servus Mürüüüüüüm,
sakra, jetzt hast mir ne Denksportaufgabe gegeben: „Was sind Steinhöhlen?" – Ich verzweifelte fast daran. Bis ich die Entwarnung las ... :–)
Du sag mal, wann gibtsn das Skript? Zum Lektor spielen? Ich bin schon sooooo gespannt. Vielleicht solltest du mehr solche Hürden wie oben genannt einbauen – und erst viele, viele Seiten später auflösen. Die Leser werden dich hassen und lieben zugleich :–)
Für dich nur das Beste!
HANS

Angelika, die mich in unserem normalen Leben stets mit ihrem unnachahmlichen Sprach- und Schreibstil aufs Trefflichste zu erheitern wusste, kehrte nach dem anfänglichen, schreckbedingten ernsten Ton zu meinem großen Amusement nun auch wieder zu ihrer charakteristischen Art zurück.

Gesendet: Sonntag, 13. November 2011 10:24
Betreff: Re: P.S. November 11
Liebe Miriam,
einfach zwischendurch einen herzlichst lieben Gruß! Das Internet hier ist immer noch nicht willens, ordentlich zu funktionieren, aber jetzt gehts grad.
Mache im Moment Sprachkurs in Dari, ist so ähnlich wie Farsi, also persisch, und weil ich schon etwas Vorkenntnisse besitze, flippt mein Lehrer gerade aus und serviert mir als Übersetzungsübung Verse von Hafiz und Dshallaladin Rumi, falls dir das was sagt, das sind die Goethes des Ostens, und ich sitze und weiß nicht, ob ich lachen oder weinen soll!
Also kämpfe ich mich durch den Sprachdschungel, nebenbei werde ich gegen das Elend der ganzen Welt geimpft und fühle mich wie durch die Mangel gedreht. Im Moment ist Tollwut dran.
Ich habe meinen Kollegen schon gesagt, sie sollen mir lieber aus dem Weg gehen, falls die tolle Wut ausbricht und ich jedem gleich eine aufs Maul donnere, immerhin ist meine Grundstimmung alleine schon durch den Lagerkoller und den Berg neuer Vokabeln ziemlich angespannt.
Aber ansonsten: alles paletti.
Hoffe, bei dir auch?????
Von Montag bis Mittwoch ist mein Sprachkurs unterbrochen durch Sicherheitstraining, sprich ich robbe unter Anleitung durch die Pampas und werde auf meine Entführung vorbereitet. Da passt eigentlich die Tollwutimpfung perfekt, der soll nur mal kommen, der Talib .....!!!!!!!
Allerherzlichste Grüße vom Niederrhein, genauer gesagt rechtsrheinisch, das ist wichtig, das weiß ich, seit ich und mein Kollege des nächtens auf der linken Seite standen und keine Fähre mehr fuhr! Brücken gibts da nicht, oder nicht sehr viele. Ich habe das zum Anlass genommen und das dortige Personal, welches sich über unser Erlebnis sehr amüsierte, darüber aufgeklärt, dass es wegen sowas in Bayern sogenannte Brücken gäbe, die doch ein Hin und Rüber über Flüsse

sehr erleichtern und wir Bayern seien gerne bereit, den Niederrheinern Entwicklungshilfe zu geben. Dat fanden die nich wirklich komisch!
Also nochmal allerherzlichste Grüße aus der Deutschen Entwicklungszone!
Angelika

Die Bedeutung vom „Hier & Jetzt“

Als ich mich selbst zu lieben begann,
habe ich verstanden,
dass ich immer und bei jeder Gelegenheit,
zur richtigen Zeit am richtigen Ort bin
und dass alles, was geschieht, richtig ist –
von da an konnte ich ruhig sein.
Heute weiß ich: Das nennt man VERTRAUEN.

Als ich mich selbst zu lieben begann,
konnte ich erkennen,
dass emotionaler Schmerz und Leid
nur Warnungen für mich sind,
gegen meine eigene Wahrheit zu leben.
Heute weiß ich: Das nennt man AUTHENTISCH SEIN.

Als ich mich selbst zu lieben begann,
habe ich aufgehört,
mich nach einem anderen Leben zu sehnen
und konnte sehen, dass alles um mich herum
eine Aufforderung zum Wachsen war.
Heute weiß ich, das nennt man „REIFE“.

Als ich mich selbst zu lieben begann,
habe ich aufgehört,
mich meiner freien Zeit zu berauben,
und ich habe aufgehört,
weiter grandiose Projekte für die Zukunft zu entwerfen.
Heute mache ich nur das,
was mir Spaß und Freude macht,
was ich liebe und was mein Herz zum Lachen bringt,
auf meine eigene Art und Weise und in meinem Tempo.
Heute weiß ich, das nennt man EHRLICHKEIT.

Als ich mich selbst zu lieben begann,
habe ich mich von allem befreit,
was nicht gesund für mich war,
von Speisen, Menschen, Dingen, Situationen
und von allem, das mich immer wieder hinunterzog,
weg von mir selbst.
Anfangs nannte ich das „Gesunden Egoismus“,
aber heute weiß ich, das ist „SELBSTLIEBE“.

Als ich mich selbst zu lieben begann,
habe ich aufgehört, immer recht haben zu wollen,
so habe ich mich weniger geirrt.
Heute habe ich erkannt: das nennt man DEMUT.

Als ich mich selbst zu lieben begann,
habe ich mich geweigert,
weiter in der Vergangenheit zu leben
und mich um meine Zukunft zu sorgen.
Jetzt lebe ich nur noch in diesem Augenblick,
wo ALLES stattfindet,
so lebe ich heute jeden Tag und nenne es „BEWUSSTHEIT“.

Als ich mich zu lieben begann,
da erkannte ich, dass mich mein Denken
armselig und krank machen kann.
Als ich jedoch meine Herzenskräfte anforderte,
bekam der Verstand einen wichtigen Partner.
Diese Verbindung nenne ich heute „HERZENSWEISHEIT“.

Wir brauchen uns nicht weiter vor Auseinandersetzungen,
Konflikten und Problemen mit uns selbst und anderen fürchten,
denn sogar Sterne knallen manchmal aufeinander
und es entstehen neue Welten.
Heute weiß ich: DAS IST DAS LEBEN!
Rede von Charlie Chaplin an seinem 70. Geburtstag am 16. April 1959

Wer mit allem Tun und Sinnen
immer in die Zukunft starrt,
wird die Zukunft nie gewinnen
und verliert die Gegenwart.
Julius Wolff

Lange kannte ich dieses Schlagwort des „Hier und Jetzt“, ohne seinen tiefen Sinn wirklich und wahrhaftig zu begreifen. Es gab einzelne Situationen – überwiegend auf meinen Reisen – wo ich die Bedeutung in einem schon fortgeschrittenen Stadium fühlte oder zumindest „deutlich erahnte“. Ihr ganzes Ausmaß zu erkennen und zu leben, wird für mich sicher eine lebenslange Aufgabe bleiben. Und doch gab es Momente – zur Bewegungs- und Handlungsunfähigkeit genötigt, mit mehr Zeit ausschließlich für mich zur Verfügung als jemals zuvor – da erkannte ich das unvorstellbare Ausmaß dieser Bedeutung mehr denn je. Im Prinzip ist das achtsame Sein im Augenblick tatsächlich die Lösung aller Probleme und Herausforderungen.

Da ich mittlerweile wieder weit mehr am normalen Leben partizipierte, reduzierte sich mein großes Bedürfnis nach E-mail-Austausch wieder etwas. Nicht völlig, natürlich – es ist wie erwähnt, ein Kommunikationsmittel, das mir sehr liegt. Doch die Abstände zwischen meinen Rundmails wurden länger. Darüber hinaus hatte ich meine sowieso nur spärlich vorhandenen freien Energien der letzten Wochen hauptsächlich auf das Schreiben meines Skriptes und auf den bevorstehenden Beginn der Ausbildung gelenkt, was mich restlos alle ohnehin kaum vorhandenen Kräfte kostete. Doch noch war nicht alles überstanden und ich ließ die, die dies interessierte, wissen, was Sache war im Gesundungsprozess.

Gesendet: 26. November 2011 15:47
Betreff: Es geht voran im Heilungs-Prozess!
Namaste,
ist schon ein Weilchen her, dass ich von mir hören ließ – das ist ein Zeichen, dass ich langsam, aber sicher, wieder ins „normale“ Leben zurück kehre – so glaube ich wenigstens!!!

Die Zeit der Chemo ist GOTTSEIDANK Vergangenheit, mittlerweile hatte ich schon 12 (!!!) Bestrahlungen. Bei täglichem Antreten vergeht die Zeit jetzt echt schnell ... kein Vergleich zur Chemo! Oh Wunder: auch hier zwicken mich die Zweifel ob der Notwendigkeit ein bisschen. Waaarum ist das alles immer SO schwierig mit diesen Entscheidungen ... MUSS es wirklich sein – bei mir?
Bin ich jetzt eh schon so bestrahlt, dass die weiteren 28 egal sind? Ist jede einzelne weniger gut – oder wurscht???? Warum bekam Fr. S., ähnliche Diagnose wie ich, nur 28 – ich 37??? Fragen über Fragen – es hört nicht auf.
Dann noch eine Ärztin, die gleich genervt ist, wenn frau nochmal nachfragt – und ich wieder zu feig, der ein bisschen Contra zu geben, Verflixung!!! Darf frau NIE wieder Fragen stellen, wenn sie einmal das Aufklärungsgespräch hatte??? Das hätte ich mal sagen sollen ... hab' ich aber nicht. Naja: es war Freitag Nachmittag. Vielleicht wollte sie nach Hause. Dann soll sie aber um diese Zeit keine Termine vergeben! Oder sie war einfach mies drauf – denn sonst ist sie eigentlich immer recht nett gewesen.
Geplant ist nun der 02.01.2012 als letzter Termin, m e i n erklärtes Ziel ist natürlich, den ganzen „Käse" in 2011 abzuschließen. Also Port raus in der Woche vom 19. – 23.12.11 – letzte Bestrahlung: mal schauen, jedenfalls hopefully in 2011 ;-)). Das war's dann an nervigen Behandlungen und Eingriffen.
Dann sind drei Wochen „Pause", um mich von der Bestrahlung zu erholen – AHB – und ENDE!!!!!!!!!! Jahresurlaub von 2011 noch ... und ab da geht's dann NUR noch bergauf und voran, wetten dass?!
Dasselbe wünsche ich natürlich auch euch!
Sonst geht es mir langsam wieder gut, die Energien kehren ebenso langsam zurück und die Power nimmt, allerdings auch verdammt langsam, wieder zu – herrlich!!! Ich werde wieder ich selber – nur mit ein paar Lehren, die ich aus den

letzten Monaten gezogen habe!!! Also eine Mischung aus alter & neuer Miriam ... ;-)))
Und zum Abschluss ein Zitat, das ich auf der Fortbildung entdeckte und SO gut finde, dass ich es back home sofort in die email-Signatur einfügte:
Der wichtigste Augenblick ist immer jetzt,
der wichtigste Ort ist immer hier,
der wichtigste Mensch ist der,
der jetzt hier ist,
die wichtigste Tat ist immer die Liebe.
(Meister Eckart, 1260-1328)

Ihr wisst, ich freu mich immer, von euch zu hören oder zu „sehen“ ... aber nur, wenn ihr auch Bock habt!
Miriam

Dieses Zitat von Meister Eckart stand symbolisch für mein damaliges Empfinden. Zum hier beschriebenen Zeitpunkt konnte ich über einen längeren Zeitraum sehr viel mehr im Moment sein und bleiben als üblicherweise. Ich erlebte mich selbst und vor allem meine Gehirntätigkeit als extrem verlangsamt. Manche sagen, dies seien Nebenwirkungen der Chemo. Manch andere verdeutlichen auf: „Chemo macht blöd“. Mein Gehirn verselbstständigt seine Tätigkeit im normalen Leben so oft und so vehement, dass ich mich ständig dabei ertappe, schon wieder völlig unbeabsichtigt einige Zeit voll am Überlegen und Nachdenken zu sein, bevor ich’s überhaupt bemerke. Da konzentriere ich mich in einer Sekunde noch vollkommen und ausschließlich auf die Atmung und dass sich mein Bauch beim Einatmen hebt ... und beim Ausatmen senkt ... oder auf energetische Heilströme, die durch meinen Körper wandern und mäandern ... und zack-dat-Böhnchen, hast-du-nicht-gesehen oder besser hab’-ich’s-nicht-gemerkt bin ich wieder am Überlegen, beim Einkaufszettel-Schreiben, den beruflichen Einstieg planen, an irgendwelche Menschen oder Begebenheiten in meinem Leben denken ... das geht aber so etwas von zackig, dass es sogar mich immer wieder aufs Neue verblüfft. Und ich sollte dieses Phänomen an mir doch mittlerweile zur Genüge kennen.

Natürlich ist mir klar, dass immerwährendes Im-Augenblick-Sein nur wenigen Erleuchteten möglich ist und auch, dass ich keine davon bin. Aber wie schwierig es für mich ist, im Hier und Jetzt zu bleiben, finde ich doch immer wieder frappierend. Warum ich es ausdrücklich erwähne, das Hier und Jetzt und seine Bedeutung, hat einen einfachen Grund. Mir ist wirklich bewusst geworden, dass in den Momenten, wo es gelingt, die Konzentration im Augenblick zu halten, eigentlich immer alles in Ordnung ist. Oder sogar gut. Die meisten Gedanken, denen wir erlauben, uns zu quälen oder zu belasten, haben nichts mit der realen Situation zu tun. Sie sind einfach nur „mindfuck", wie ein früherer Therapeut es nannte. Und mit dauerhaftem Üben können wir alle daran etwas ändern, wenn wir das wollen. Nicht die Gedanken bestimmen über uns und unser Leben – sondern wir über unseren Kopf und seine bzw. unsere Gedanken. Wie gesagt finde ich „privatpersönlich" das gar nicht so einfach, aber ich habe erfahren, dass es möglich ist und – mir zumindest – gut tut. Weniger ist mehr. Wenn ich esse oder einen Sonnenuntergang bestaune, muss ich nicht gleichzeitig an die Arbeit denken – oder an was auch immer. Oder gar vor dem Fernseher essen – ganz fatal. Besser mit einem lieben Menschen Gespräche über wohltuende Themen führen. Oder schweigend und in Konzentration und Dankbarkeit essen. Oder auf die Atmung achten. So kleine Übungen helfen, im Hier und Jetzt zu bleiben, sind fast schon beunruhigend einfach und jederzeit und allerorts einsetzbar. Es gibt zum Glück eine Fülle von Büchern zum Thema, so dass ich mich hier mal wieder kurz fassen kann – aber das Thema ist es Wert, Zeit darein zu investieren. Ich kann mich heute aus sehr vielen Situationen, in denen ich zu Stress neigen könnte und diesem früher restlos anheim gefallen wäre, selber zur Ruhe bringen und gelassen bleiben. Das ist wirklich herrlich ... ich wusste sehr lange nicht und vergesse auch heute zwischenzeitlich immer wieder, dass es so ein Lebensgefühl überhaupt gibt. Und es gefällt mir wesentlich besser als das des Multi-Taskens! Dass dieses Lebensgefühl außerdem und ohne Frage der Gesundheit und dem Wohlbefinden besser zuträglich ist, sei hier explizit und mit Nachdruck erwähnt.

In diesem Zusammenhang möchte ich gerne noch eine Übung beschreiben, die zum Thema „im-Hier-und-Jetzt-Sein" passt. Ich habe sie als „Momentaufnahme" oder „Bestandsaufnahme" abgespeichert. Foto-Übung oder Sekundenaufnahme würde genau so gut passen. Keine Ahnung, woher ich sie habe – hier die Beschreibung.

Einfach hinsetzen und bewusst zur Ruhe kommen. Auf den Atem achten. Die Gedanken beobachten, wie sie vorbei ziehen. Loslassen. Und sich dann sein eigenes Leben vorstellen, in allen Einzelheiten, die in diesem speziellen Moment real und von Bedeutung sind. Sehr schnell stellt sich meist das Gefühl ein, dass alles gut ist, so wie es ist oder dass vorhandene Herausforderungen und sorgenvolle Gedanken zumindest von ihrem Schrecken verlieren, wenn wir sie näher und mit Gelassenheit betrachten. Sogar, was ich persönlich sehr erstrebens- und wünschenswert finde, bis hin zu den Gedanken über den Tod. Die haben zwar nichts mit dem Üben des „Im-Hier-und-Jetzt-Seins" zu tun, schleichen sich aber doch ganz gerne mal unbemerkt ein in das Gedachte. Nicht nur bei Krebserkrankungen – und nicht nur bei mir. Das schadet aber nicht, denn wenn es uns bewusst wird, können wir uns ja wieder auf das Atmen konzentrieren – und prompt feststellen, dass wir im Hier und Jetzt gerade sehr lebendig sind. Wie schön!

Ein kurzes Kapitel zur Angst vor dem Sterben

Weisheit der Gita

Warum machst Du Dir Sorgen,
vor wem hast Du Angst?
Wer kann Dich töten?
Die Seele kann weder geboren werden,
noch sterben.

Was gut war, was geschieht, geschieht auch gut.
Was geschehen wird, wird auch gut geschehen.
Was vergangen ist,
darüber solltest Du nicht nachdenken.
Mach Dir keine Sorgen über die Zukunft,
es geschieht alles, wie es geschehen muss.

Was hast Du verloren, dass Du weinst?
Was hast Du mitgebracht, das Du verlieren konntest?
Was hast Du produziert, das nun weg ist?
Du hast nichts mitgebracht, was Du hattest,
hattest Du bereits von hier.
Was Du gegeben hast, hast Du von hier gegeben.
Was Du genommen hast, nahmst Du von Gott.
Was Du gegeben hast,
gabst Du von ihm.

Mit leeren Händen bist Du gekommen
und mit leeren Händen wirst Du wieder gehen.
Was heute Dir gehört,
hat gestern jemandem anderen gehört
und in Zukunft wird es jemandem anderen gehören.
Du fühlst Dich glücklich,
weil Du denkst, es gehört Dir –

aber genau das ist der Grund für Deine Sorge.
Veränderung ist ein Gesetz der Welt,
Du denkst der Tod ist das Ende, nein, so ist das Leben.

In einem Moment kam Dir alles gehören,
im anderen Moment kannst Du alles verlieren.

Deins, meins, groß, klein, schön,
hässlich sollten aus Deinem Herzen fort sein,
dann wirst Du sehen:
Alles wird Dein sein und Du wirst in allem sein.

Der Körper ist nicht Dein und Du bist nicht der Körper;
Dieser Körper besteht aus:
Feuer, Wasser, Wind, Erde und Himmel
und er wird auch in ihnen wieder vergehen,
nur die Seele ist unsterblich.
Du bist nichts.

Öffne Dich zu Deinem Gott,
Dein Glaube ist Deine große Unterstützung
und nur diese Unterstützung kann von Angst, Sorge und Kummer für immer befreit sein.

Alles was Du tust, tust Du im Namen Gottes,
nur dann wirst Du in Deinem Leben
Glückseligkeit erreichen.
Aus der Bhagavad Gita

Und solange du das nicht hast,
dieses Stirb und Werde,
bist du nur ein trüber Gast
auf der dunklen Erde.
Johann Wolfgang von Goethe

Die größte Angst haben doch in unserem Kulturkreis viele Mitspieler/innen im großen Spiel des Lebens vor dem Tod, vor der felsenfesten und unverbrüchlichen Tatsache der menschlichen Sterblichkeit. Manche Menschen können paradoxerweise wegen dieser Angst vor dem Sterben nicht sterben, habe ich das Gefühl, obwohl ihre Zeit eigentlich gekommen wäre. Sie haben so viel Angst vor dem Übergang in das zugegeben in unserer Vorstellung sehr diffuse Jenseits, dass sie scheinbar krampfhaft am Leben festhalten.

Nach der Diagnose Brustkrebs bzw. nach jeder Diagnose, die ein todbringendes Potential in sich birgt, kommt diese Angst unweigerlich hoch. Und zwar erst einmal bei so gut wie allen, da bin ich mir ziemlich sicher. Diese Konfrontation ist im Normalfall eine große Herausforderung und erst einmal ein ebenso großer Schock. Daran gibt es erst einmal nichts zu beschönigen.

Ich finde nur, wir könnten alle lernen – und unsere Kinder bereits in diesem Sinne erzieherisch prägen – diese Herausforderung lieber sinnvoll als Chance zu nutzen und uns mit unserer Sterblichkeit bewusst auseinander zu setzen anstatt sie zu verdrängen. Hilfreiche Bücher sind zu diesem Zwecke „Das Tibet(an)ische Totenbuch", „Jenseits der Schwelle", „Dienstags bei Morrie", „Das Siegel des Derwisch", „Sprich mit mir, bevor du gehst" und natürlich die ersten Bücher zu diesem Thema überhaupt von Elisabeth Kübler-Ross. Ich kenne „Interviews mit Sterbenden" und „Leben, bis wir Abschied nehmen", beide sind – trotz ihres Alters – aus meiner Sicht lesenswert. Auch „Hallo Mister Gott, hier spricht Anna", „Zwei Frauen", „Das Leben drehen" und etliche neue und alte Bücher zum Thema sind eine Bereicherung. In „Liebe heißt die Angst verlieren" geht es immer wieder um Situationen, in denen Menschen ihren Frieden mit sich und ihrem Leben machen, bevor sie sterben. In den meisten Büchern , die sich mit dem Thema Krebs beschäftigen (zu finden in der Literaturliste im Anhang), ist das Sterben – logischerweise – ein Thema. Ein Thema, dem wir im normalen Alltagsleben meiner Meinung nach oft viel zu wenig Raum geben. Wie viel Bedarf hier auch bei Kindern und Jugendlichen besteht, sah ich, als ich noch an der Montessori-Schule arbeitete und ein Projekt zum Thema „Leben – Sterben – Tod" anbot. Das Interesse der Kinder an unserer Schule war so groß, dass ich mehrmals hintereinander gebeten wurde, es noch einmal anzubieten. Und es tat ihnen richtig gut: Sie begannen, über alles zu sprechen, auch über eigene schmerzhafte Erfahrungen. Tränen kamen ins Fließen. Ängste wurden geäußert. Frieden mit bereits erlebten schmerzlichen Erfahrungen geschlossen. Schließlich planten die Kids unter meiner sachten Führung sogar eigenständig einen Projekttag mit dem Besuch einer Ausstellung zum Thema in München – außerhalb der Schulzeit – so groß war ihr Interesse an dem Thema.

Aus meinem eigenen Leben waren mir die Gedanken um den Tod nur allzu bekannt, hatte ich mich doch über viele Jahre mit Gedanken an Selbstmord getragen und mein Leben und mich, rückblickend, viel zu wenig geschätzt und geliebt. Der Tod meines ersten Freundes hatte mich in dieser Hinsicht umfassend aus der Bahn geschmissen. Das Thema „Tod" begleitet mich spätestens, seit ich 17 Jahre bin. Als ich später über die Selbstmord-Gedanken hinaus war, jedoch merkte, dass mich jeder Todesfall ziemlich stark mitnahm, hatte ich mir ernsthaft überlegt, ob ich nicht noch eine Ausbildung als Sterbebegleiterin mache. Wer weiß, vielleicht kommt es noch. Derzeit hat es keine hohe Priorität. Jetzt geht es gerade mehr ums bewusste Leben. Aber für möglich halte ich es. Denn ich habe eindeutig noch Lernbedarf, wenn es um „Loslassen" geht!

Dann ereilte mich die Diagnose Brustkrebs und mit ihr anfangs einmal mehr die Gedanken an den Tod – da dies nun einmal eine Art von Erkrankung ist, an der man im dümmsten Fall sterben kann. Auch ich, auch mit nur 44 Jahren und auch, wenn ich noch eine ganze Menge vorhatte und erst jetzt den Spaß am Leben so richtig entdeckte. Ich lebte, für mich absolut keine Selbstverständlichkeit, endlich mal richtig gerne. Das war alles – sehr offensichtlich – kein hundertprozentiges Gegenmittel. Ganz gezielt überlegte ich, was ich bereuen oder bedauern würde, sollte ich in absehbarer Zeit das Zeitliche segnen.

Eine sinnvolle Übung übrigens für schlichtweg jeden Menschen, finde ich. Wir tabuisieren den Tod viel zu sehr, und das, obwohl er bereits im Augenblick unserer Geburt unausweichlich zu unserem

Leben dazu gehört. Völlig falsche Kultur, die wir da praktizieren im Umgang mit Sterben und Tod. Die Tatsache, dass viele Familienangehörige oder Freund/innen sich weigern, mit nahestehenden Menschen über das Sterben zu sprechen, erschwert Vieles im großen und letzten Prozess des Loslassens. Glaube ich. Und finde dieses Verhalten und diese Einstellung wirklich sehr schade. Es gibt Kulturen auf diesem Planeten, da ist der Tod ein Freudenfest. Wir hatten in Bali einmal zufällig das Glück, bei einer Beerdigungs-Zeremonie dabei sein zu dürfen. Alle trugen weiße Kleidung und feierten in guter Stimmung und lautem Treiben den Übergang des Verstorbenen in die andere Welt. Es war wirklich beeindruckend. Und so völlig anders als bei uns!

Ich überlegte also, was ich bedauern würde im Falle, dass. Das wirklich Erfreuliche für mich an dieser Aktion war, dass ich „privatpersönlich" nicht (mehr) auf viele Punkte kam, die offen, unerledigt, belastend oder störend in meinem Leben wirkten. Die mir den Übergang in die andere Dimension zum Zeitpunkt des nahenden Todes erschweren würden oder mich hier länger festhalten würden als es dann eigentlich noch nötig ist.

Irgendwann, wenn es auf das bekanntermaßen unvermeidliche Ende dieses uns derzeit bewussten Lebens zugehen wird. Und stellte Folgendes fest:

Mich belastete seit Jahren die für mich ungeklärte Beendigung einer früheren Freundschaft seitens eben dieser früher sehr lieben Freundin. Irgendwann hatte sie einfach nichts mehr hören lassen und ich wusste bis dato nicht, warum. Ob ich etwas falsch gemacht hatte – und wenn was? – oder nicht... ob ich mich in einer Weise verändert hatte, die ihr nicht gefiel- oder nicht ... Viele Fragen schwirrten mir diesbezüglich in unregelmäßigen Abständen immer und immer wieder durch den Kopf. Dieser aus meiner Sicht ungeklärte Zustand kostete mich viele Gedanken und damit viel Energie. Da ich zudem bis heute mit der Schwester dieser früheren Freundin in einer tiefen freundschaftlichen Verbindung stehe, höre ich auf diesem Weg auch immer wieder von ihr. Diese Situation fand ich komisch und – ja: belastend. Mit ihrer Schwester wollte ich eigentlich auch nicht darüber reden, die hatte ja nichts damit zu tun. Meine „Lebens-Bereinigung“ hatte zur Folge, dass ich den gedanklich seit Jahren geplanten Brief nun endlich schrieb und abschickte. Bereits ein paar Tage später fand ich eine Antwort im Briefkasten. Diese erleichterte es mir, den Lauf der Dinge anzuerkennen und nahm mir die Befürchtung, etwas falsch gemacht zu haben. Die Quintessenz lautete: Nichts verkehrt gemacht – andere Lebensräume – andere Lebenswelten – sie sei nicht so gut im Kontakt halten über lange Distanzen. Das half mir, diese frühere Freundschaft nun ohne Groll als das in mein Leben zu integrieren, was es eben ist: Vergangenheit. Ohne schlechten Beigeschmack. Das war der Erfolg meiner mutigen „Aktion zur Klärung unerledigter Dinge“. Was mir einmal öfter zeigte, dass es absolut unnötig und beinahe dumm ist, unerledigte Dinge auf die lange Bank zu schieben. Klären, was geht – oder abhaken, heißt meine Devise nun. Und wenn Abhaken nicht gelingt, steht eben zwingend eine Klärung an – ob ich will oder nicht. So einfach könnte es oft sein. Ich will es mir in Zukunft einfacher machen. Hatte ich das schon erwähnt? Nun, einmal öfter schadet nicht. Es ist von so großer Bedeutung.

Seit Jahren führe ich – zumindest in Gedanken – eine Wunschliste, was ich in diesem Leben unbedingt noch erleben will, bevor ich – irgendwie, irgendwo, irgendwann, in hoffentlich versöhnter Art – abtrete. Wer den Film „Das Beste kommt zum Schluss“ kennt, weiß genau, was ich meine. Ist übrigens ein ganz herrlicher und wunderbarer Film über zwei ältere Herren (Morgan Freeman und Jack Nicholson), die sich im Krankenhaus kennen lernen, weil beide an Krebs erkrankt sind. Sie stammen aus völlig unterschiedlichen Lebenswelten – der eine ist ein sehr liebenswerter und kluger Otto Normalbürger, der andere ein (nur anfangs) eher unsympathischer Millionär – und gehen auf eine gemeinsame Reise, auf der sie sich noch alle ihre Wünsche erfüllen wollen, die sie vorher im Krankenhaus auf einer immer länger werdenden Liste zusammen gesammelt haben. Zum Weinen und zum Lachen schön, dieser Film. Über die Maßen sehenswert.

Meine Liste gab es schon vor dem Film. Ich ergänze allerdings ebenfalls laufend. Auf ihr steht:

Ich will meinen Lieblings-Neffen und meine Lieblings-Nichte (das darf ich so sagen, ich habe nämlich nur die beiden!) erwachsen sehen werden und ihre Kinder kennen lernen, so sie welche haben werden. Neuerdings keimt auch der Wunsch in mir hoch, dass ich mit meinem Neffen noch gerne in einer Band spielen möchte – oder zumindest ab und zu gemeinsam musizieren. Er ist nämlich in dieser Hinsicht ein richtiges Talent, könnte echt Spaß machen. Dass er das möglicherweise anders sehen könnte, ist mir durchaus bewusst, hier aber nicht von Bedeutung – es geht ja um meine Wünsche.

Ich will glühende Lava ins Meer fließen sehen.

Ich will Wale singen hören.

Ich will ein Buch schreiben – egal, ob es verlegt wird oder nicht: ich will nicht sterben, ohne es wenigstens versucht zu haben. Ganz ehrlich gesagt will ich aber auch, dass es verlegt und ein durchschlagender Erfolg wird!

Ich will zumindest einen der größten und imposantesten Wasserfälle der Welt sehen, besser möglichst viele davon.

Ich will ganz viel Spaß und Freude am Leben haben.

Ich will mehr spielen.

Ich will in einer Gruppe heilsame Lieder wie Mantras, Gospels und Ähnliches singen und will mit einem Mann zweistimmig singen.

Ich will mehr Liebe in meinem Leben.

Ich will CDs besprechen – mit wohltuenden Geschichten oder Märchen oder Übungen.

***

Keine völlig abgedrehten, weltfremden oder unmöglichen Einfälle und Pläne. Bin gespannt, wie weit ich komme – und was vielleicht noch dazu kommt, die nächsten Jahre. So Kleinigkeiten wie „Ich will ein Hochbeet", „Ich will mir regelmäßig Zeit für meine spirituelle Entwicklung nehmen" und „Ich will einen Hund" erwähne ich hier zumindest noch am Rande, da Ziele-Formulieren bekanntlich einen äußerst unterstützenden Einfluss auf die tatsächliche Verwirklichung derselben ausübt. Kann also nicht schaden, wenn ich mir auch kleine Wünsche im Geiste ganz genau vorstelle und sie so anschaulich und detailliert wie möglich visualisiere. Diese erwiesenermaßen funktionierende Übung kann übrigens auch jede/r in sein Leben integrieren ... viel Spaß und Erfolg mit dieser Methode zur leichteren, schnelleren und klarer definierten Ziel-Erreichung!

Die Ausbildung

Wenn Du das Land in Ordnung bringen willst,
musst Du die Provinzen in Ordnung bringen.
Wenn Du die Provinzen in Ordnung bringen willst,
musst Du die Städte in Ordnung bringen.
Wenn Du die Städte in Ordnung bringen willst,
musst Du die Familien in Ordnung bringen.
Wenn Du die Familien in Ordnung bringen willst,
musst Du Deine eigene Familie in Ordnung bringen.
Wenn Du Deine eigene Familie in Ordnung bringen willst,
musst Du Dich in Ordnung bringen.
Asiatische Weisheit

Der Mensch kann nicht zu neuen Ufern vordringen,
wenn er nicht den Mut aufbringt, die alten zu verlassen.
André Gide

Einen fürwahr Ausschlag gebend hilfreichen Motivator, den ich nicht missen möchte, stellte der Beginn meiner Ausbildung zur Kinder- und Jugendtherapeutin dar. Dass ich noch eine Ausbildung zur Therapeutin machen wurde, wusste ich bereits während des Studiums. Dass es eine systemische sein würde, war mir kurz nach Ende sowohl des Studiums als auch meiner eigenen Gestalttherapie klar. Dass es so lange dauern würde, bis ich wirklich angreifen würde, hätte ich nicht gedacht. Doch es ist nie zu spät – und in dem Fall war das Timing von oben „zufällig" mal wieder goldrichtig. *Thanks to the Universe!*

Bereits seit März war ich angemeldet und hatte mit meinen Chefs besprochen, dass ich meinen bisherigen Job als Pädagogische Leitung nur noch so lange ausüben würde, bis ein/e geeignete/r Nachfolger/in gefunden war. Aus gesundheitlichen und persönlichen Gründen, man höre und staune, hatte ich entschieden, diese Tätigkeit nicht länger als nötig weiter auszuüben. Mir war eindeutig der Stress und die psychische Belastung zu groß. Schlaflos verbrachte ich die Nächte, während mir tausend vermeintlich unglaublich wichtige Dinge, die Arbeit betreffend, durch den Kopf schwirrten. Beinahe täglich ereignete sich komplett Unplanbares, was mir jegliche angepeilte Tagesstruktur völlig durcheinander schmiss. Es gibt Menschen, die solchen Tätigkeiten in ständiger Alarmbereitschaft gewachsen sind – ich gehöre definitiv nicht dazu. Wie mein middle big boss das seit Jahren alles so packt, war mir von Anfang an ein Rätsel ... Ich litt immens darunter, keine Zeit für die Dinge zu haben, die mir eigentlich wichtig waren, sondern in jeder Alarm-Situation auf der Matte stehen zu müssen. Machte ein/e Schüler/in an der Schule größere Schwierigkeiten, wurde als JaS-Zuständige ich gerufen, um die Situation zu deeskalieren – und meist die oder den Betroffene/n gleich mit zurück ins Haus zu nehmen. Meine Zuständigkeit für die heilpädagogischen Tagesgruppen war für meine Begriffe mit haarsträubend aufregenden Situationen verbunden, bei denen ich jedes Mal sofort losflitze, wenn das Telefon klingelte – und alles andere liegen und stehen ließ bzw. lassen musste. Selten hatte ich nach meinem Empfinden Zeit, schöne Dinge mit den Kids zu machen – ich kreuzte meist dann auf, wenn es Ärger gab – und meistens das zu tun, was man mir sagte. Die Position der Erziehungsleitung ist per se ein bisschen verzwickt. Dazu kommt sicherlich die persönliche Seite. Ich bin – oder hoffentlich war! – ja auch nicht ohne, wenn es um das gekonnte Verkomplizieren der Dinge des Lebens geht. Natürlich lagen einige meiner Probleme daran, wie ich gestrickt bin. Zu Beginn meiner Tätigkeit tauschte ich mich über meine Sorgen in Bezug auf meine Tätigkeit mit einer früheren Freundin aus, die viele Jahre im Heimbereich gearbeitet hatte. Als ich ihr anvertraute, dass ich mich manchmal den Anforderungen nicht gewachsen fühle oder dieses gefühlte Durcheinander mich öfters sehr belaste, meinte sie nur kategorisch: „Das liegt nicht an dir, Miri – das ist system-immanent." Beruhigend – jedoch nicht wirklich hilfreich in dem Sinne, dass ich die Situation nun besser hätte händeln können. Ich äußere meine Meinung einmal, wenn sie denn anders ist als die der Vorgesetzen – und wenn mein Gegenüber darauf nicht explizit eingeht, dann halte ich die Klappe und tue einfach, was von mir erwartet wird. Ich glaube , ich hatte mein exorbitant aufgeplustertes Harmoniebedürfnis an anderer Stelle bereits erwähnt ... Mitunter aus all diesen Gründen – neben den gesundheitlichen – war ja mein Wunsch nach einem Wechsel der Tätigkeit entstanden. Zum guten Glück wollten meine Chefs mich trotzdem als Angestellte im Haus behalten und trugen meinen Wunsch, in den Therapiebereich zu wechseln, mit. Sogar die Kosten der Ausbildung wurden übernommen – heutzutage absolut keine Selbstverständlichkeit. Ich war happy. Diese Gespräche liefen im Januar oder Februar, die Entscheidung und Anmeldung erfolgten wie gesagt im März. Für mich war alles auf einem guten Weg. Trotzdem hatte ich mich – was den Gesundheitsaspekt betraf – danach sozusagen selbst rechts überholt ... mir ist nicht völlig klar, warum das noch sein musste. Diese Ausbildung aber wollte ich jedenfalls und allen Widrigkeiten zum Trotz unbedingt wie geplant starten! Das war die letzten Monate mein großes Ziel gewesen, das ich immer vor meinen inneren Augen und im Kopf gehabt hatte.

Mein Vorstellungsgespräch beim IFW (der ausbildenden Institution) hatte ich noch mit Haaren, also im Juni, wahrgenommen. Mein zukünftiger Ausbilder und ich hatten den ursprünglich geplanten Termin extra vorverlegt, da ich mir nicht sicher war, ob ich das mit meinem neuen Aussehen – sprich der mit an Sicherheit grenzender Wahrscheinlichkeit zu erwartenden Glatze – so gut wie im normalen Leben schaffen würde. Die Ausbilder/innen waren informiert, dass ich eventuell aus behandlungstechnischen oder gesundheitlichen Gründen nicht alle Seminar-Termine einhalten konnte. Es war besprochen, dass ich dabei war, wenn es mir möglich war – und Einheiten mit dem nächsten Kurs nachholen konnte, wenn es mir nicht möglich war, teilzunehmen. Diese Regelung galt davon abgesehen aber für alle anderen auch.

Obwohl ich mich nach der fünften Chemo die ersten Wochen kaum bewegen konnte und mich brutal kaputt, schlaff, müde, k.o., rund und schwerfällig fühlte, packte ich einige Tage später, insgesamt exakt vier Wochen nach der letzten Chemo, meine Siebensachen und fuhr – sogar eigenhändig! – mit dem Auto los. Dank Superzustand verfuhr ich mich so konsequent bei jeder einzelnen Möglichkeit dazu, dass ich es trotz eines Zeitpuffers von eineinhalb

Stunden bei ebensolcher Fahrtzeit schaffte, fünf Minuten zu spät anzukommen. Wäre mir früher super-peinlich gewesen – war mir diesmal super-egal. Ich war einfach nur froh, da zu sein – und vor allem unendlich dankbar, dabei sein zu können. Nach allem, was ich hinter mir hatte. Egal in welchem Zustand: Ich war mit von der Partie! In den Mittagspausen fiel ich – nach den unvermeidlichen Riesenportionen, die ich natürlich unbedingt verdrücken musste – sofort ins Bett und lag bewegungsunfähig, bis der Wecker klingelte, um den baldigen Beginn der Nachmittags-Stunden anzukündigen. Sofort nach dem Abendessen plumpste ich wiederum ins Bett und schaffte es morgens trotz wenigstens zehn Stunden Schlaf oder Ruhen kaum aus den Federn. Mir war alles egal – Hauptsache, ich war dabei! Das hatte wohl Symbolcharakter für mich: Der erste Baustein für meine neue berufliche Tätigkeit, die in einem wieder gesundeten Leben beginnen würde – und mir mehr entsprechen wird als die vergangene. Das wollte ich auf gar keinen Fall verpassen. Für diese epochale Anstrengung bekam ich einmal mehr wunderbares feedback von meinen Kurs-Kolleginnen und Ausbilder/innen, das mir, gerade in dieser Verfassung, natürlich sehr, sehr gut tat. Und auch wenn ich am zweiten Ausbildungswochenende wohl wegen der Anschlussheilbehandlung wirklich nicht dabei sein werde, freute ich mich jetzt schon, all die lieben Menschen dort beim dritten Seminar wieder zu sehen. In einer meinem normalen Zustand bestimmt schon sehr viel ähnlicheren Verfassung als beim ersten Mal. Grundgütige gute Göttin – die werden staunen, wie ich eigentlich bin – wenn ich wieder annähernd so kann, wie ich eigentlich will!

Die Bedeutung der Menschen in meinem Leben

"Unsere tiefste Angst ist nicht,
dass wir unzulänglich sind,
unsere tiefste Angst ist,
dass wir unermesslich machtvoll sind.
Es ist unser Licht, das wir fürchten, nicht unsere Dunkelheit.
Wir fragen uns:
„Wer bin ich eigentlich,
dass ich leuchtend, hinreißend, begnadet und phantastisch sein darf ?"
Wer bist du denn, es nicht zu sein ?
Du bist ein Kind Gottes.
Wenn du dich klein machst,
dient das der Welt nicht.
Es hat nichts mit Erleuchtung zu tun,
wenn du schrumpfst,
damit andere um dich herum sich nicht verunsichert fühlen.
Wir wurden geboren,
um die Herrlichkeit Gottes zu verwirklichen,
die in uns ist.
Sie ist nicht nur in einigen von uns:
Sie ist in jedem Menschen.
Und wenn wir unser eigenes Licht erstrahlen lassen wollen,
geben wir unbewusst anderen Menschen die Erlaubnis, dasselbe zu tun.
Wenn wir uns von unserer eigenen Angst befreit haben,
wird unsere Gegenwart ohne unser Zutun
andere befreien."

Aus der Antrittsrede von Nelson Mandela 1994

Man kann aus jedem Gespräch, bei dem man selbst nicht dauernd redet,
sondern ganz einfach zuhört, unendlich viel erfahren und lernen.

Roman Herzog

Jede/r ist ein Individuum und zeichnet sich durch spezielle Eigenschaften aus – in positiven wie auch in schwierigen oder entwicklungsbedürftigen Bereichen. Anhand meiner Art, mich meiner Umwelt in diesen Zeiten trotz allem mitzuteilen, wird sicher schon deutlich, dass es mir wichtig ist, in Kontakt zu sein. Ich bin eindeutig ganz grundsätzlich Philantropin, für mich gibt es ganz einfach nichts Interessanteres als Menschen. Menschen und ihre Lebensumstände, was sie bewegt und wie sie ticken. Bezeichnend finde ich, dass Menschen mir immer wieder innerhalb von Minuten nach dem Kennenlernen ihre gesamte Lebensgeschichte erzählen können – auch wenn sie mich vorher nie gesehen haben und klar ist, dass das Treffen und Zusammensein einmalig bleiben wird. Ebenso bezeichnend für mich ist, dass ich Kontakte über Jahre und Jahrzehnte aufrecht erhalte, weil mir an diesen Menschen viel liegt – auch wenn Jahre vergangen sind, dass Verbindendes Alltag war – wie Studium, Nachbarschaft oder Kollegentum. Selbst wenn diese irgendwann ins Herz Geschlossenen am anderen Ende Deutschlands, in komplett anderen Lebensumständen oder sogar in anderen Ländern und Kontinenten leben: Ich halte den Kontakt. Viele können das gar nicht nachvollziehen – und mich stresst es manchmal selbst ein bisschen. Aber diese vielen Menschen mit ihren so völlig unterschiedlichen Lebens-Geschichten und Charakteren faszinieren mich einfach sehr und ich finde es unglaublich interessant, so unterschiedliche Menschenwesen zu kennen und über lange Wegstrecken begleiten zu dürfen. Auch besuche ich gerne mal liebe Mitmenschen und noch lieber bekomme ich von ihnen Besuch. Was ich allerdings überhaupt nicht packe, ist, wenn jemand „Besitz ergreifend“ wird oder regelmäßige Kontakte fordert. Eine sogenannte „beste Freundin“ hatte und war ich nur einmal in meinem Leben – in meiner Kindheit – und werde es wohl auch nie wieder sein. Das scheiterte an genau diesen Besitzansprüchen. Ich brauche die Freiheit, Viele kennen und mögen zu dürfen. Wenn es auch missverständlich klingen kann: Ich liebe einfach viele Menschen von Herzen. Männer wie Frauen. Mädels wie Jungs. Kinder wie Rentner/innen. Normale und solche mit Macken. Ist ja klar.

Andererseits bin ich aber auch unendlich gerne zu Hause – ohne Besuch, ganz allein (oder allein mit Markus). Auch unterwegs bin ich gerne alleine – sehr oft möchte ich gar nicht, dass bei meinen Ausflügen und Spaziergängen jemand dabei ist. Manchmal schon – aber oft eben auch nicht. Denn ich finde auch mein eigenes Leben sehr spannend und interessant und habe unglaublich viele Interessensgebiete, die meine Zeit brauchen und wollen. Also stehe ich durchaus nicht immer zur Verfügung. Und warum auch immer, ich habe eine eigenartige Aversion gegen das Telefonieren. Wobei ich mich oft freue, wenn eine Freundin mich anruft – aber selber den Weg zum Telefon gehen und die Hürde des aktiven Parts übernehmen, das fällt mir oft sehr schwer. Dann habe ich im Zweifelsfall vermeintlich doch wieder lieber meine Ruhe.

Das Schreiben ist mein Kommunikationsmittel. Und heutzutage gibt es Viele, die diesen Weg teilen können und wollen. Dank Internet auch im Ausland. Dafür bin ich dankbar. Das kann ich machen, wann ich will – und mein in dem Moment zugegeben virtuelles Gegenüber kann es genau so handhaben. Mein Bruder versteht das zum Beispiel nicht so ganz – er findet, E-mailen sei kein wirklicher Kontakt. Finde ich aber schon, wenn natürlich selten ausschließlich. Besuche und Telefonate gibt es ja trotz allem auch. Aber vielleicht doch seltener als bei anderen. Und natürlich bei denen, die in der Nähe leben, weit öfter als bei denen in der Ferne. In welcher sich aber in meinem Fall doch relativ viele meiner Herzensmenschen befinden. Aus diesem Grund finde ich das weltweite Netz ganz grandios.

Ich habe also etliche und grundverschiedene Leute, weltweit verstreut, von Herzen gern – sehe sie aber nicht unbedingt regelmäßig und melde mich nicht regelmäßig bei ihnen. Zum Glück habe ich doch ein paar gefunden, die mit dieser meiner Art umgehen können. Die Unterstützung, die ich von ihnen in der Zeit bekam, in der mir selbst das Sprechen zu anstrengend war, war mir sehr, sehr, sehr wichtig und hilfreich.

Zum Abschluss noch eine E-mail in English, zum Abrunden des Gesamtbildes, welche Menschen ich so kenne und wie sie mich dankenswerterweise begleiten. Anne kenne ich seit meiner Reise durch Honduras und Guatemala im Jahr 2000. Sie ist gebürtige Kanadierin, reiste vor ca. 25 Jahren mit ihrem damals siebenjährigen Sohn mit dem Auto gen Guatemala, blieb hier irgendwie und irgendwo hängen und gründete irgendwann mit ihrem jetzigen Lebensgefährten Enrique eine Klinik im Urwald, in der die Menschen nichts für die Behandlungen bezahlen müssen. Mittlerweile sind aus diesem ursprünglichen Projekt „Ix-Canaan" jede Menge anderer entstanden, vor allem solche, die es Frauen ermöglichen, (finanziell) selbstständig zu werden, was ich besonders gut finde. Dies ist ein Ausschnitt einer E-mail von einer Gesamtlänge von drei Seiten.

> *Gesendet: So 07.08.2011 14:00*
> *Betreff: Re: June 2011*
> *Hi Miriam,*
> *I am shocked and saddened to hear your news ... as far as one's personal health is concerned, one can't imagine too many worse things than to get a diagnosis of cancer. Of course, in the way that you and i think about things like this, it is a challenge, and an opportunity for growth. BUT WHO NEEDS IT???? As near as i can see ... and maybe you will have noticed the same thing ... lots of people, especially people on the Growth Path ... are right now being faced with huge challenges and lessons, and i think this is because our time is getting short and we need to be beating at a Higher Frequency in order to deal with what is coming in. At least i would like to believe that that is what it is all about.*
> *So have you finished with the chemo yet? How has it been for you? Have you been very ill with it? I hear they have come a long way with chemo and it doesn't make you as sick as it did in years before, but its all relative, I suppose. Is this episode causing you to make changes in your life?*
> *I, too, have had a PAINFUL BIG AWAKENING (if i could call it that), and that is the main reason that i haven't written back sooner. My last day of my old life was February 28th. (...)*

Wenn wir uns nicht in seitenlangen E-mails gegenseitig aus unseren Leben berichteten, kamen auch einmal solch kurze Nachfragen von Anne:

Gesendet: Donnerstag, 22. September 2011 03:49
Betreff: thinking of you
Hi Miriam,
I‘ve been thinking about you a lot these days, and wondering how you are?
xoxoxox Anne

Ich freue mich einfach darüber, dass es Menschen in meinem Leben gibt, die mich mit so einer ehrlichen Anteilnahme begleiten – und hoffe, ich mache das umgekehrt genauso liebevoll.

Niemand kann einer in schwierigen Lebenssituationen wirklich etwas von Bedeutung abnehmen. Aber das Gefühl, sie würden es gern tun oder sie nehmen echten Anteil – alleine das tut mir durch und durch gut. Danke an alle, die mir dieses Gefühl in diesem Leben und vor allem in dieser doch sehr speziellen Lebensphase schenkten und immer noch schenken!

Mein individuelles Gesundungs-Begleit-Programm

Es ist was es ist

Es ist Unsinn,
sagt die Vernunft.
Es ist, was es ist,
sagt die Liebe.
Es ist Unglück,
sagt die Berechnung.
Es ist nichts als Schmerz,
sagt die Angst.
Es ist aussichtslos,
sagt die Einsicht.
Es ist, was es ist,
sagt die Liebe.
Es ist lächerlich,
sagt der Stolz.
Es ist leichtsinnig,
sagt die Vorsicht.
Es ist unmöglich,
sagt die Erfahrung.
Es ist, was es ist, sagt die Liebe.

Erich Fried

Ein Mensch erhofft sich fromm und still,
dass er einst das kriegt, was er will.
Bis er dann doch dem Wahn erliegt,
und schließlich das will,
was er kriegt.

Eugen Roth

Als etwaige Inputs für interessierte Schicksalsgefährt/innen und als allgemeine Informationen möchte ich auch dem Thema „Mögliche Begleittherapien“ Raum widmen. Diese Tipps erheben absolut keinen Anspruch auf Richtigkeit, nachweisbare Überprüfbarkeit oder Vollständigkeit: Es sind schlicht und ergreifend meine ganz persönlich gesammelten Informationen und meine ureigensten Erfahrungen zum Thema, die ich – weil in Eigenexperimenten für gut befunden – gerne weitergeben möchte. Ich kann mich nicht mehr an alle Quellen erinnern, aber es sind gesammelte Tipps Anderer, Dinge, die ich in fachspezifischen Büchern gelesen habe, die ich aus meinem eigenen Berufsleben kenne oder Informationen von Ärzt/innen, allerdings aus sehr unterschiedlichen Lagern. Manchmal dachte ich schon: „Frag zwei Ärzte – und du hast drei Meinungen!" Doch diese Meinungs-Vielfalt spiegelt für mich nur wider, wie unterschiedlich und besonders ja jede einzelne Patientin und jeder einzelne Patient sind. Und natürlich auch alle Behandler/innen und Ärzt/innen. Es kann für mein Verständnis kein für alle Individuen gleichermaßen gültiges „Patent-Rezept zur Heilung von Brustkrebs" oder für die „optimale Begleitbehandlung bei Chemo- und Strahlentherapie" geben. Manche brauchen auch überhaupt gar nichts dazu und das ist selbstredend genau so in Ordnung wie wenn doch. Mir zum Beispiel gab dieses Informieren und Suchen nach Dingen, die ich selbst beitragen kann, um wieder ganz gesund zu werden, ein Gefühl der Selbstverantwortung. Oder das Gefühl, zumindest irgendwo, wenigstens teilweise mitreden zu können, was mit mir passierte. Der bereits erwähnte Dr. Bernie Siegel nennt in seinem Buch „Prognose Hoffnung" Menschen wie mich „außergewöhnliche Patient/innen": „Außergewöhnliche Patienten manifestieren den Willen zum Leben auf besonders machtvolle Weise. Sie nehmen ihr Leben selbst in die Hand, auch wenn sie früher nie dazu fähig waren, und sie arbeiten hart an ihrer Gesundheit und an ihrem seelischen Frieden. Sie verlassen sich nicht darauf, dass die Ärzte die Initiative ergreifen, sondern sie benutzen sie als Teil eines Teams, stellen die höchsten Forderungen an Technik, Hilfsmittel, Interesse und Offenheit. Wenn sie nicht zufrieden sind, wechseln sie den Arzt. Aber außergewöhnliche Patienten sind auch voller Liebe, sie verstehen die Schwierigkeiten, denen sich ein Arzt gegenüber sieht. (...)"

Mich permanent aktiv in meinen Gesundungsprozess einzumischen tat mir gut. Und ich bilde mir ein, einige der ergriffenen

Maßnahmen halfen mir wirklich. Ich glaube sogar: sehr. Nur: Ich weiß nicht, was genau ... aus diesem nun folgenden Pool ... Und ich weiß auch nicht sicher, ob es überhaupt so ist, wie ich denke. Ich bin nur ganz einfach restlos davon überzeugt ;-)

Manche der Maßnahmen hatten bereits vor der Schock-Diagnose ihren festen Platz in meinem Leben – also auch im normalen – manche waren nur temporäre Begleitmaßnahmen während des Gesundungsprozesses. Nun denn ... hier meine Vorschläge zur Gesundwerdung und Gesunderhaltung.

Seit Jahren fahre ich zu diversen, meinen jeweiligen Wohnorten nächst gelegenen Quellen, um mir dort das Wasser zu holen, das ich trinken will. Ich stehe voller Überzeugung auf Quellwasser und kann mir nicht vorstellen, dass es natürlicheres, gesünderes oder lebendigeres Trinkwasser gibt. Neigen sich meine Vorräte zu Ende, gibt es notfalls auch mal Leitungswasser, ganz selten gekauftes. Mein Trinkglas oder die Wasserkaraffe stelle ich dann mittlerweile regelmäßig auf Symbole wie die Blume des Lebens oder lege Heilsteine hinein, um das Wasser mit guten Energien und Kraft aufzuladen. Wichtig ist mir des Weiteren, dass ich ganz allgemein genügend Flüssigkeit in Form von Wasser oder Kräutertee zu mir nehme – eineinhalb Liter pro Tag sind absolutes und seltenes Minimum, zweieinhalb Liter möchte ich grundsätzlich schon gerne schaffen.

Seit Jahren achten mein Mann und ich auf eine gesunde und ausgewogene Ernährung, ich sammle so oft wie nur möglich frische Wildkräuter und gebe diese zum Salat oder koche Wildkräutersuppen oder –spinat, mal eine Quiche aus Wildgemüsen und (Wild) -kräutern oder presse frische Säfte daraus. Ebenso wie dem Quellwasser schreibe ich dieser Art von Ernährung einen ungeheueren Energiewert zu. Solange ich noch halbwegs fit war, praktizierte ich dies auch in Chemo-Zeiten.

Seit Jahren verwende ich Heilsteine und Aromaöle, um mir Gutes zu tun. Die Steine werden (un)regelmäßig entladen und/oder aufgeladen und finden Verwendung entweder direkt als Kette oder Handschmeichler am Körper getragen, während Meditationen auf bestimmte Chakras oder Körperstellen gelegt sowie als

Steinwasser getrunken. Hierfür wähle ich mithilfe einschlägiger Bücher je nach dem Symptom oder Bereich, für den ich etwas tun möchte, die geeigneten Steine aus – oder per intuitivem Fühlen – und lege sie für mindestens zwei Stunden in eine Karaffe mit Wasser. Danach trinke ich dieses Wasser in der Hoffnung und sicheren Annahme, dass es mir hilft und gut tut. Mit den – selbstredend biologischen – Aromaölen verhält es sich ähnlich: Je nach angestrebter Indikation wähle ich ein passendes Öl aus. Dieses verdampfe ich entweder in Duftlampen, die bei mir in mehreren Zimmern stehen, oder ich mische ein Massage-Öl daraus oder mixe einen Badezusatz. Hierfür braucht man eine Trägersubstanz wie z.B. Honig oder Sahne, damit das Öl sich mit dem Wasser tatsächlich verbinden und somit erst wirken kann.

Seit Jahrzehnten schon beschäftige ich mich mit medialen Hilfsmitteln wie Karten legen, Runen und manchmal auch Pendeln. Meine Fähigkeiten liegen hier ganz eindeutig in der Arbeit mit Karten – besonders, wenn ich sie für andere lege und interpretiere. Für mich selbst finde ich es ein bisschen schwieriger, es funktioniert aber überwiegend auch richtig gut. Da Karten meine erste Wahl sind, habe ich deren Bestand über Jahrzehnte ordentlich aufgebaut und bin mittlerweile stolze Besitzerin diverser Tarot-Decks, von Krafttierkarten, Pflanzenkarten, Brain-Gym-Karten, Yoga-Karten, Engelkarten und – worüber ich mich ganz speziell freue – der „Karten der Erkenntnis", welche ich besonders spannend finde. Abgesehen von den hilfreichen Tipps, die bei achtsamer Deutung wirklich fast immer heraus kommen, wenn ich mir für mich oder jemanden anderen die Zeit nehme, sich einem Thema so intensiv zu widmen, ist es definitiv eine Maßnahme zur Entschleunigung und zum Runterkommen. Ziel erreicht, würde ich sagen – zumindest ich bin alleine damit eigentlich schon zufrieden. Mir macht es allerdings auch richtig Spaß. Allerdings findet so eine *session* heutzutage nicht öfters als höchstens im Durchschnitt einmal im Monat statt. Ich habe im Lauf der Jahre gelernt, meinem Gefühl auch ohne Medium mehr und mehr zu vertrauen.

Ebenfalls bereits seit Jahrzehnten begebe ich mich regelmäßig in diverse Krankengymnastik-Praxen, um meinem in dieser Hinsicht doch recht geplagten Körper Hilfe angedeihen zu lassen im Bereich Rückenschmerzen, Verspannungen, etwaige Akutverletzungen sowie Behandlungen der Fibromyalgie. Seit der ersten OP, in der der Tumor entfernt worden war, gehörten nun auch Lymphdrainagen zum wöchentlichen Programm, laut meinem Arzt eine Maßnahme, die ich unterstützend sehr langfristig beibehalten sollte. Ich sollte noch erwähnen, dass die physikalische Praxis, in der ich in Behandlung bin, auf Frauen mit Brustkrebs spezialisiert ist – nachdem die Besitzerin selbst zwei Mal davon betroffen war und so praktisch aus eigener Erfahrung heraus zur Expertin dafür wurde. Der Göttin sei es gedankt ist sie seit zehn Jahren wieder völlig gesund – aber eben mit besonderem Verständnis und Fachwissen für Frauen wie mich gesegnet. Auch wenn sie so „leichte" Fälle wie mich auf Dauer nicht selbst behandelt oder einfach schon zu lange ihre zahlreichen Stammpatientinnen hat, so sind doch ihre Mitarbeiterinnen ebenfalls sehr kompetent und können sie im Bedarfsfall jederzeit um Rat fragen. Während die Behandlungsmethoden, die sie anwendet, eher schmerzhafter bis zu Tränen rührender Natur sind, tun Lymphdrainagen mir einfach nur gut. Damit sind ausnahmsweise selbst für mich mal kaum Schmerzen verbunden, es ist eine überwiegend wirklich sehr angenehme Behandlung. Mit ab und zu recht erheiternden Begleit-Momenten. Da lag ich doch im Dezember, während mein Antrag auf die onkologische Reha-Maßnahme noch lief, für meine Begriffe relativ entspannt zum Nachruhen in meiner Kabine, als ich folgenden Dialog aus der Kabine nebenan mitverfolgen durfte.

Die Behandlerin fragte ihre Patientin: „Aber gebracht hat Ihnen die Reha-Maßnahme schon etwas, oder?" Ein wie aus der Pistole geschossenes und äußerst überzeugendes „Nein! Überhaupt nicht!" aus tiefster Seele war die Antwort. Die Erklärung dafür folgte auf dem Fuße. „Ich hatte ja so Heimweh. Sie können sich ja überhaupt nicht vorstellen, was ich für Sehnsucht nach zu Hause hatte. Ich hatte ja schon Sehnsucht nach dem Hund meiner Schwester – so weit war ich schon!" Schmunzelnd lag ich auf meiner Liege nebenan. Wenn das mal nicht eine der weltbesten Veranschaulichungen des Begriffes Heimweh war! Sensationell. Die Erinnerung an die überzeugende Vehemenz der Dame beim Erzählen erheitert mich noch heute. Allerdings möchte ich hier erwähnen, dass der Dialekt, den wir sprechen, ganz anders klingt und auch ganz anders rüber kommt. Auf „Boarisch“ lautete die Antwort der Dame nämlich so: „Na, üwahaubbd ned! I hob ja a so Hoamwä ghobbd. Sie kinnan Eana ja üwahaubbd ned voaschdean, wos i für a Hoamwä ghobbd hob! I hob ja scho Hoamwä nochm Hund vo meina Schwessda ghobbd – so weid wa ich scho!“

Bereits Monate vor Beginn der Chemo hatte ich begonnen, morgens auf nüchternen Magen ein 250 ml-Glas Sole zu trinken. Diesem mit hochwertigem Salz angereicherten (Quell-)Wasser werden gar wunderliche und erstrebenswerte Heilwirkungen zugeschrieben, von wohltuenden Auswirkungen auf den Magen-Darm-Trakt bis hin zur Gewichtssteuerung, Hautreinigung, Entgiftung, Regulierung der Atemwege, des Schlafes, Steigerung der Vitalität, Ausgleich der Zellspannung etc. Vieles davon stimmt womöglich auch, wenn auch einer meiner Ärzte mal meinte: „Dass das etwas hilft, ist nicht wirklich bewiesen“. Ich entgegnete ihm: „Das ist, wie es fast immer ist: Es wird genau das bewiesen, was der Auftraggeber der Studie hören will!“ Wir grinsten uns beide an, wohlwissend: Da war was dran! Wunderdinge kann ich nun zwar tatsächlich auch nicht berichten. Trotzdem glaube ich fest daran, dass es meinem Körper gut tut und ihm zuträglich ist. Und wie heißt doch ein so schön lapidarer Spruch: „Hilft es nicht, so schadet es jedenfalls auch nicht.“ Dem zumindest stimmte auch nämlicher Arzt zu.

Von Beginn der Chemo an trank ich so gut wie täglich blutbildende, gesunde, rote Obst- und Gemüsesäfte. Darüber hinaus achtete ich noch mehr als sonst darauf, ebensolche Gemüse zu essen und in abwechslungsreichen Gerichten zu verarbeiten. Ich nahm täglich Mariendistel-Präparate, um die Leber zu entlasten und legte mir regelmäßig etwa drei Mal die Woche Leberwickel auf, um mit diesen dann etwa eine Stunde zu ruhen. Eine wirklich einfach durchzuhaltende, da nur zwei Tage dauernde Leber-Entgiftungskur, die ich von meiner früheren Homöophatin aus Greifswald kenne, ist folgende. Sie wird zwei Mal pro Jahr, im Frühling und im Herbst, empfohlen, um den Leberstoffwechsel anzuregen.

Am ersten Tag vormittags ein Vollbad nehmen, danach mit einem Leberwickel eine halbe bis ganze Stunde in Rückenlage ruhen. Hierfür Schafgarbentee vorbereiten, nach dem Bad ein Leinentuch darin tränken, dieses auswringen und über die Leberregion (rechter Oberbauch/unterhalb des Rippenbogens) legen, darauf eine Wärmflasche legen und alles mit einem Frottee-Handtuch umwickeln. Darüber kommt eine Wolldecke – und so eingemümmelt wird geruht. Nach dem Ruhen gibt es noch eine leichte Mahlzeit, zum Beispiel gedünstetes Gemüse, Reis, Kartoffeln oder eine Gemüsesuppe. Dann wird gefastet bis auf folgende Leckerlis: Um 18 Uhr und um 20 Uhr gibt es je 200 ml Sauerkraftsaft zu trinken, um 22 Uhr ein Gemisch aus 175 – 190 ml frisch gepresstem Grapefruitsaft und 125 ml angewärmtem, kalt gepresstem Olivenöl. Spätestens da scheiden sich die Geschmäcker, doch dieser Cocktail hilft, die durch den sauren Saft angeregte Gallebildung aus dem Körper zu lösen und auszuscheiden. Nachts schläft man wiederum mit einem Leberwickel wie oben beschrieben, in Rückenlage und mit Wärmflasche. Am zweiten Tag um sechs und acht Uhr morgens gibt es noch einmal je 200 ml Sauerkraftsaft zu trinken, bis Mittag sonst nur Tee und Wasser. Ab mittags kann wieder leichte Nahrung eingenommen werden. Im Anschluss an diese Entgiftung wird empfohlen, eine Kur mit drei Mal täglich einem Esslöffel Löwenzahnsaft und Artischockensaft im Wechsel anzuschließen.

Eine weitere regelmäßige Maßnahmen zur Gesundung war das Trinken von Ingwertee und das Kauen roher Ingwer-Scheiben, die nicht nur gegen die chemobedingte Übelkeit helfen sollen, sondern auch die Immunkräfte stärken. Ingwertee trinke ich ebenfalls auch im normalen Leben bereits seit meiner ersten langen Auslandsreise im Jahr 1990, wo ich ihn auf den Philippinen bei einer *faithhealerin* kennen lernte. Die rohen Ingwerscheiben verteilte ich an Chemo-Tagen nur zu bereitwillig und großzügig an Leidensgefährtinnen und ergötzte mich dann zugegebenermaßen an den im Anschluss an den ersten Biss meist ein bisschen schmerzlich verzogenen Gesichtern. Geteiltes Leid ist halbes Leid und Lachen immer noch die beste Medizin!

Spazieren gehen stand bei mir so oft wie nur möglich, am besten wirklich jeden Tag auf dem Programm. Wenn es mir kräftetechnisch möglich war, walkte ich Nordic, wenn nicht, ging ich einfach in mäßigem Tempo. Hauptsache Bewegung an der frischen Luft. Diese konkrete Maßnahme erwähnte übrigens praktisch jede/r Ärztin oder Arzt, nicht nur eine/r unter Vielen.

Eine Entspannungsmethode ist mit Sicherheit sehr hilfreich, egal ob Meditation, Yoga, Autogenes Training, Muskelentspannung nach Jacobsen, Tai Chi, Qi Gong oder was auch immer. Auch hier spürt jede/r selbst am Besten, was das Richtige für sie oder ihn ist. Persönlich wechsle ich zwischen Yoga, AT, PM und diversen geführten Traumreisen ab.

Meine regelmäßigen Dankbarkeits-Übungen morgens und/oder abends habe ich bereits erklärt.

Mein Bruder, Apotheker von Beruf, steuerte regelmäßig aufbauende und kräftigende Arzneimittel zu meiner Gesundung bei, von Umckaloabo über diverse Vitamin-Brausetabletten oder Säfte und Kapseln, die diesem Zwecke dienen. An einem Gebräu scheiterte ich allerdings innerhalb weniger Tage: Kräuterblut. So gesund dieser Trunk sein mag – ich brachte ihn nach äußerst kurzer Zeit einfach nicht mehr runter. In Kombination mit der Chemo führte er bei mir derart zuverlässig zu einem so ausgeprägten Würgereiz, dass ich darauf schleunigst wieder verzichtete. Es fand sich jedoch kurz nach dieser Erkenntnis jemand, der sich darüber freute – und ich war froh, den Saft nicht wegschmeißen zu müssen.

Seit Beginn der Chemo gönnte ich mir regelmäßig die sogenannten „Vitalinfusionen" bei meinen Hausärzten. Diese bestehen aus einer speziellen Mischung zur Unterstützung des Immunsystems. Die Rezeptur hatte einer meiner Ärzte einem Kollegen entlockt – wie er erzählte nach einer Tagung und nach dem dritten Bier. „Sonst hätte der die Bestandteile nicht heraus gerückt!"

Außerdem gönnte ich mir den bereits beschriebenen Termin bei einer EMDR-Therapeutin und einen bei einer allgemein ganzheitlichen und speziell schamanisch arbeitenden Heilerin aus dem Nachbardorf. Allerdings sind auch dies Maßnahmen, die mein ganzes Leben immer mal wieder begleiten.

Visualisationen und (Heil-)Meditationen traue ich immense Heilkräfte zu, vielleicht die durchschlagendsten von allen. Hilfreich können per CD angeleitete Visualisationen sein, z.B. die von den Simontons oder Dr. Centurioni, Margit und Rüdiger Dahlke, Dr. R. M. Hölker oder Dr. Ebo Rau/ Dr. Irmey. Es gibt allgemein gehaltene zum Thema Heilung und speziell auf Krebserkrankungen abgestimmte. Nach einiger Zeit ging es für mich allerdings bei regelmäßigem Üben genau so gut mit selbst angeleiteten Visualisierungen. Da passen Wortwahl, Tempo, Stimme und Bilder zuverlässig – das kann anders sein bei gekauften CDs. Komme ich aber aus der regelmäßigen Übung heraus oder spüre von Anfang an, dass gedankliche Unwetter in meinem Gehirn toben, die mir die Konzentration erfahrungsgemäß massiv erschweren, benutze ich immer wieder sehr gerne die gekauften CDs.

Yoga gehört seit vielen Jahren oder besser Jahrzehnten zu meinem Leben, phasenweise allerdings lasse ich es wieder sehr in Vergessenheit geraten – ein Auf und Ab wie bei so vielem anderen in meinem Leben. Als ausgebildete Yogalehrerin bin ich mir der Bedeutung und der möglichen Heilwirkung des Yoga jedoch sehr bewusst und auch sehr davon überzeugt. Mein Stolperstein in Sachen Yoga sind meine Dauerschmerzen aufgrund der Fibromyalgie – deswegen vermute ich, gönne ich mir immer wieder längere Pausen. Seit Mai 2011 allerdings praktiziere ich wieder sehr regelmäßig und gedenke, dies mehr und mehr beizubehalten und nicht mehr zu verlieren. Die positiven Auswirkungen sind einfach in zu vieler Hinsicht spürbar, um sie nur mangels Selbstdisziplin und wegen der paar Schmerzen mehr aufzugeben! Ich kann nur empfehlen, einfach einmal in einen Kurs und die Welt des Yoga hinein zu schnuppern. Zu Yoga gehören, zumindest nach der Ausbildung, die ich genossen habe, die Verwendung von Affirmationen und „Positives Denken“. Darüber wurde – einmal mehr – schon viel geschrieben, weswegen ich mich kurz fassen möchte: Ich finde beides sinnvoll, denke tatsächlich, dass es auf die Formulierung ankommt und kann auch hier allseits nur empfehlen, es einfach einmal auszuprobieren. Gedanken schaffen die Wirklichkeit – wir können also alle einen satten Beitrag zu unserer Lebensrealität und der Entwicklung derselben in der Zukunft leisten. Aber zumindest Ausprobieren bleibt immer noch in der Verantwortung und Entscheidungsfreiheit der Einzelnen – ohne den Versuch zu wagen, bleibt immer unklar, ob bestimmte Maßnahmen einer etwas bringen oder nicht.

Eine damalige Lieblings-Affirmation von mir lautete: „Ich bin gesund und gut gelaunt und alles geht mir leicht und gut gelingend von der Hand!"

In dem Zusammenhang hätte ich zur Auflockerung eine Anekdote am Rande anzubieten: Viele Traumreisen oder Visualisierungen beginnen mit der Aufforderung, sich an einen Moment zu erinnern, in dem es einer rundherum gut ging, frau entspannt, fröhlich, glücklich, gut gelaunt oder Ähnliches war. Dann soll man oder frau sich die Umgebung von diesem damaligen Moment vorstellen ... und genau an dieser Stelle fällt mir immer wieder eine spezielle Situation ein.

Als ich im Jahr 2000 in Guatemala unterwegs war, hatte ich eine an Unternehmungen etwas intensivere Woche ohne meinen damaligen Reisebegleiter Albert geplant, da er seinen Körper beziehungsweise seine Haut nach der Krebserkrankung nicht so oft der Sonne aussetzen wollte, wie es bei diesen von mir angestrebten Wanderungen nötig war. Unter anderem unternahm ich von dem Ort „Rio Dulce" aus einen Ausflug zum Canyon El Bouqueron ...

Voller Vertrauen in meine gute Göttin und den lieben Gott war ich wie so oft sorglos-naiv und guter Dinge aufgebrochen: Kein Mensch wusste, wo ich war, kein Mensch wusste, was ich tat, kein Mensch wusste, wann ich zurück sein sollte – und selbstredend besaß ich auch kein Handy. Wie es eben sein soll für mich auf Reisen! Allerdings war das ohne Frage auch ein bisschen riskant ... was mir erst später bewusst werden sollte.

Im Canyon El Bouqueron angekommen, ließ ich mich mitsamt meinem Rucksack von einem Boot tief im Inneren der Schlucht absetzen. Es gab damals keinen begehbaren Fußweg, wenn ich mich richtig erinnere, hatte der letzte Hurricane den einzigen Weg verwüstet. Ich gedachte, die interessante Flora und Fauna der Gegend zu erkunden, bevor ich in zwei Stunden wieder von dem Bootsmann abgeholt werden würde. Frohen Mutes machte ich mich auf die Traveller-Socken. Anfangs sah ich sogar noch zwei andere Rucksack-Tourist/innen. Wir winkten uns aus der Ferne fröhlich zu.

Ich vergaß zu erwähnen, dass ich natürlich auch keine Uhr dabei hatte. Die gefühlten zwei Stunden waren wohl vorbei – ich hatte aber noch nicht alles gesehen. „Macht nichts, fährst eben mit einem späteren Boot," dachte ich. Wie sich herausstellen sollte: etwas arg leichtfertig. Als ich wieder am Anlegeplatz zurück war, erwartete ich, in Bälde abgeholt zu werden. Doch weit gefehlt: Es kam kein Boot. Lange nicht. Meiner nicht unbedingt maßgeblichen Einschätzung nach ging es wohl bereits auf 16 Uhr zu. Die Zeit der Sandflöhe – welche bereits ernsthafte Anstalten machten, mich aufzufressen. Nicht mehr lange und es würde dämmrig werden. Dann geht es in Äquatornähe bekanntermaßen beängstigend schnell mit dem Dunkelwerden! Ich fühlte leichte Panik in mir aufsteigen.

„Also entweder du drehst jetzt hier durch – oder du schwimmst durch den Canyon zurück zur Bootsanlegestelle!", sprach ich – klug und weise – zu mir selbst. Mache ich übrigens oft, wenn ich irritiert oder kurz vorm Verzweifeln bin – vermittelt mir wohl irgendwie ein Gefühl der Sicherheit ... als ob wer da wäre. Schön, wenn man sich selbst so leicht veräppeln kann! Allerdings hörte ich vor Kurzem im Radio tatsächlich die Empfehlung, dass frau oder man das machen soll, wenn ängstliche Gefühle hochkommen. Witzig, oder!?

Trotz allem blieb mir schier nichts Anderes übrig, als diesen nun von mir angedachten, wohl eher unüblichen Rückweg zu wählen. Schon stapelte ich meine Kleider auf den Rucksack, stellte die Wanderschuhe oben drauf und als krönenden Abschluss und (wie auch einem Naivling wie mir klar war) ebenso verlockende Beute meine geliebte Spiegelreflex-Kamera. Was sollte ich machen:

Wasserfest war sie nun einmal nicht. Auf Reisen trage ich clevererweise meist einen Badeanzug darunter – in diesem schmiss ich mich nun ins unbekannte Gewässer und schwamm die ganze Strecke zurück. Da mir durchaus etwas unwohl war bei dieser Aktion, brabbelte ich die ganze Zeit mit mir selbst: „Das darfst du zu Hause keinem erzählen, Mensch ... Miriam! Die erklären dich allesamt für komplett durchgeknallt. Sag mal, spinnst du, wie kannst du überhaupt ... ob es hier Wasserschlangen gibt ... oder anderes giftiges Getier? Uaaahhh .... an was bin ich denn da eben angestoßen .... Na, bravo – Miriam, das ist ja wirklich mal wieder eine ganz besonders gelungene Aktion, ich muss schon sagen ..." Unter diesem anregenden Geplapper erreichte ich schließlich wohlbehalten und erfrischt mein Ziel. Und was soll ich sagen: Da saßen die zwei *boatmen* im Schatten irgendwelcher malerischer Bäume, sahen mich, kniffen die Augen zusammen, schossen gleichzeitig mit ihren Köpfen ruckartig in meine Richtung vor – und lachten sich dann mindestens fünf Minuten beinahe die Lunge aus dem Leib. Mit auf mich zeigendem ausgestrecktem Arm und ebensolchem Zeigefinger schrien sie sich gegenseitig ihre Fassungslosigkeit und ihre Erheiterung in die Ohren, schlugen sich selbst wiehernd und brüllend auf die Schenkel und einander gegenseitig auf die Schultern und konnten sich kaum mehr beruhigen. Wie ich später in Erfahrung brachte, erfreut sich Schwimmen um des Schwimmens willen unter den Einheimischen allgemein keiner großen Beliebtheit. Wenn doch mal eine Ausnahme gemacht wird oder werden muss, behalten insbesondere die Frauen meist ihre ganz normale Alltagskleidung an. Auch Männer tragen nicht unbedingt eine Badehose, sondern eher Alltagsklamotten. Die Strecke, die ich schwimmend zurück gelegt hatte, war darüber hinaus nicht ungefährlich, dafür aber beträchtlich lang gewesen. Eine Menge Gründe, die diesen ungeheueren Heiterkeits-Ausbruch vielleicht erklären. Wenn ich an diese Szene denke – auch wenn das Gelächter eindeutig auf meine Kosten ging – muss ich immer wieder selber grinsen oder lachen. Deswegen ist dies für mich eine sehr beliebte Einstiegsszene in Entspannungsübungen, bei denen oft noch als Anregung kommt. "Denke an eine Situation, in der du lachen konntest ...“. Doch ja: konnte ich. Kann ich immer wieder, heute noch. Und um die Geschichte zu einem runden Abschluss zu bringen: Mir war natürlich klar gewesen, dass ich mit einem Boot noch einmal würde zurückfahren müssen, um – hoffentlich! – wieder in den Besitz meiner mir sehr kostbaren Camera und vor allem meiner Klamotten zu kommen. Schließlich hatte ich noch eine ordentliche Wegstrecke bis Rio Dulce zurückzulegen. Das kam im Badeanzug, als blonde Frau allein im mittelamerikanischen Ausland, eher nicht so gut. Etwas unwillig dachte ich an die unnötigen Kosten, die ich mir mit meiner unüberlegten Aktion selbst eingebrockt hatte ... Da näherte sich in der bereits beginnenden Dämmerung, während ich mit den Männern in Preisverhandlungen vertieft war, ein Boot mit Einheimischen, die aus dem Dorf im Canyon kamen. Am Bug ein eigenartiger Stapel ... was war das bloß? Kurz und gut: Sie betrachteten mich mit dem Ausdruck höchsten Erstaunens und Unverständnisses, jedoch auch unübersehbar mit einer gehörigen Portion Respekt, begrüßten mich allesamt mit Handschlag und freuten sich, mir mein in der Not zurück gelassenes Hab und Gut überreichen zu dürfen. Nein, auf gar keinen Fall wollten sie dafür Geld annehmen. Das hätte ich mir redlich verdient!

Ehrlich gesagt: Das fand ich auch. Und freute mich wie die Schnee- oder besser gesagt die Flusskönigin, dass ich um die vermeintlich unumgänglichen Kosten der doppelten Bootsfahrt nun so prächtig herum gekommen war. Ich zehrte noch an der Erinnerung, als ich mich etwa eine Stunde später leicht verkrampft unter drei schwer bewaffneten Männern in einem Auto sitzend wiederfand ... Dank meiner Hau-Ruck-Aktion war mir der letzte Bus nicht mal vor der Nase, sondern vor einer dreiviertel Stunde davon gefahren. Da stand ich nun alleine in der bereits fast völlig finsteren guatemaltekischen *pampa* – die gute Laune ging mir direkt vorübergehend verlustig. Was ich nicht mal in Deutschland mit einem guten Gefühl mache, tat ich nun in meiner Verweiflung in Mittelamerika: ich trampte. Die erwähnten drei Herren mit den zahlreichen Waffen waren so freundlich gewesen, mich mitzunehmen. Mit etwas klopfendem Herzen und einem Stoßgebet gen Himmel war ich eingestiegen. Die Waffen allerdings hatte ich erst entdeckt, als ich bereits im erstaunlich komfortablen Auto saß. Das fand ich dann ganz ehrlich weniger lustig - und an diesen Teil der Episode denke ich zu Beginn der Traumreisen definitiv nicht! Von dem Moment an repetierte ich innerlich ein Ave Maria nach dem anderen, während ich äußerlich scheinbar sorglos und gut gelaunt ein ziemlich radegebrechtes Gespräch mit dem Fahrer führte ... Der besaß eine große Rinderfarm einige Stunden weiter nördlich und wollte zu einem Geschäftstermin in die Hauptstadt. Auf der Strecke, mittendrin, lag der Ort meines Begehrens, Rio Dulce. Dort stieg ich denn eine Stunde später – erleichtert wie selten zuvor im Leben und ebenso dankbar! – wohlbehalten an Leib und Seele auch tatsächlich aus.

Caramba. Was für ein Tag!

Die Zeit der Bestrahlung

Glauben und Wissen verhalten sich wie die zwei Schalen einer Waage:
In dem Maße, wie die eine steigt,
sinkt die andere.
Arthur Schopenhauer

Ubi defecerit ratio, ibi est fidei aedificatio.
Bedeutung:
Wo der Verstand zu Ende ist,
da erhebt sich das Gebäude des Glaubens.
Im Deutschen zumeist zitiert als (und damit das, was ich sagen will:)

Wo das Wissen endet,
beginnt der Glaube.
Augustinus, Sermones (nach langer Suche gefunden unter
http://noxvobiscum.at/lateinzitate/verbae_stu/

Seit dem Moment im Mai 2011, ab dem ich wie in Bully Herbigs Film „Der Schuh des Manitu" ganz gerne mal sagte: „Ich bin mit der Gesamtsituation unzufrieden!", begann nun die zweite Behandlungs-Einheit, mit der ich so richtig auf Kriegsfuß stand. Zumindest verhielt es sich so bis zum Urteilsspruch, sprich: der Diagnose bösartiger, hochaggressiver Brustkrebs. Mittlerweile hatte ich – sehr tapfer, wie ich fand – die Chemo hinter mich gebracht, trotz der allemal widrigen Umstände meine Ausbildung begonnen und mich sogar bereits ein wenig von den Geschehnissen der letzten Monate erholt. Das Leben fand wieder mehr und mehr mit mir statt, ich lag nicht mehr nur als Zuschauerin daneben. Fit war ich bei Leibe noch nicht, tendenziell ging es aber konsequent bergauf.

Blöderweise hatten sich alle Gerüchte, über die Gabi und ich uns unterhalten hatten, bevor bei ihr die Bestrahlungen gestartet waren, zu unser beider nicht unerheblichem Leidwesen als zutreffend bestätigt. Hatten wir anfangs die drohenden Damokles-Schwerter ungläubig mit „Das gibt's ja gar nicht" und „Das kann einfach nicht sein" abgetan, so hatte sich der Reihe nach heraus gestellt, dass alles stimmte: Während der Bestrahlung darf frau nicht duschen, zumindest nicht mit einem seifenähnlichen Zusatz, kein Deo verwenden, nicht in die Sauna, nicht Schwimmen, keinen Sport betreiben, der die Brust merklich in Bewegung versetzt, keine Cremes verwenden – einfach überhaupt gar nichts im Hygiene- und Freizeitbereich, das die sowieso arg geschundene Haut noch zusätzlich reizen könnte. Oder ihr aber gut täte, jedoch die aufgemalten Markierungen für die Bestrahlung verwischen könnte – wie eine Creme das zuverlässig macht – und aus diesem Grunde ärztlicherseits untersagt wird. Mir stellte sich die Frage nach sinnvollen Prioritäten, aber wie üblich fragte mich ja keine/r. Na prima – uns graute nicht schlecht. Vor allem bei der Vorstellung, dass allen um uns herum in Bälde dann wohl unweigerlich vor uns grauen würde! Das versprach mal wieder eine Herausforderung der besonderen Art zu werden.

Es wurde erstaunlicherweise nicht so schlimm wie erwartet, zumindest nicht in dieser Hinsicht. In anderer Hinsicht hingegen schon. Und natürlich reagierten wir beide wieder recht unterschiedlich.

Gabi befand sich schon lange zurück im normalen Leben, als die Bestrahlungen bei mir begannen. Sie hatte mir prophezeit: „Wirst sehen, Miri – im Vergleich zur Chemo ist das ein Klacks!“ So sicher war ich mir da zwar nicht – aber nun ging es überhaupt erst einmal los. Und zwar zur seelischen und moralischen Einstimmung erst einmal mit dem Kauf eines Pyrits – nach meinen Studien *der* Stein gegen gefährliche oder ungesunde Strahlen, also neben dem PC liegend ebenso geeignet wie neben dem Bett gegen Erdstrahlen – und während medizinischer Bestrahlungszeiten. Ich wiederhole mich ungern, aber das Motto: „Hilft's nix, schadet es auch nix!“ begleitete mich noch immer treu und zuverlässig.

Im Aufklärungsgespräch erfuhr ich, dass ich bisher in Teilbereichen falsch informiert worden war. Hatte mir der Frauenarzt noch gut zugesprochen, meine große Brust sei beim Bestrahlen dann von Vorteil, da die Lunge besser geschützt sei und ich die Bestrahlungen besser vertragen würde, stellte sich nun das genaue Gegenteil heraus. „Sehen Sie, bei einer großen Brust ist die Fläche der ohnehin hier empfindlicheren Haut größer. Deswegen ist bei Ihnen von vorne herein mit schwereren Verbrennungen zu rechnen als bei den meisten anderen Frauen. Davon müssen wir einfach ausgehen, damit müssen Sie rechnen." Na hervorragend. Da hatte ich in der pränatal-kosmischen Ursuppen-Phase ja eine zielsichere Wahl getroffen – warum auch immer. Die Gründe werde ich wohl in diesem Leben nicht mehr erfahren. Ist ja auch egal: Es ist, wie es ist.

Außerdem erklärte mir der Arzt, der in der Radiologie das Aufklärungsgespräch mit mir führte, nun endlich einmal eine Sichtweise in Sachen Chemo, die mir bisher keine/r angedeihen hatte lassen. Mit den Worten „Wegen der nicht gemachten sechsten Chemo würde ich mir jetzt mal gar keine Sorgen mehr machen" und der Frage, wie gut ich in Mathematik sei (Antwort: „Es reichte gerade so zum Abi-Bestehen – trotz Mathe!") begann er seine Ausführungen.

„Sehen Sie, Frau Brunner, man geht davon aus, dass bei der ersten Bestrahlung etwa 90 % der etwaigen noch vorhandenen Krebszellen vernichtet werden – es bleiben also eventuell noch 10 % übrig. Bei der zweiten Bestrahlung geht man wiederum davon aus, dass von diesen 10 % nun 90 % zerstört werden, bei der dritten entsprechend undsoweiterundsofort. Sie haben also mit dem Verzicht auf die sechste Chemo nur auf eine Wirkung von 0,00001 % verzichtet. Machen Sie sich deswegen einfach keine Gedanken mehr."

WOW. Hatte mir das mal früher jemand so anschaulich erläutert! Wahrscheinlich hätte ich dann wirklich früher mit der Chemo aufgehört. Nun hatte ich die fünf aber bereits hinter mich gebracht und war darüber auch wieder auf eine Art froh. Sorgen und unnötige Gedanken machte ich mir nach dieser Aussage nun aber wirklich und endgültig auch keine mehr. Naja – fast zumindest. Auch dieser Lernprozess (des sich-nicht-unnötig-Sorgens) braucht viel Aufmerksamkeit und Achtsamkeit, mir selbst gegenüber. Das ist täglich aufs Neue eine wichtige und gute Übung!

Dieser Arzt war es auch, der mir eine Kontaktadresse zukommen ließ, über die es mir tatsächlich gelang, ein frisches Aloe-Vera-Blatt zu ergattern. Eine ehemals selbst an Brustkrebs erkrankte Frau, die er kannte, hatte sich im kosmetischen und Wellness-Bereich selbstständig gemacht und besaß sogar die Freundlichkeit, mir wegen dieses einen Blattes einen Besuch abzustatten, für den sie einfach etwa 50 Kilometer zu fahren hatte. Ich war begeistert – und benutzte fast von völligem Anfang an ein offiziell nicht „erlaubtes" Pflegemittel. Was mir relativ egal war, da der Mann, der mich auf die Idee gebracht hatte, immerhin auch einer meiner behandelnden Ärzte war – und ich dieser minimal kleinen Chance auf Hautberuhigung unbedingt eine Chance geben und sie ausprobieren wollte ... trotz des zwiebelartigen „Duftes" des Aloe-Saftes!

Die Folgen der neuen und strengen Hygiene-Verordnungen bewirkten sogar wieder einmal, dass ich etwas fürs Leben lernte: Ich werde nie wieder Deos so benutzen wir früher! Meine Erfahrung mit der Verwendung von Baby-Puder anstelle von Deo-Sprays ist so gut, dass ich dabei bleiben werde. Mir scheint, ich transpiriere seither weit weniger und vor allem weniger geruchsintensiv als zu Deo-Zeiten. Erklärung kann ich dafür allerdings keine liefern ... es ist aber jedenfalls eine angenehme und hilfreiche bleibende Erkenntnis. Allerhöchstens Bio-Deodorants wie von Dr. Hauschka kommen für mich noch in Frage. Die mit Aluminium nicht mehr. Ganz allgemein verwende ich noch weniger Kosmetika als immer schon – und diese entsprechen praktisch ausnahmslos geprüften Bio-Kriterien.

Anfangs ging es beim Bestrahlen wirklich Schlag auf Schlag. Ich gönnte mir die Freude und hakte jeden Tag abends das Datum und die damit überstandene Bestrahlung des jeweiligen Tages ab. Die Liste der noch bevorstehenden Termine wurde sichtlich kürzer. Super!

Weniger super war, dass ich gleich zu Beginn mit heftigstem Stechen in der Brust auf die Bestrahlung reagierte. Leck mich am Ärmel – wenn das so blieb, musste ich abbrechen, das war erstens schwer auszuhalten und stärkte zweitens nicht unbedingt mein Vertrauen in die mir ohnehin suspekte Behandlungsform. Diese Strahlen ... was die wohl alles bewirkten im Körper? Konnte – oder wollte? – einer doch nicht wirklich jemand schlüssig erklären!

Abgesehen davon, dass sie sich allesamt sicher waren, dass es mir *ganz bestimmt* nicht schaden würde, erfuhr ich nicht viel. Pfffff ...

Das Stechen verging. Kam wieder. Verging wieder. Ohne erkennbaren Rhythmus. Ohne erkennbares System. Ohne Sinn und Zweck, aus meiner nicht gefragten Sicht. Manchmal tat das echt saumäßig weh. „Das kann schon mal vorkommen“, lautete die freundliche Erklärung der Ärzt/innen. Ja aber ... warum denn? Das konnte – oder wollte – mir nun wiederum niemand erklären. Ein beinahe täglich gehörtes Argument für Unverträglichkeiten oder schwer einzuordnende Reaktionen war immer wieder die Größe meiner Brust. Mir war schon seit ich siebzehn bin nur zu bewusst, dass sie groß ist. Aber so ungewöhnlich, wie mir hier immer und überall vermittelt wurde ...?

Ich hätte mir doch gleich bei Entfernung des Tumors die Brust verkleinern lassen sollen, war noch so eine über die Maßen hilfreiche Anmerkung. Das hatte ich „damals“, also im Mai, sogar angefragt. Ob das theoretisch möglich sei. Wenn schon OP, dann vielleicht gleich zwei Fliegen mit einer Klappe schlagen ...? Effektiv denken und handeln kann ich nämlich schon ab und zu. Ginge nicht, hieß es. Immer schön eines nach dem anderen und nicht zu viel auf einmal. Wäre schon gegangen, sagte nun die leitende Ärztin in der Radiologie. Aber jetzt sei es definitiv zu spät. Mann, Mann, Mann ... zwei Ärzte ... drei Meinungen.

Und ich muss es ausbaden und sitze planloser denn je zwischen allen Stühlen. Herrschaftszeiten. Das E/F-Körbchen-Thema gehört nämlich trotz der Lektionen, die ich lernen durfte, nach wie vor zu denen, mit denen ich immer wieder ernsthaft zu hadern in Versuchung gerate. Ist mir schon klar, dass das nichts bringt und mir nicht weiter hilft. Doch die Erkenntnis und die Gabe, restlos alles im Leben ungefragt zu akzeptieren, habe ich leider noch nicht absolut dauerhaft und unumstößlich inhaliert. Erkennbare und erfreuliche Fortschritte mache ich hingegen sehr wohl! So trage ich seit einigen Jahren schon mehr figurbetonte Klamotten als die früher unvermeidlich sackartigen – und mag sie eben eigentlich schon, meine Brust. Nur diese Maße ... die hätte es echt nicht gebraucht! Doch sei’s drum und genug gejammert, es ist auch in dieser Hinsicht, wie es eben ist – und damit gut. So wie es ist. Ändern kann ich es ja ohnehin nicht! Und nach meiner Geschichte im Jahr

2011 werde ich mich ganz sicher keiner nicht zwingend nötigen Operation mehr unterziehen in diesem Leben – was ich ja bisher zum Glück auch nicht gemacht hatte. Der Doc meinte, dann hätte ich den Knoten wegen der vielen Narben wohl nicht so früh entdeckt ... das hätte schief gehen können ... puh ... also alles richtig gemacht!

Die Bestrahlung war in zwei Phasen unterteilt: „Großfeld" – also die gesamte Brust – für 27 Mal und „Kleinfeld" – nur noch der Teil, in dem sich der Tumor eingenistet hatte – für die letzten neun Mal. Meine Ärztin hatte beschlossen, die Dosierung hochzuschrauben: „Sie sind mir noch zu jung", lautete das mir nicht näher erläuterte Argument. Durch die höhere Dosierung kam ich mit „einer Kleinfeld" weniger weg – und würde am 30. Dezember des Jahres 2011 fertig werden. Das war natürlich sensationell! Ich liebe es, wenn ein Plan funktioniert! Und die letzten hatten sowieso nicht so wirklich geklappt, es war durchaus mal wieder an der Zeit. Ich würde nichts von dem ganzen Scheißdreck ins neue, ohnehin mysteriös-ominöse Jahr 2012 mitnehmen, in dem Viele von ganz unglaublich ausgeprägten Heilungschancen sprechen! Fand ich sehr gut. Grandios und dem Himmel dafür gedankt.

Mitte Dezember vereinbarte ich die „Port-Ex"-Operation, also die Entfernung des Portes. Diese erfolgte in Form eines ambulanten Eingriffes und war – abgesehen davon, dass ich mir damit die dritte Narkose in 2011 einkassierte – relativ harmlos. Keine unnötigen Probleme – Dank des guten Mondstandes – oder auch eines guten Kismets, was mir gerade völlig egal war. Ich war einfach nur dankbar, dass alles gut lief. Der Arzt, den ich bereits aus dem Wegscheider Krankenhaus kannte und der mich dieses Mal in seiner Praxis in Hauzenberg operierte, konnte sein Erstaunen über den vollkommen zerstochenen Port nicht ganz verhehlen.

Mit dem Anblick desselben waren nun aber immerhin endgültig jegliche Zweifel geklärt, woran die Schwierigkeiten bei den Infusionen gelegen hatten. Nicht an mir und dem Port! Das war doch erfreulich. Selbigen fotografierte ich pflichtbewusst und entsorgte ihn nach einer der nächsten Bestrahlungen mit einem kleinen Ritual in Passau – der sollte noch nicht einmal in einem Abfalleimer in meiner unmittelbaren Nähe liegen! Schon der bloße Gedanke daran stellte mir die nicht vorhandenen Haare auf. Möglichst weit weg damit! Und in Passau befand ich mich derzeit ohnehin jeden Tag ...

Etwa ab der Hälfte der Bestrahlungs-Zeit wurde es mit fast täglich sich steigernder Tendenz massiv unangenehm für mich. Die Brust war sicht- und spürbar entzündet, geschwollen, schmerzhaft, rot, warm bis heiß, fester als sonst, zunehmend verbrannt. Sie tat weh und juckte, sie stach weiterhin relativ oft und sie fühlte sich eindeutig unwohl in diesem Zustand. Infolgedessen auch ich mich.

Immerhin durfte ich nun offiziell cremen und behandeln: Die Ärztin verordnete mir eine cortisonhaltige Creme (juhu ... da steh' ich im normalen Leben auch voll drauf!) und ein mit Vaseline und Wollwachs getränktes Verbandsgaze, über das eine sterile Kompresse kam, welche ich zwischen die BH-Ränder klemmte ... so war es zumindest ein bisschen besser auszuhalten als die Tage davor.

Manchmal regenerierte sich die Haut über das strahlenfreie Wochenende ein wenig, irgendwann aber nicht mehr erkennbar. Das einzig Gute war: Mit jedem Tag stand mir eine weniger bevor. Mit jedem Tag konnte ich eine Bestrahlung auf meiner Liste abhaken. Mit jedem Tag näherte ich mich meinem Ziel: Das Jahr 2011 unbedingt inklusive aller Maßnahmen im Dunst- und Wendekreis des Krebses abzuschließen. Ein für allemal. So die gute Göttin will.

Die letzten Tage der Großfeld-Bestrahlung verliefen wie üblich: ich entkleidete meinen Oberkörper – am letzten Tag musste Markus mit in die Kabine und mir dabei helfen, so verbrannt war die bestrahlte Brust und so schmerzhaft infolgedessen jede Bewegung für mich – und wartete auf meinen Aufruf zur Bestrahlung. Dann legte ich mich – ebenfalls wie üblich – auf die Liege unter dem Gerät. Und dann kullerten lautlos und ohne viel Aufhebens die Tränen. Auf so eine geschundene Hautpartie ohne Rücksicht weiter einzustrahlen fand ich total krass, krank und völlig unangebracht. Aber was sollte ich machen ... die Ärztin meinte nur: „Sie schaffen das, Frau Brunner“. Klar – schaffen tu ich viel. Und aushalten auch eine ganze Menge. Ob ich es jedoch noch für sinnvoll erachte, steht auf einem anderen Blatt Papier. Als medizinischer Laie allerdings eigenverantwortlich konträre Entscheidungen zur ärztlichen Empfehlung zu treffen, muss man respektive frau sich erst mal trauen. Bei der sechsten Chemo hatte ich das gewagt. Bei den Bestrahlungen nicht.

Aus den absoluten Anfangszeiten der Erkrankung hatte ich die Information abgespeichert: Die Chemotherapie bringt insgesamt einen Heilerfolg von 8 bis 10 %, die Bestrahlung und die Anti-Hormon-Therapie je circa 40 %. 100 % gibt's sowieso nicht im medizinischen Bereich. Mit dieser Rechnung war der Doc anfangs auf meine 90 – 98 % Heilungschancen gekommen. Und die wollte ich doch zumindest weitestgehend mitnehmen! Später hörte ich von einem anderen Arzt noch die Erklärung, ausgehend von meinen sowieso mindestens 90 % Heilungschancen bringen von den verbleibenden 10% Risiko alle drei Maßnahmen – Chemo, Radio und Tamoxifen – je etwa 2% absolut, Radio allerdings 2-8%. Oder wie war das noch mal ...

Während ich die sieben Wochen der Bestrahlung täglich außer am Wochenende dalag und das angeblich Notwendige über mich ergehen ließ, hatte ich jeden Tag Visualisierungs-Übungen gemacht oder selbst erfundene Mantren zitiert. Etwa in der Art: „Nur die hilfreichen und heilsamen Strahlen aus dieser Behandlung gelangen in meinen Körper, alles, was mir nicht gut tut, prallt an meinem göttlichen Schutzschild ab". Ich hoffe bei allem, woran ich glaube, dass dies eine positive Wirkung hat(te). Und visualisiere bis heute, dass alle meine Körperzellen sich täglich regenerieren und heilen. Und ich bis in jede Zelle gesund bin. Morgens nach dem Aufwachen schmettere ich (natürlich nur innerlich – mein Mann würde sonst vermutlich wegen einer gelungenen Mischung aus Schreck und Lachen aus dem Bett plumpsen) ein gut gelauntes: „Guten Morgen, liebe Cellas – wir sind ein gesundes und gut gelauntes ganzheitliches System! Ich wünsche uns einen guten, gesunden und wohltuenden Tag!" Naja – schaden kann das jedenfalls nicht, um den guten alten Spruch einmal mehr an die Frau zu bringen. Mit an Sicherheit grenzender Wahrscheinlichkeit hilft es sogar – zumindest aus meiner Sicht der Dinge.

Kurz vor Weihnachten befand ich es wieder an der Zeit, von mir hören zu lassen und alle mit meinen guten Wünschen für die Feiertage und das neue Jahr zu versorgen.

Gesendet: Donnerstag, 22. Dezember 2011 17:30
Betreff: Frohe Weihnachten und ebensolche Neuigkeiten!
Meine Lieben, die ihr mich in diesem Jahr auf einem teilweise schweren Weg begleitet habt,
dies wird wohl die letzte „Rundmail" von mir sein, da sich mein Gesundungsprozess mit Riesenschritten und innerlichen Jubelrufen nun rapide dem Ende nähert.
Erster Grund zum Jubeln: ER IST WEG!!!!!!!!!! Da bereits drei Leute nachfragten: „Wer – der Meyer?" erkläre ich nur zu gerne: NEIN, nicht mein Mann ... DER PORT!!!!!!!!!! Liegt noch unten, wird noch fotografiert – und wandert dann in den Müll – jawoll! Bin ICH froh, dass das Teil draußen ist, gestern früh fand die dritte und letzte OP diesen Jahres an mir statt – es reicht jetzt wirklich – auf ein gesünderes 2012!
Zweiter Jubelgrund: Nur noch 5 (!!!!!!!!!! von 36) Bestrahlungen – und dadurch werde ich tatsächlich am 30.12.2011 FERTIG mit dem ganzen KRAM, der heuer so anfiel. Rein symbolisch mir einfach wichtig: Ich lass' diese doch heftige und mit einer Art Schock verbundene Erkrankung im alten Jahr zurück – und zwar für immer!
Im Moment leide ich zwar noch ziemlich an Verbrennungen und frischer Narbe und letzte Woche auch mal wieder ein paar Tage an leichten Verzweiflungstendenzen – aber es geht schon wieder bergauf. Ende Januar werde ich wohl eine sogenannte AHB = Anschluss-Heil-Behandlung machen. Dann Urlaub. Und dann wieder ins Berufsleben einsteigen. Nach fast einem Jahr ... es ist schon unglaublich.
Ich danke euch noch einmal ganz herzlich für eure unterstützenden und liebevollen Gedanken, die mich auf diesem Weg begleitet haben und mir auch Kraft gegeben haben und wünsche euch gaaaanz entspannte und friedliche

Weihnachtsfeiertage sowie alles Liebe & Gute für 2012 – bleibt vor allem gesund!
Als Anhang dieses Mal eines meiner Lieblings-Gedichte oder eher Gebete oder Gedanken ... oder wie auch immer ... jedenfalls auch meine Wünsche für euch!
Herzliche Grüße,
Miriam

Aus der alten St. Paul's Kirche

Gehe ruhig und gelassen durch Lärm und Hast und
sei des Friedens eingedenk, den die Stille bergen kann.
Stehe, soweit ohne Selbstaufgabe möglich, in freundlicher Beziehung
zu allen Menschen. Äußere deine Wahrheit ruhig und klar und höre
anderen zu, auch den Geistlosen und Unwissenden; auch sie haben
ihre Geschichte. Meide laute und aggressive Menschen, sie sind eine
Qual für den Geist. Wenn du dich mit anderen vergleichst, könntest
du bitter werden und dir nichtig vorkommen; denn immer wird es
jemanden geben, größer oder geringer als du. Freue dich deiner eigenen
Leistungen wie auch deiner Pläne. Bleibe heiter an deiner eigenen
Laufbahn interessiert, wie bescheiden auch immer. Sie ist ein echter
Besitz im wechselnden Glück der Zeiten. In deinen geschäftlichen
Angelegenheiten lass Vorsicht walten; denn die Welt ist voller Betrug.
Aber dies soll dich nicht blind machen
gegen gleichermaßen vorhandene Rechtschaffenheit.
Viele Menschen ringen um hohe Ideale; und überall
ist das Leben voller Heldentum.
Sei du selbst, vor allen Dingen heuchle keine Zuneigung. Noch sei
zynisch was die Liebe betrifft; denn auch im Angesicht aller Dürre
und Enttäuschung ist sie doch immerwährend wie das Gras. Ertrage
freundlich-gelassen den Ratschluss der Jahre, gib die Dinge der Jugend
mit Grazie auf. Stärke die Kraft des Geistes, damit sie dich in plötzlich
hereinbrechendem Unglück schütze. Aber beunruhige dich nicht mit
Einbildungen. Viele Befürchtungen sind Folge von Erschöpfung und
Einsamkeit.

Bei einem heilsamen Maß an Selbstdisziplin sei gut zu dir selbst. Du bist ein Kind des Universums, nicht weniger als die Bäume und die Sterne; du hast ein Recht, hier zu sein.
Und ob es dir nun bewusst ist oder nicht:

Zweifellos entfaltet sich das Universum wie vorgesehen.

Darum lebe in Frieden mit Gott, was für eine Vorstellung du auch von Ihm hast und was immer dein Mühen und Sehnen ist.
In der lärmenden Wirrnis des Lebens erhalte dir den Frieden mit deiner Seele. Trotz all ihrem Schein, der Plackerei und den zerbrochenen Träumen ist diese Welt doch wunderschön.
Sei vorsichtig.
Strebe danach, glücklich zu sein.
Baltimore, 1692

Darauf antwortete die mittlerweile bereits gut bekannte frühere Kollegin aus Tittling:

Gesendet: Freitag, 23. Dezember 2011
Betreff: RE: Frohe Weihnachten und ebensolche Neuigkeiten!
Guten Morgen, Miriam,
danke für deinen langen Brief – er berührt mich sehr, weil ich daraus lesen kann, wieder einmal, wie sehr du dieses Jahr gekämpft, gelitten, ausgehalten hast. Chapeau, so viel Courage wird belohnt – du hast drei Wünsche frei!!!
Mein Leben geht seinen normalen Gang, Weihnachten steht voll und ganz im Zeichen der Familie, Geschenke im maximalen Wert von 10 € – also absolut stressfrei, Zusammensein, ratschen kreuz und quer durcheinander, gutes Essen das sich über Stunden hinziehen soll und wird, Kerzenlicht – und Einkehr in sich selbst und die anderen.
Ich persönlich werd mir – ist meine Lieblingsbeschäftigung – mehrmals an solchen Tafeleien die Freiheit nehmen abseits zu sitzen oder zu stehen, unauffällig natürlich, und das ganze Treiben, Leben, Lachen, die glänzenden und strahlenden

Augen (nicht wegen dem Alkohol!!!) meiner erwachsenen Kinder hoffentlich sehen und in mir einschließen – und glücklich sein, dass ich solche Momente erleben, einfangen und festhalten darf.

Liebe Miriam, mit der gleichen Liebe schicke ich dir frohe Wünsche für dein Weihnachten, mit deiner Familie, mit deinem Mann und mit dir. Du hast gelernt (lernen müssen??), das Leben zu genießen und jeden Moment bewusst zu leben. Bewahre aus der Vergangenheit grade mal so viel, damit du die sonnige warme Zukunft nicht übersiehst.
Und für´s neue Jahr wünsch ich dir die Fähigkeit, dich weiterhin an den kleinsten Kleinigkeiten zu erfreuen.
Fühl dich herzlich umarmt und pass auf dich auf!
alles Liebe
H.

Besonders freute ich mich immer über Rückmeldungen, dass meine bewusst zur Freude oder Erheiterung meiner Mitmenschen versendeten E-mails mit Anhängen ihr Ziel erreichten – wie Anja das zum Beispiel fast jedes Mal extra bestätigte. Doch auch Helga ist eine Freundin aus frühen Jugendjahren – zu der ich nie den Kontakt verlor, auch wenn es lange Pausen gab – die es immer wieder rückmeldete, wenn ihr eine E-mail oder ein Anhang Freude bereiteten. Unabhängig von meinen Freundschaften zu den beiden, ist sie übrigens nebenbei bemerkt die Schwester von Thomas, meinem lieben Freund und Reise(leiter)-Begleiter.

Gesendet: Di 03.01.2012 18:52
Betreff: RE: Frohe Weihnachten und ebensolche Neuigkeiten!
Liebe Miriam,
ich danke Dir für das wunderbare Mail „Botschaft 2012 – das goldene Zeitalter".
Habe es gerade mit großer Begeisterung und Freude gelesen und es hat sich in mir noch mehr verstärkt die Freude was da Neues auf uns zukommt.

Ich hab ja letztes Jahr schon Bücher über das neue Zeitalter gelesen und vieles spiegelt sich wieder.
Schön dass es immer mehr von diesen wunderbaren Menschen gibt.
Schön dass du mir immer wieder so tolle Informationen schickst, die sind sehr wertvoll für mich. DANKE!
Ich hoffe wir sehen uns bald mal wieder. Ich wünsch Euch beiden alles Gute und viel Liebe.
Helga

Nun hatte ich es also tatsächlich geschafft: Alle heftigen Behandlungen waren im alten Jahr abgeschlossen. Ich war durch mit dem Behandlungs-Hype. Kaum zu glauben. Vergangenheit!

Direkt von der letzten Bestrahlung aus machten Markus und ich uns auf den Weg zu Anette und Stefan. Wir hatten uns ein gemütliches und entspanntes Silvester mehr als redlich verdient! Dass ich nach sieben Wochen endlich mal wieder einen (Wochen)-Tag einige Hundert Kilometer von zu Hause entfernt verbringen konnte, war ein weiterer Grund zum Feiern. Wir wollten nur eines: Gemütlich mit den beiden Zeit verbringen, schön kochen, essen und trinken zusammen und einfach mal wieder entspannt plaudern. Die letzten Monate war es doch immer viel um meine oft nicht so rosige Befindlichkeit gegangen. Anette und Stefan hatten beide beruflich heftige Stress-Zeiten hinter sich. All das war nun – endlich – Vergangenheit. Relaxen wollten wir. Alle vier.

Und so geschah es.

Die Beantragung der onkologische Reha-Maßnahme

Zwei Dinge sind unendlich:
das Universum und die menschliche Dummheit.
Albert Einstein

Man soll sich über zwei Dinge nicht ärgern:
über schlechtes Wetter
und über die Dummheit der Menschen.
Habe trotz ernsthafter Bemühungen nicht heraus gefunden,
vom wem das stammt

Dieses Thema hat sich tatsächlich ein extra Kapitel verdient. Unglaublich, aber wahr. Das will erzählt werden. Aber hallo!

Gleich eine Warnung vorab: Wer sich nicht gut selbst zu helfen weiß, der oder dem könnte ein hartes Stück Arbeit und Nerventrouble bevor stehen. Ich würde jetzt mal sagen: Ich kann mir (meistens zumindest) ganz gut selber helfen – und trotz dieser Tatsache kam ich mehrfach an meine äußersten Grenzen im Vorfeld der mir dringend empfohlenen und deshalb von mir angestrebten Reha. Doch der Reihe nach.

Bereits in der Frauenarztpraxis hatte ich erfahren, dass im Anschluss an die Bestrahlungen, circa drei Wochen danach, eine „AHB" stattfinden sollte. Eine Anschlussheilbehandlung also. Nun kam aber die AGM ins Spiel, also die so genannte Anschlussgesundheitsmaßnahme. AHB, AGM, BfA, Reha – daraus wäre bestimmt auch ein netter Liedtext in Anlehnung an die Fantastischen Vier zu kreieren. LmaA und MfG, M. B. . Aber so witzig fand ich den ganzen Heckmeck, der da auf mich zukam, erst mal gar nicht. Jesus – das Ganze lief offensichtlich frei nach dem Motto: Warum bitte einfach, wenn es doch kompliziert auch geht.

Bereits im Vorfeld hatte ich mehrfach mit Angestellten der BfA telefoniert und dabei teilweise sehr demotivierende Erfahrungen gesammelt. Da ich mir ja selber helfen kann – glaubte ich bis dato zumindest! – nahm ich die Dinge nämlich erst einmal in die eigenen zarten, aber kraftvollen Hände. Das Angebot von den Damen der Strahlenabteilung, bei der Antragstellung behilflich zu sein, lehnte ich vorerst dankend ab. Selbst ist die Frau, lautete meine Devise. Die Ladies haben ohnehin so viel zu tun. Und ich kann mir ja selber helfen – im Gegensatz zu manch anderer Patientin, die diese Hilfe dringender benötigt. Möglicherweise war dieser mein Gedankengang ein bisschen voreilig. Zu diesem Zeitpunkt kannte ich die Vorgehensweise der BfA noch nicht.

Ich bleibe übrigens hier bei der Bezeichnung BfA, obwohl diese mittlerweile eigentlich Deutsche Rentenversicherung BUND heißt. Hatte ich bis vor Kurzem, wie viele andere wohl auch, nicht mitbekommen. Also nenne ich sie BfA, da weiß jede/r, wen ich meine!

Zur Vorgeschichte gehört an dieser Stelle, dass ich im Januar oder Februar 2011 – also vor der Diagnose Brustkrebs! – erstmals seit der Diagnose 1999 einen Antrag auf eine Reha-Maßnahme wegen Fibromyalgie gestellt hatte. Wie bereits erwähnt, hatte ich erkannt, dass ich gesundheitlich an meine Grenzen gekommen war. Die täglichen Schmerzen belasteten mich sehr. Da ich ja schon etwas gelernt hatte im Leben und deshalb wusste, dass sich die Welt auch ohne mich weiter drehen würde (sogar im beruflichen Umfeld!), beantragte ich – endlich! – eine Reha. Diese wurde – heutzutage angeblich erstaunlich genug – beim ersten Mal sofort genehmigt. Nämlich im Juli 2011. Nur war da bei mir bekanntlich mittlerweile so Einiges dazwischen gekommen, weswegen ich folgendes Schreiben an die BfA schickte:

Deutsche Rentenversicherung BUND
Abteilung Rehabilitation
10704 Berlin
Dienstag, 18. Oktober 2011
Miriam Brunner, Straße und Hausnummer, PLZ Ort
Rentenversicherungsnummer, Kennzeichennummer, Maßnahmenummer
Sehr geehrte Damen und Herren,
nachdem ich mehrere Telefonate mit Ihren Mitarbeiter/innen – u. A. Frau H. und Herrn R. – führte, wende ich mich nun gerne und mit der herzlichen Bitte um offene Ohren schriftlich mit meinem großen Anliegen an Sie.

Situation:
Im Mai 2011 wurde bei mir die Diagnose Brustkrebs gestellt, seither befinde ich mich in Chemo-Therapie, Bestrahlungen stehen noch an, danach ist eine AHB empfohlen und geplant. Im Juli 2011 wurde mir eine bereits vor dieser Diagnose beantragte Reha wegen einer jahrzehntelangen Fibromyalgie-Erkrankung bewilligt, die ich aus genannten Gründen natürlich nun nicht antreten konnte – die mir aber genauso wichtig ist wie die AHB. Sicher wäre ich nicht so krank geworden, wenn ich mich rechtzeitig besser um mich gekümmert hätte, davon bin ich vollkommen überzeugt. Nach einem Jahr soll wohl eine Krebs-Nachsorge-Reha stattfinden – und ich möchte nun in Zusammenarbeit mit Ihnen das Bestmögliche für meine Gesundheit aus all diesen Maßnahmen erreichen. Ich will ja nun wirklich auch mal wieder auf sinnvolle und hilfreiche Weise in meinen Beruf zurück – und mache mir Gedanken, wie lange sich das Ganze zeitlich hinziehen soll/ kann/ darf.
Da ich Sozialpädagogin bin, seit über 20 Jahren immer arbeite, mich vielseitig informiere und nicht unbedingt eine glühende Anhängerin der reinen Schulmedizin, sondern der Kombination der Schulmedizin und einer ganzheitlichen Lebens- und Heilweise bin, habe ich folgende Fragen:
1) Wir wissen heutzutage, dass die innere Einstellung der Patient/innen ganz entscheidend zum Heilerfolg beträgt. Ich möchte sie deswegen sehr herzlich bitten, mir in Einzelfall-Prüfung zu genehmigen, dass ich in ein
Paracelsus-Krankenhaus
zur Reha oder/und AHB gehen kann. Ich lege einen Flyer bei, der meinen Wunsch medizinisch begründet. Für meinen Wunsch Ausschlag gebend sind vor allem die Bausteine „Hyperthermie“ und „Misteltherapie“ sowie die ruhige Umgebung und eine Belegung mit nur 64 Betten.
2) Gibt es die Möglichkeit, die beiden medizinische Maßnahmen am Stück zu machen? Persönlich kann ich mir sehr gut vorstellen, dass eine Behandlung am Stück für beide

Diagnosen in meinem derzeit etwas speziell geballten Fall das Optimale wäre. Sollte dies aber nicht möglich sein, möchte ich gerne den Wunsch äußern, die Reha wegen Fibromyalgie (FM) dann in den Sommerferien zu machen – ist das möglich und planbar?? Als zukünftige Therapeutin in einem Kinderheim (nach Rückkehr in Beruf) wäre dies eine für mich vertretbare Variante dem Arbeitgeber gegenüber.
3) Gibt es theoretisch auch die Möglichkeit, in einer ayurvedisch geprägten Einrichtung – egal ob im In- oder Ausland – eine Reinigungs- und Aufbau-Kur speziell nach Chemo und Bestrahlung zu machen? Auch daran hätte ich großes Interesse.
4) Wie in etwa kann ich für mich zeitlich planen? Wann nach der Bestrahlung ist mit dem Beginn der Reha-Maßnahme zu rechnen?
Und wie geht es nun in meinem Fall in Sachen „Anträge" weiter ...
Noch einmal bitte ich Sie von Herzen, mich und meine Wünsche um meine Heilung zu hören und mir dabei zu helfen, den für mich passenden Weg der Gesundung zu gehen.
Immerhin sind meine individuellen Aussichten 90 – 98% HEILUNG!!!!
Ich danke Ihnen im Voraus und freue mich, von Ihnen zu hören.
Mit freundlichen Grüßen,
Miriam Brunner

Nun, da hatte ich mich eindeutig zu früh gefreut, denn gehört habe ich – nichts.

Auf diesen wie ich finde verständlichen Brief und meine klar formulierten Fragen kam von der BfA ... wahrhaftig keine Antwort. Übrigens bis heute nicht. Was allerdings per Post sehr zeitnah daraufhin bei mir eintrudelte, war ein Aufhebungsbescheid für die bereits bewilligte Reha wegen Fibromyalgie. Ohne Erklärung oder ein Wort bezogen auf alle meine Fragen. Und natürlich die kompletten neuen Antragsbögen für eine Reha-Maßnahme. Übrigens nicht die einzigen in dem ganzen Hin und Her – ich glaube, ich bekam sie vier Mal. Eben jedes Mal, wenn ich um zeitnahe Genehmigung der bereits einmal bewilligten Reha wegen FM bat... Muchas Gracias. De nada („Für nichts“)! Das sinngemäß doppeldeutige „für nichts“ möchte ich hier ausdrücklich betonen. Was die (nicht) machten, war eigentlich eine Unverschämtheit.

Mehrere telefonische Nachfragen brachten genau das Gleiche, nämlich ebenfalls rein gar nichts. Im Dezember kam tatsächlich einmal ein Rückruf – auf meine ausdrückliche und wiederholte Bitte, dass ich mit jemandem sprechen möchte, *der auch wirklich etwas mitzureden hat* bei der Entscheidung bezüglich meines Antrags. Der Herr am anderen Ende der Leitung antwortete auf mein „Danke, dass Sie mich anrufen!“ erst einmal hörbar gelangweilt und im Zeitlupentempo: “Na ..., Sie haben ja ... mehrfach ... um ... Rückruf ... gebeten ... “ War ich doch glatt schon wieder leicht genervt. „Gut, dann eben danke für Ihren Rückruf. Ich habe da ein paar Fragen und langsam drängt die Zeit ...“

Egal, was ich fragte, die Antwort war – sinngemäß und sehr in die Länge gezogen – immer die gleiche: „Da ... kann ich ... Ihnen auch ... nicht weiter ... helfen ...“. „Das ... tut mir Leid ..., aber da ... kann ich Ihnen ... nicht helfen ...“. „Oh ..., das weiß ich nicht ...“. Als ich irgendwann etwas entnervt darum bat, mit dem ärztlichen Dienst verbunden zu werden, also mit denen, die tatsächlich etwas zum Thema sagen können und die Entscheidungen treffen, hieß es: „Oh ..., das tut mir Leid ..., aber ... das geht ... leider nicht ...“

Saxendi – jetzt war ich richtig sauer. Wochenlang tut sich gar nichts, dann so etwas! Meinen Ärger äußernd – erwähnte ich schon, dass ich ja etwas gelernt habe die letzten Monate?! – bedankte ich mich sehr für das wirklich hilfreiche Gespräch, brachte noch zum Ausdruck, was für ein komischer Verein die BfA in meinen Augen doch sei – und verabschiedete mich. Grundgütige Himmelsgöttin, das war ja wirklich nicht zu fassen!

Als ich von diesen meinen Erfahrungen in der Radiologie berichtete, nahm mir die dort für solche Dinge zuständige Dame dankenswerterweise die weitere Arbeit des Antrag-Stellens ab. Mir waren auch mittlerweile sämtlichste „selber-machen“- Gedanken völlig abhanden gekommen. Weiter ging es im Theater, allerdings ohne meine Bitte um Zusammenlegung der beiden Maßnahmen, da wir beide telefonisch gehört hatten, dies sei prinzipiell nicht möglich. Mir hatte die BfA-Mitarbeiterin in diesem Telefonat sogar mitgeteilt: „Ihre Zusage für die FM-Reha wird wieder aufgehoben." Ich: ??? Absolutes Unverständnis meinerseits, ich meinte wirklich und wahrhaftig, mich verhört zu haben. Fragte nach: Das würde ich jetzt nicht verstehen, die Notwendigkeit sei ärztlicherseits festgestellt worden, was vom ärztlichen Dienst der BfA auf Anhieb bestätigt worden sei – deshalb doch die Genehmigung. Dachte ich. Doch weit gefehlt. „Das ist jetzt nachrangig, jetzt geht es um die AHB." Aha. Mein Anliegen war bekanntlich die Frage, ob man aus Gründen der Zeit- und Kostenersparnis sowie des beruflichen Wiedereinstieges beide Rehas zusammen legen könnte, in einem Stück und in einer Klinik. Das war der Moment, in dem die Lady mit den Prinzipien der BfA heraus rückte – siehe oben: Zusammenlegung prinzipiell nicht möglich – was meinerseits wiederum auf blankes Unverständnis stieß. Das war ja wohl einfach aus Prinzip unökonomisch und subeffektiv – oder wie?! Auch hier konnte ich nicht ganz an mich halten und fragte nach: „Also jetzt noch mal für besonders Begriffsstutzige wie mich: Ich hatte eine Reha für Fibromyalgie genehmigt bekommen, weil bewiesenermaßen die Notwendigkeit besteht. Bevor ich diese antreten konnte, kam leider die Diagnose Brustkrebs dazwischen, mittlerweile sind meine FM-Probleme weit schlimmer als je zuvor, wahrscheinlich wegen der Chemo und den Bestrahlungen – aber es besteht nun kein Bedarf mehr???"

Tja nun, so schien es zu sein. Zumindest aus der Sicht der BfA. „How bizzare, how bizzare". Gefiel mir auch mal gut, das Lied mit diesem Textbaustein. Allein schon wegen dieses Textbausteins! Trifft er doch in dieser Welt ganz unglaublich oft den Nagel auf den Kopf. Oder das Auge mit der Faust. Doch zurück zum schwer verständlichen Geschehen rund um die BfA und der Frage nach dem neuerdings angezweifelten Bedarf an der mir bereits vor Längerem genehmigten Reha-Maßnahme.

Ich muss ja auch nicht alles verstehen. Das ist ein tief verwurzeltes, altes Problem, dass ich das immer versuche. Sollte ich einfach mal bleiben lassen. Bringt oftmals nur Ärger und Gefühle der Unzufriedenheit. Was ich mir doch ab sofort und dies seit gestern ersparen wollte im neuen Leben! Das bedarf offensichtlich noch einiger Übung, wie ich im Zusammenhang mit diesem Ereignis erkannte. Ich bleibe jedenfalls dran! Aber verstehen wollen würde ich so ganz prinzipiell halt doch ganz gerne, was so abgeht – und warum. Wenn ich auch nicht muss – wollen würde ich schon sehr gern. War aber schwierig.

Nachdem nun die Radiologie die Regie übernommen hatte, ging es wie folgt weiter: Wegen der doch eher kräftigen Verbrennungen, die ich hatte, wurde eine AGM beantragt. Meine Ärztin meinte, die Haut solle abgeheilt sein bis zum Antritt der Reha, also sollten mindestens vier Wochen zwischen letzter Bestrahlung und Beginn der AGM liegen. Eine AGM darf später angetreten und in weiter entfernt liegenden Kliniken durchgeführt werden. *Deswegen ja* die AGM statt der AHB, welche nach drei Wochen angetreten werden muss – was, ich wiederhole mich absichtlich, nicht sinnvoll erschien wegen der Verbrennungen – und nahe am Wohnort liegen muss. Antwort der BfA: „Maßnahme genehmigt – in Kellberg, da Scheidegg zu weit weg liegt für eine AHB." Zeit für ein erneutes Aha-Erlebnis. Kellberg war praktisch unser Nachbarort. Da hatte also jemand wieder besonders gründlich gelesen, was im Antrag stand – womöglich wirklich gar nicht, wie die Damen in der Radiologie vermuteten. Nun liegt die Einrichtung in Kellberg Luftlinie etwa 15 Kilometer von meinem Wohnort weg. Sie hat einen sehr guten Ruf und gefiel mir bei der Besichtigung auch gut. Doch ich darf an mein erstes Schreiben an die BfA erinnern: Ich wollte unbedingt ganzheitlich behandelt werden und den bei mir für die Erkrankung Ausschlag gebenden Faktoren aus Sicht der Psycho-Onkologie auf den Grund gehen.

Außerdem fand ich es alleine aus Gründen des vielleicht/hoffentlich-besser-abschalten-Könnens sinnvoll, weiter von zu Hause weg zu sein. Hatten die aber alles nicht gelesen, auch nicht, dass im Antrag begründet wurde, warum AGM statt AHB.

Also Widerspruch. Frau hat ja sonst wirklich keine Probleme in solchen Zeiten und wüsste nix mit ihrer Zeit anzufangen, wenn es nicht solch rechtliche Spielwiesen rund um die Antragstellung einer onkologischen Reha gäbe. Längst überwunden geglaubte, wutgefärbte Gefühlsverirrungen keimten in mir auf. Also Widerspruch mit fett hervor gehobenen Zeilen, warum von Anfang an bei mir AGM und nicht AHB – und dass wir deswegen die Ablehnung nicht verstehen. Diese optische Verdeutlichung half scheinbar.

Ende gut – alles gut. Ich bekam die Zusage für meine Wunschklinik Scheidegg und durfte den ursprünglich geplanten Termin sogar noch um eineinhalb Wochen nach hinten verschieben, damit ich an meiner genau zu diesem Zeitpunkt stattfindenden zweiten Ausbildungswoche zur Kinder- und Jugendtherapeutin Teil nehmen konnte, was ja für den beruflichen Wiedereinstieg entscheidend wichtig war. Das verstanden sogar die von der BfA! Nichts für ungut, BfAler/innen, aber das Ganze hätten wir einfacher haben können. So etwas verstehe ich einfach nicht. Ich bin ganz sicher, dass auch in der BfA kompetente und hilfsbereite Mitarbeiter/innen tätig sind – zwei von dreien, die ich am Telefon hatte, waren ja auch total nett und bemüht. Sie konnten und durften bloß nichts machen, außer den Zuständigen eine E-mail zu schreiben. Die dann im Nirwana verstaubte. Bei den Entscheidungsbefugten und dem dritten Herrn am Telefon hatte ich eben ein bisschen Pech. Ich freue mich nun aber sehr, die Anschluss-Gesundheits-Maßnahme antreten zu können. In der Klinik, in die ich wollte und zeitlich so gelegt, dass ich die Ausbildung vorher mitnehmen kann. Wenn es auch im Vorfeld etwas kompliziert lief, bis wir uns einig waren: Jetzt ein herzliches Dankeschön, dass alles passt und ich eine weitere wichtige Etappe in Richtung Gesundung beschreiten kann! Selbstverständlich ist ein so umfassendes Gesundheits-System wie das unsere nun auch wieder nicht, wenn es auch sicher Optimierungsmöglichkeiten gäbe – vor allem bei der BfA :-)

Solche gibt es jedoch wiederum fast in jedem System. Und vergleichen wir uns doch einfach mal ganz kurz global und international ... eben. Nicht meckern. Sondern freuen und dankbar sein. Und so ist es ja: Ich freue mich und bin dankbar. Aber wie das lief, befand ich doch auch eines Kapitels Wert. Rein informationshalber und weil ich mittlerweile schon von mehreren Beratungsstellen, Betroffenen und Ärzt/innen gehört habe, dass sich dieses „Mürbe-Machen“ als Masche der BfA herauszustellen scheint. Die stellen sich so lange blöd, bis die oder der mit Ablehnungen und neuen Anträgen gequälte Kranke einfach keine Power oder keinen Mut oder keine Energie mehr hat, um dranzubleiben und für ihre oder seine Rechte zu kämpfen.

Ich will nur allen von den oft grausamen Mühlen der Verwaltung Betroffenen Mut machen, sich Hilfe zu holen und sich eben nicht unterkriegen zu lassen. Dranbleiben und um unsere Rechte kämpfen, heißt die Devise! Und wenn wir etwas wirklich wollen, dann schaffen wir es auch! Jawohl!

Die Zeit in Scheidegg

Heilung

Kleine Dinge heilen unsere Wunden.
Geräusche, Gerüche, das gesprochene Wort und Musik,
die für jemand anders nichts bedeuten mögen,
können in unsere Seele dringen und eine Arbeit tun,
die gewöhnliche Methoden nicht zu leisten vermögen.
Einfache Arzneien können tiefsitzende Krankheiten heilen –
eine Liebe, die aus inneren Brunnen quillt,
der Gesang der Vögel, das Gelächter spielender Kinder.
Unsere Aufgabe ist es, das Negative zu vermeiden –
nur heilende Worte zu denken und auszusprechen, liebevolle Worte.
Wir haben die Wahl.
Obwohl wir uns täglich viele Male entscheiden,
tun wir dies so unbewusst, dass wir nicht merken,
was es bewirkt – sich über jede Kleinigkeit zu ärgern,
uns von der Welt den Frieden stehlen zu lassen
und uns niederzulegen,
wenn wir aufrecht stehen und handeln sollten.
Entscheide dich dafür, dass es dir gut geht,
dass du Zufriedenheit findest
und ein Vorbild für diejenigen bist, die dich beobachten.
Horche nach Frieden.

Aus: „Die weisen Frauen der Cherokee“ , Joyce Sequichie Hifler

Du kannst den Ballast von morgen
nicht heute schon in dein Boot nehmen.

Chinesisches Sprichwort

Wider mein einige Kapitel früher zu lesendes Erwarten durfte ich mich nun sowohl auf Teil zwei meiner Ausbildung zur Kinder- und Jugend-Therapeutin als auch auf die Reha in meiner Wunschklinik freuen. Da kam von eben jener ein dicker Packen Papiere ... Genehmigung, geplanter Antritt, allgemeine Infos, Checkliste fürs

Packen, Zug-Informationen, ein Prospekt der Klinik. Und ein sage und schreibe 17(!)-seitiger Anamnesefragebogen zur Gesundheit sowie ein sechsseitiger zur Person. Hurra – endlich mal wieder einen Antrag ausfüllen, das hatte ich doch lange nicht!

Spaß beiseite. Die bitten von der Klinik aus um Verständnis für den nötigen Arbeitsaufwand – doch mithilfe dieser sehr umfassenden Fragebögen könnten sie die Behandlung von Anfang an besser einschätzen und planen. Das ist selbstredend vollkommen in meinem Sinne und so stürzte ich mich auf die Bögen und meine mittlerweile zwei Ordner, in denen ich – im einen seit Jahrzehnten, im anderen speziell seit Mai 2011 – alle Untersuchungsergebnisse und Befunde sammle, die ich zu fassen kriege. Macht Sinn – wie man in diesem Zusammenhang sieht. Der neue Termin für meine Aufnahme war der 14. Februar 2012. Der Valentinstag. Diesem wird in unserer Ehe zumindest von einem von zwei Beteiligten sowieso herzlich wenig Bedeutung beigemessen, ebenso wie dem Hochzeitstag. Also egal: Einen weiteren Schritt auf dem Weg zu mir und meiner Gesundung wollte ich machen! Ich freute mich auf die AGM.

Den Fragebogen der Klinik ergänzte ich direkt freiwillig noch um eine Anamnese, die meine frühere, über die Maßen geschätzte Homöopathin in Greifswald zu Beginn der Behandlung von mir haben wollte. Seither ergänze ich immer nur die letzten Zeitabschnitte, wenn ich mal wieder eine/n ganzheitliche Therapeut/in aufsuche. Von denen arbeiten nämlich die meisten mit solch ausführlichen Anamnese-Fragebögen. Und wie mittlerweile durchgeschimmert: ich oft mit ganzheitlich orientierten Heiler/innen aller couleur. Aus guten Gründen auf meiner bereits lange währenden Suche nach mehr Gesundheit, Glück und Leichtigkeit im Leben.

Samstag, 28. Januar 2012
Sehr geehrte Damen und Herren in Scheidegg,
da ich bereits seit sehr vielen Jahren sehr viele unterschiedlichen Therapien machte, existiert diese Anamnese hier. Ich schicke sie der Ergänzung halber schon mal vorab mit – wenn Sie keine Verwendung dafür haben – weg damit.
Mit freundlichen Grüßen,
Miriam Brunner

Anamnese Miriam Brunner

Geboren am 06.05.67, in den Kindheits- und Jugendjahren oft kränklich oder krank, ganz oft Bauchweh, Übelkeit u.ä. – sehr früh wohl auch „mütterliche Aufmerksamkeit durch Krankheit", auch überbesorgte/übervorsichtige Mutter. Eltern selbstständig mit Apotheke (er Apotheker, sie Apothekenhelferin und Organisationstalent, die Geschäftsfrau), mehrere Kindermädchen bei mir & meinem 2,5 Jahre älteren Bruder.

Eigene Krankheiten/Unfälle/Symptome/Entwicklung:

1973 Einschulung, Juni 1974 Hundebiss – danach monatelang Verdacht auf Tollwutinfektion. Konnte damals wegen „Zartheit" nicht geimpft werden.

Dez. 1975 Beinbruch (kompliziert – in meiner Erinnerung wurde eine mögliche Amputation thematisiert), zwei Operationen deswegen (erst wurde der Splitterbruch mit Drähten gerichtet – dann diese wieder entfernt). Seit diesem Beinbruch und dem damit einher gehenden Beinlängen-Unterschied habe ich Probleme mit Rückenschmerzen – im Lauf der Zeit kam immer mehr dazu.

März 1982 Eierstockzyste – zufällig (lebens)rettende OP, gleich Blinddarm mit entfernt (angeblich „Lymphatischer Katarrh").

1983 Mandelabszess und –operation.

1984 Yersenieninfektion – eigene Toilette in der Schule, sehr peinlich...

85 – 87 Chronische Magenschleimhautentzündung (11.-13. Klasse), Abitur ohne Lernen, aber mit fürchterlichem Nervenstress. 1986 verunglückte meine „große Liebe" tödlich bei einem

Verkehrsunfall. Daraufhin sah ich mich selbst SEHR lange als beziehungsunfähig – wohl aus Angst vor dem möglichen nochmaligen Verlust des geliebten Menschen. Ich hatte lange keine ernstzunehmende Beziehung mehr.

Bis etwa 17 spielte ich aktiv Tennis, es kamen erst Sehnenscheidenentzündungen, dann Tennisarm, Schmerzen überall - die Beschwerden verschwanden bis heute nicht wieder. Tennis aufgehört, Badminton aufgehört, alles aufgehört, was sportlicherseits Spaß machte - und eher immer mehr oder bleibende Schmerzen.

Ab 16, 17 Jahren Depressionen, extremer Ausbruch nach Tod des Freundes. Mit 17 erstmals Therapie begonnen, wieder abgebrochen mit der „Erkenntnis“: „Bei mir ist eh alles umsonst und zwecklos“. Mit 24 die zweite Therapie bei einem Gestalttherapeuten, was im Nachhinein betrachtet keine so clevere Wahl war, wie ich damals dachte. Ein Jahr später zugleich bzw. dann auch ein Jahr länger Frauentherapiegruppe. Beides insgesamt etwa zwei Jahre lang.

Seit mindestens (weiß ich nicht genau) 24 Jahren chronischer Reizdarm und ständige Empfindlichkeiten „bäuchlings“.

Mit Beginn der Menstruation (fast 16) sehr böse Periodenprobleme (teilweise mit gleichzeitigem Durchfall & Erbrechen). Oft schul- bzw. arbeitsunfähig an diesen Tagen. 2010 und 2011 Koargel-Bildungen... shocking!

1999 nach körperlichem und psychischem Zusammenbruch Diagnose Fibromyalgie.

Ab 23 mehrmals mehrmonatige Auslandsreisen – wirklich nur zum Reisen, der Seele Gutes tun, was Erleben, Neues sehen und andere Länder & Leute & Lebensweisen kennen lernen – und weit weg sein von Zuhause. Zum letzten Mal Januar bis Juni 2000. Danach lebte ich drei Jahre in Mecklenburg-Vorpommern.

Beruflich bewegte ich mich als Sozialpädagogin ab 1992 (studienbegleitend) von einer Privatschule über (mehrere) Erwachsenenbildungs-Institute bis hin zu einer Montessori-Schule (September 2003 – Ende SJ 2005) in Greifswald, wiederum in Landsberg von SJ 2005/6 – Ende SJ 200. In dieser Zeit zwei „missed abortions“, im Dezember 2006 und im Juni 2007. Danach fast sechswöchiger stationärer Aufenthalt in einer psychosomatischen Klinik wegen Depressionen 3. Grades.

Ich mache immer wieder weitere Ausbildungen nebenbei, gebe teilweise selbst Kurse an der vhs o. Ä. – oder war auch zwischenzeitlich arbeitslos bzw. –suchend. Seit März 2010 bin (war) ich als Pädagogische Leitung in einem Kinderheim angestellt – mit Wiedereintritt nach Gesundung werde ich dort (vielleicht) die Leitung des therapeutischen Fachdienstes übernehmen - und weniger Stunden machen, sobald mir dies finanziell möglich ist! Die bisher noch fehlende Zeit von Sept. 2008 bis Ende Februar 2010 arbeitete ich als JaS (Jugendsozialarbeit an Schulen) in der Volksschule Tittling.

Seit gut 17 Jahren lebe ich mit meinem Partner/Mann zusammen – extreme Zeiten auch hier. Im Mai 1999 (etwa zeitgleich mit meinem Zusammenbruch, der zwar sicher nicht deswegen erfolgte – aber es war wohl das Tüpfelchen auf dem „i“) trennte er sich an meinem Geburtstag von mir. Nach meinem Auslandsaufenthalt beschlossen wir einen zweiten Versuch und ich zog mit ihm nach Meck-Pomm und 2003 nach Landsberg, wo wir 2005 heirateten. Mittlerweile ist sehr viel mehr Ruhe bei uns eingekehrt und wir praktizieren ein überwiegend zufriedenes Zusammenleben.

2009 einmal wochenlanger beruflicher Ausfall wegen eines Schulter-Arm-Syndroms (immer noch nicht ausgeheilt, trotz regelmäßiger Therapien).

Im Mai 2011 wurde die Diagnose Brustkrebs gestellt. Zum Glück hatte ich den Knoten sehr früh entdeckt - und habe deswegen sehr gute HEILUNGS-Chancen. Ein totaler Schock und Hammer ist es trotzdem.

Mein Hauptproblem sind die Schmerzen, die durch die Chemo scheinbar noch deutlich stärker wurden und nun auch an noch mehr Stellen auftreten (Hüften), aber sowieso immer da sind und die Tatsache, dass ich mich nicht wirklich entspannen kann – trotz Yoga, AT, PM u. Ä. Ich hätte es ganz allgemein einfach gern einfacher im Leben... würde gern meine innere Stimme besser hören können (wird besser!) – und ihr gemäß auch leben (derzeit auch besser!) – und will noch einige Blockaden ausräumen, die mich bisher behindern. Und meine Ansprüche herunter schrauben können... eben einfach entspannter und leichter durchs Leben gehen! Ich bin seit ca. 1985 immer wieder auf der Suche nach Menschen, die (nicht unbedingt, aber schwer bevorzugt) ganzheitlich „heilen", arbeiten, behandeln. Gehe gerne manchmal länger reisen und suche dort den Kontakt zu Schaman/innen oder faithhealer/innen. Bin seit dem Beinbruch mit folgender Beinverkürzung in KG und beim Physiotherapie, derzeit auch Ergotherapie und habe allgemein ziemlich viel ausprobiert – von Homöophatie und Heilpraktiker/innen über Ayurveda, TCM, Rheumaklinik, verschiedenste Medikamente bis hin zu Yoga und Meditation sowie die meisten gängigen Entspannungsverfahren.

Kann mich an sehr wenig von früher erinnern, schon gar nicht mit direktem Datum oder Jahreszahl.

Zurzeit geht es mir nicht komplett schlecht, aber mit Arbeit ist es für mich gerade undenkbar, klar zu kommen. Von dem permanenten Thema Schmerz würde ich mich sehr gerne noch „verabschieden". Ich habe immer so viel im Kopf und vor, bin deswegen manchmal direkt etwas chaotisch & hektisch ... Manchmal denke ich, dann kann es das so noch nicht sein und ich bin somit immer (noch) auf der Suche nach meiner eigentlichen Bestimmung.

Ich nenne noch einige Stichworte, die mich in meiner Jugend bzw. Kindheit meiner Meinung nach geprägt haben:

Extrem schüchtern und wenig selbstbewusst – ich siezte sogar die Freunde meines Bruders!

Oft krank – um mich „musste man" (!) sich immer Sorgen machen, mir ist - entsprechend der Theorie der self-fulfilling prophecy – auch viel passiert.

Beziehungen waren für mich von Anfang an völlig klar mit Leid und Schmerz verbunden. Ab 14 war ich sozusagen immer in wen verliebt - aber natürlich nur in solche, die mich nicht wollten oder aus anderen Gründen unerreichbar waren. Erfuhr ich, dass jemand mich sehr gerne mag/verliebt sei, antwortete ich höchst zuverlässig: „Verarschen kann ich mich selbst“. Nach dem Tod des Freundes wirklich absoluter Absturz, mir war alles egal, ich betete darum, sterben zu dürfen, betete, Brustkrebs zu bekommen, weil ich meinen großen Busen so ablehnte. Ja, heute finde ich natürlich, dass diese Verzweiflung eine/n zu Tränen rühren kann – damals verurteilte ich mich noch für diese „unchristliche, sündhafte“ Denkweise. Tja – und die Diagnose im Mai 2011 gibt mir dann schon noch einmal extra zu denken... habe ich zur Entstehung meiner Krankheit wirklich aktiv beigetragen? Sieht für mich ziemlich danach aus.

Schule wurde mir völlig egal. Mehr oder weniger ab 13 geraucht. Früh (ab 16, 17) relativ regelmäßig beim Ausgehen Alkohol getrunken, auch Anderes damals zumindest mal ausprobiert.

Die Eltern waren lange Jahre auch ein schwieriges Thema, welches aber lange bereinigt ist: Den Vater empfanden mein Bruder & ich als wenig „relevant“, Entscheidungen traf sowieso die Mutter, allzu viel Zeit hatten beide nicht. Mutter (bei mir zumindest) überbesorgt – und früher schnell beleidigt, sich angegriffen fühlend, auch mal ausfallend. Mit 19 bin ich nach deswegen nachts aus heiterem Himmel ausgezogen. Mehrmals einige Monate Funkstille zu meiner „Seelen-Heilung“. Heute kann ich meinen Eltern für das, was sie mir mitgegeben haben (finanziell, Absicherung für später, gute Schulbildung, wohl auch eine gewisse Intelligenz...), sehr danken & auch dankbar sein. Ich mag meine Ma schon seit vielen Jahren wirklich sehr gerne und schätze sie sehr. Wie sie mich in jeder ihr möglichen Hinsicht unterstützt, ist einfach unglaublich. Papa konnte ich, als für ihn die Zeit gekommen war, gut gehen lassen – ohne Groll oder Unaufgearbeitetes.

Die im Original noch dazu gehörende „Verwandten-Anamnese“ lasse ich hier weg – das tut für meine Geschichte nichts zur Sache. Und der Fairness halber sei hier erwähnt, dass meine Ma das Alles etwas anders sieht als ich – aus ihrer Sicht war ich die Schwierige! Aber das Phänomen „zwei Menschen, zwei Meinungen“ ist ein ebenso hinlänglich bekanntes wie altes – und wenig verwunderlich. Die Anamnese jedenfalls hatte folgenden Zweck:

Wer auch immer mich behandeln sollte in Scheidegg, konnte sich vorab schon mal ansatzweise ein Bild von mir machen.

Am 14.02.2012 morgens war es dann soweit: Ich machte mich auf die Reise zur Reha.

Nach einer wetterbedingt vierstündigen Fahrt mit einigen Stopp-and-Go-Phasen bei dichtestem Schneetreiben um München herum, erreichte ich gerade noch rechtzeitig und mit dem letzten Tropfen Benzin Scheidegg. Mein Zuhause für die nächsten drei Wochen. Prima! Aber erst einmal war ich vollkommen fertig und schon wieder knapp am Weinen: So weit weg von zu Hause, fremd und allein – jammer! Plötzlich bekam ich Angst vor der eigenen Courage und rief unter Tränen meinen Mann zu Hause an. Der machte mir Mut und malte in schönen Farben wieder das Bild, das ich die letzten Wochen vor mir gehabt hatte und weswegen ich hierher zur Reha wollte. Im Zeitlupentempo kam ich von meinem Gefühlschaos herunter.

Bereits eine Stunde nach meiner Ankunft hatte ich das Erstgespräch beim Arzt, der freimütig bekannte, dass er leider noch nicht dazu gekommen sei, meinen Fragebogen zu lesen. Grummel... Zu seiner Ehrenrettung sei erwähnt, dass er just, als ich das zweite mal kurz bei ihm aufklatschte, über nämlichem saß... er hat es also nachgeholt. Ist ja auch schon etwas. Jedenfalls beruhigte ich mich während dieses Gespräches weiter, danach ging ich zurück ins Zimmer und räumte meine Sachen ein. Langsam kam ich an in Scheidegg.

Als Gabi – die übrigens auf die Möglichkeit einer Reha bewusst verzichtet hatte – mich am zweiten Tag in Scheidegg anrief, hatte sie mal wieder eine überraschende Aktion gestartet und in Folge dieser eine interessante Information für mich: Sie hatte alle ihre gesundheitsbedingten Termine des Jahres 2011 zusammen gezählt, also Arzttermine, Lymphdrainagen, Operationen, Chemos, Bestrahlungen etc. ... Ts, die Gabi – die hat Ideen.

Es waren... satte 168. Da ich wegen meiner Fibromyalgie-Erkrankung noch öfter zur Krankengymnastik, Ergotherapie und zu einigen anderen Therapien ging als sie, werden es bei mir noch etliche mehr sein. Herr, lass ein Ende in Sicht kommen. Aber erst einmal wollte ich hier in Scheidegg noch so viel wie möglich zu meiner Gesundung mitnehmen! Und damit die Zahl definitiv entschieden weiter in die Höhe treiben.

Meine Tischkolleginnen hießen Dagmar, Ulla, Helga, Siobain und Christa. Wir verstanden uns alle auf Anhieb erstaunlich gut und unternahmen Einiges gemeinsam. Die wirklich mit Abstand meiste Zeit war jedoch dem typischen Klinik-Alltag und seinem mehr oder weniger vollen Programm gewidmet. Ein – auf Forderung der Rententräger recht großer – Baustein der Reha bestand aus Vorträgen. In einem davon, genannt „erfolgreiche Reha-Planung", erfuhren wir am dritten Tag, dass durchschnittlich ca. 200 Patientinnen in Scheidegg behandelt werden. Bei durchschnittlich fünf Terminen pro Tag – bei mir waren es oft sieben oder acht, zwei Mal sogar neun – ergibt sich daraus für die Damen in der Terminplanung die logistische Herausforderung, 5000 (!) Termine pro Woche möglichst umsetzbar zu koordinieren. Der Arzt bat schlicht um Verständnis für etwaige Fehler, die bei so einem Aufkommen unterlaufen konnten – was wir aber kaum erlebten. Wir Ladies von Tisch 19 waren beeindruckt, wie gut hier alles organisiert war und lief. Nur die Vorträge ließen manchmal Wünsche offen. Die empfanden wir – von denen der beiden Ärzt/innen abgesehen – nicht wirklich als Gewinn bringend, bereichernd, Quell der wichtigen Informationen oder neuer Erkenntnisse. An unserem Tisch trafen aber auch nur Frauen zusammen, die sich selbst schon eher überdurchschnittlich gut informiert hatten. Es war vielleicht ein bisschen schwierig, uns ganz und gar Neues zu erzählen.

Sonst passte wirklich alles in der Paracelsus-Klinik Scheidegg. Das Angebot umfasste von vielen freiwilligen Kursen, für die frau sich je nach Lust und Interesse anmelden konnte, bis zu den vom behandelnden Arzt verordneten und damit verpflichtenden Therapien ein wirklich reichhaltiges, vielfältiges und abwechslungsreiches Angebot. Freiwillig waren sämtliche Angebote aus dem künstlerischen Bereich, wie kunsttherapeutisches Malen, Bücher binden und Ähnliches. Diese Art und Weise der Therapie-Zusammenstellung ergab natürlich Tages-Pläne großer Unterschiedlichkeiten.

Manche hatten nur zwei Behandlungen oder Termine, andere bis zu neun an einem Tag. Unschwer zu erraten, dass ich bei den „Anderen“ dabei war. Schwimmbad und Sauna standen außer zu den Zeiten, in denen therapeutische Angebote stattfanden, allen zur Nutzung offen, wobei die Sauna-Nutzung erst ab sechs Monate nach der letzten Bestrahlung empfohlen wurde. Da meine Radiologin meine diesbezügliche Frage mit „Ausprobieren! Wenn es Ihnen gut tut, können Sie es machen!“ beantwortet hatte, schrieb mein Arzt etwas widerwillig „Saunanutzung auf eigene Verantwortung“ in den Behandlungsplan. Nachdem ich nun im Hause aber immer wieder die eingangs geäußerte Meinung hörte, war ich so verunsichert, dass ich die Sauna nach zwei kurzen Saunagängen in den ersten Tagen wieder bleiben ließ. Zu meinem großen Bedauern. Drei Tage vor Abreise genehmigte ich mir dann noch einmal einen Saunagang: Alles ging gut. Das Leben ist schön!

Meine Behandlung in der Reha-Klinik begann – wie wohl die meisten :–) – mit dem Arzt-Gespräch am Ankunftstag. Entsprechend der individuellen Situation verordnete er – oder sie, ich war bei einem „er“ – diverse Therapien aus verschiedenen Bereichen, als da wären: Physikalische Therapien, psycho-onkologische Angebote, ergotherapeutische Kreativ-Angebote und Sport-Angebote.

Zu den physikalischen gehörten in meinem Fall Einzel-Krankengymnastik, Schulter-Arm-Gruppe, leichte Wirbelsäulengymnastik, Beckenboden-Gymnastik, Rücken-Akut-Gruppe, Massagen, Fango, Zellenbäder, Lymphdrainagen und die Ödem-Gruppe. Diese „Bestandteile“ sind relativ untypisch für Scheidegg, was an den für mich bekanntlich schwerer wiegenden Fibromyalgie bedingten Einschränkungen lag. Außerdem fand bei mir ein ständiger Wechsel der Anwendungen und Gruppen statt, ich gehörte keiner von Anfang bis Ende durchgehend an. Irgendwie war ich schon immer anders als die anderen...

Nordic Walking gehörte für mich zum ärztlich verordneten Programm, was mir sehr entgegen kam. Nach einer dieser Stunden standen etwa zehn Frauen und zwei Männer im Kreis vor dem Haupteingang, um abschließende Dehnübungen zu machen. Da meinte die ausgesprochen sympathische Lady neben mir: „ Das ist doch einfach toll: Ich wollte immer schon mal für ein paar Wochen in ein Sport-Camp – and here we are!" Alle lachten. Dem fügte ich hinzu: „Womit wir beim Thema „Achte auf deine Gedanken, sie könnten Wirklichkeit werden" wären. Ich wollte immer schon mal eine Glatze ..." Da lachten wieder alle.

Die Psycho-Onkologie befasst sich mit den psychischen, sozialen und seelisch-spirituellen Aspekten einer Krebserkrankung sowie mit deren persönlichen, familiären und sozialen Prozessen bei der Verarbeitung der Diagnose und der Krankheit. Hier stehen Geist, Seele und soziales Erleben im Fokus der Behandlung. Zu den psycho-onkologischen Angeboten zählten Einzelberatungen bei den Psycholog/innen sowie bei der Sozialpädagogin. Diese berät zu Fragen der Rehabilitation im Allgemeinen oder der beruflichen Wiedereingliederung im Speziellen genauso wie zum Schwerbehindertenrecht und zu Rentenüberlegungen. Daneben gab es verschiedene psychologische Gesprächsgruppen zu den Themen „Umgang mit krankheitsbezogenen Ängsten", „Autonomie und Selbstvertrauen", „Leben nach der Reha", „Selbststeuerung in Bezug auf Rauchen und Essen", „Körperbild, Sexualität und Beziehung" sowie „Mama/Papa hat Krebs".

Im Bereich „Entspannung und erlebniszentrierte Angebote" fanden sich nun alle meine *favorites*, auf deren bereits bekannte Ausübung oder neue Erprobung ich mich schon zu Hause gefreut hatte: „Progressive Muskelentspannung", „Entspannung und Entwicklung", „Tanztherapie", „Musik- und Ausdruckstherapie", „Kraftlieder", „Mantra-Singen", „Klangliege-Resonanz-Austausch", Qigong, Yoga und Meditation/Achtsamkeit/ Stressbewältigung. Klasse – das war ja so was von voll mein Ding! Gemäß meiner mittlerweile hinlänglich bekannten Natur ballerte ich mir erst einmal zu den verordneten so viele freiwillige Termine rein, dass ich kaum mehr um die Runden kam.

Das Motto in dieser Klinik lautet (eigentlich), alles in Ruhe und Gelassenheit anzugehen und sich einfach für sich selbst Zeit zu nehmen. Lieber weniger als mehr – doch dies individuell unterschiedlich. Alarmzeichen sei auf jeden Fall, wenn wir kaum noch Zeit zum Essen und einer anschließenden Pause fänden, hatte es geheißen.

Nun denn: In rekordverdächtiger Kürze befand ich mich im Alarm-Zustand. Aus den bekannten gesundheitlichen Gründen, die über die Krebserkrankung hinaus gingen, hatte ich sowieso schon einen intensiven Terminplan allein auf des Doktors Verordnungen hin. Nun wollte ich aber logischerweise – wo ich schon mal hier war! – so viel wie nur möglich mitnehmen, was mich zutiefst interessierte und wovon ich wusste, dass es mir gut tat. Das war im psycho-onkologischen Bereich praktisch alles! Vielseitig interessierten Menschen wir mir konnte bei so tollen Angeboten schon mal ein kleiner Stressfaktor in die Quere kommen, was ja nun gar nicht im Sinne der Erfinder/innen ist. Es gelang mir zwar tatsächlich, so gut wie alle für mich spannenden Angebote zumindest einmal auszuprobieren. Doch dann war ich so erschöpft und der Ruhe bedürftig, dass ich ein paar Termine absagte. Und in der zweiten Planungs-Phase hatte ich bereits Einiges, was mich nicht restlos begeisterte oder was ich bereits kannte und konnte, komplett heraus genommen. Spazieren gehen und Schwimmen stand ja auch noch so oft als möglich auf meinem ganz persönlichen Plan! Dazu hatte ich anfangs kaum mehr Zeit gefunden. Es galt mal wieder: Runter vom Gas. Ich fand es interessant und durchaus ein bisschen bedenklich, wie schnell ich in meine alten Muster zurück fiel. Selbst nach so langer Zeit im Ausnahmezustand, weit weg von zu Hause und während einer Reha!

Eine sehr angenehme Erfahrung war für mich in diesem Zusammenhang, dass wir jederzeit einen Termin abmelden konnten, wenn wir uns übernommen hatten – ohne negative Konsequenzen. Hintergrund dieser Handhabung ist vermutlich, dass viele Frauen mit dieser Erkrankung erst einmal lernen müssen, sich und ihre Bedürfnisse kennen zu lernen und ernst zu nehmen – und dann auch noch entsprechend zu handeln! Letzteres ist übrigens das Schwierigste, aber wem sage ich das. Für viele betroffene Frauen stellt sich hier eine neue Herausforderung und Aufgabe, die jedoch für die Zeit nach der Reha und die Rückkehr ins soweit als möglich normale Leben von großer Bedeutung sein wird. Möglicherweise sogar von lebenswichtiger Bedeutung. Ab sofort bin ich nämlich der wichtigste Mensch in meinem Leben und sorge gut für mich und meine Bedürfnisse. Amen! Hoffentlich kann sich mein „Chemo-Brain“ das merken! Kleiner Scherz. Alle Patientinnen hier in Scheidegg kennen das „Chemo-Brain“, ein Ausdruck für die weit verbreiteten Gedächtnisausfälle und Konzentrationsstörungen nach einer Chemo-Behandlung. Dass ich ab sofort die wichtigste Person in meinem Leben bin und mich von Herzen lieben und mich verwöhnen will, das vergesse ich unabhängig davon fürderhin trotzdem nicht mehr. Das merke ich mir jetzt ganz einfach mit hoher, um nicht zu sagen höchster Priorität. Jawohl!

Die Ladies von Tisch 19

Großes Glück hatte ich mit meinen Tischkolleginnen. Wir waren alle am gleichen Tag angekommen – eine Sitzordnungs-Systematik, die sicherlich sowohl Vor- als auch Nachteile hat – und waren ziemlich „vom gleichen Schlag“: Alle eher nach vorne schauend, alle keine Jammersusen, alle mit einer Portion gesunden Humors ausgestattet und alle bestens Willens, aus der Schockerfahrung des vergangenen Jahres etwas für das weitere Leben zu lernen, welches wir noch lange zu genießen vorhaben.

Sehr unterschiedlich hingegen gestalteten sich unsere Erfahrungen und die Umstände der Krebserkrankungen.

Dagmar war 58, arbeitete als verbeamtete Chefsekretärin bei der Telekom und war vor der Diagnose Brustkrebs zwischen drei Städten hin- und hergejettet, um ihren Chefs bestmöglich dienen zu können. Außerdem war sie praktisch Tag und Nacht telefonisch für die Chefs und einige Kolleg/innen erreichbar. Ich formuliere das jetzt absichtlich ein bisschen provokant, sie empfindet ihre Tätigkeit aber zumindest im Nachhinein so und weiß, dass sich etwas ändern muss und wird, wenn sie nach Gesundung zurückkehrt. Sie weiß nur noch nicht, wie ...

Sie hatte bereits im Mai etwas in ihrer Brust ertastet, sich aber keine Zeit genommen, die Sache abzuklären. Als sie jedoch im Juli ihre Mutter zu einem Arzttermin fuhr, nutzte sie die Gelegenheit für einen Untersuchungstermin für sich selbst. Nachdem bei ihr die Diagnose erfolgt war, meldete sie sich telefonisch krank und tauchte erst einmal unter. Ihre Chefs überlegten bereits, ob sie die Polizei informieren sollten, um abzuklären, ob bei der Familie alles in Ordnung war, da Dagmars absolute Unerreichbarkeit für sie ein komplettes Novum und unerklärlich war. Sie fühlte sich jedoch anfangs nicht in der Lage, über die Hammer-Diagnose außer mit ihrem Mann und den beiden Kindern überhaupt zu sprechen. Selbst ihre Mutter erfuhr erst davon, als Dagmar bereits mitten in der Chemo steckte.

Bei Dagmar wurde die Behandlung des anfangs fünf Zentimeter großen Tumors mit zwei Satelliten und Lymphdrüsenbefall mit der

Chemo begonnen, da der Tumor zu groß für eine aussichtsreiche Operation erschien. Nach der Chemo war er – weg. Inklusive der befallenen Lymphdrüsen! Die Ärzte meinten, so ein außerordentlich gutes Ansprechen eines Tumors auf die Chemo sei sehr ungewöhnlich. Dagmar bekam sechs Mal TAC als Chemo. Sie musste noch die unangenehme Erfahrung machen, dass auch in ihrer zweiten Brust etwas gesehen wurde, dessen „Charakter" abgeklärt werden musste. Wenigsten hier konnten ihr die Ärzte Entwarnung geben: kein bösartiger Tumor. Danach erst folgten die OP, in der nur noch vernarbtes Gewebe entfernt wurde, und dann die Bestrahlungen, 28 an der Zahl. Sie las viel über gesunde Ernährung bei Krebs und ließ sich über die gesamte Zeit begleitend von einer Heilpraktikerin behandeln.

Ulla arbeitete Vollzeit in einem Steuerbüro und musste die letzten Jahre mit einigen Schicksalsschlägen leben und umgehen. Ihre beiden Schwestern wundern sich ebenso wie sie selbst, warum es in ihrer Familie so gehäuft sie trifft. Sie sagt, dass sie im Leben bei Problemen und Krankheiten einfach zu oft „Hier!" gerufen habe.

Ulla ging, wie es ihre Art ist, regelmäßig zu allen Vorsorge-Untersuchungen, so auch zum Brustkrebs-Screening. Als sie danach einen Brief bekam, sie möge sich doch bitte noch zu einem Ultraschall vorstellen, dachte sie absolut an nichts Böses. Dies änderte sich, als sie den Blick beobachtete, den die beiden Ärzte sich während der Untersuchung zuwarfen. Da dachte sie plötzlich und mit ziemlicher Sicherheit: „... Scheiße...".

Nachdem sie die Diagnose erfahren hatte, ging sie sehr offen mit ihrer Erkrankung um und sprach auch darüber. Geweint hat sie kaum, sie neigte dazu allerdings, wie sie sagt, in ihrem ganzen Leben noch nicht. Sie machte alles an Behandlungen, was die Ärzte ihr empfohlen und sagt nun: „Mehr kann ich nicht tun – es kommt, wie es kommt."

Der bei ihr entdeckte Tumor war noch klein, etwa einen Zentimeter. Nach der Operation stellte sich jedoch heraus, dass... das verkehrte Gewebe entnommen worden war! Es ist wirklich kaum zu fassen, oder? Die Biopsie hatte ergeben, dass ein aggressiv-schnell wachsender, bösartiger Tumor vorlag. Die Untersuchung des bei der OP entfernten Gewebes ergab: kein bösartiges Gewebe! Nun konnte entweder bei der Biopsie ein Fehler unterlaufen sein – oder bei der OP. Nach einer nochmaligen Überprüfung stellte sich heraus, dass es bei der OP gewesen war. So musste sie ein zweites Mal operiert werden. Mit der Begründung, dass sicherlich kein Arzt bei der nun folgenden, überhaupt nur aufgrund eines ärztlichen Fehlers notwendigen Operation, besser aufpassen würde als die in dem Krankenhaus, in dem eben jener Fehler vorgefallen war, ließ sie den Eingriff wieder dort machen. Danach folgten Chemo und Bestrahlung. Ulla hatte vier Mal AC und zwölf Mal Taxol als Chemo sowie 32 Bestrahlungen. Kein Lymphdrüsenbefall. Für sie ist ein quälender Gedanke, der sich nicht vertreiben lässt, die Frage, ob durch die übermäßige Beanspruchung und „Umlagerung“ der Brust für die beiden OPs möglicherweise entartete Zellen in das übrige Gewebe gekommen sein könnten und dadurch die Wahrscheinlichkeit für ein Rezidiv erhöht ist.

Helga war zum Zeitpunkt der Diagnose 48 Jahre jung, arbeitete auf 400-Euro-Basis in einem Büro und kümmerte sich darüber hinaus überwiegend um „ihre drei Männer“. Sie erspürte einen sehr harten Knoten fast am Rippenbogen und wollte abklären lassen, was dies sei. Ihr Gefühl war von Anfang an ein sehr ungutes. Nach einer äußerst schmerzhaften Biopsie erhielt sie das Ergebnis, es läge ein aggressiv-schnell wachsender, bösartiger Tumor vor. Kein Lymphdrüsenbefall. Sie erhielt drei Mal FEC und drei Mal Taxotere als Chemo und 32 Bestrahlungen – und während der Chemo die Nachricht, dass auch ihr Mann an einer Tumorerkrankung leide. Diese konnte glücklicherweise gut und erfolgreich behandelt werden. Zu dieser außergewöhnlichen Situation kommt jedoch noch erschwerend hinzu, dass Helgas Freundin im November 2010 an den Folgen einer – spät erkannten – Brustkrebserkrankung verstorben war. Während der Krankheitsphase dieser Freundin erlitt deren Mann einen Herzinfarkt, was Helga bewog zu fragen, ob er im Büro im Betrieb Hilfe benötige. So entstand das noch junge Arbeitsverhältnis. Im November verstarb wie gesagt Helgas Freundin. Kurz danach und kaum einige Monate im Betrieb dabei, nämlich im Juni, musste Helga zu ihrem Chef – und Freund, dem Mann der verstorbenen Freundin – gehen und ihm sagen: „Du, ich bin jetzt dann eine Weile nicht da... ich muss ins Krankenhaus... ich habe da einen Knoten..." Helga zweifelt manchmal an ihrer Zurechnungsfähigkeit und ob das wirklich alles wahr ist, was seit eineinhalb Jahren in ihrem Leben passiert.

Bei Helga gab es im Familienkreis bereits Krebserkrankungen, ihre Tante war sicher und ihre Mutter wahrscheinlich daran erkrankt. Bereits vor Jahren waren beim Screening bei ihr Microkalk-Ablagerungen entdeckt worden. Auf ihre Frage im Jahr 2010, was das bedeute, kam die Antwort, dass sich daraus eventuell Krebs entwickeln könne. Das hatte sie die Jahre davor schlicht und ergreifend nicht gewusst. Und niemand hatte es für nötig befunden, sie darüber zu informieren. Helga war eine Woche vor der Diagnose wieder zur Mammographie gegangen. Ohne Befund.

Sie rechnet damit, dass sie nach ihrer Gesundung und Rückkehr an den Arbeitsplatz stundenmäßig aufstocken kann und möchte das auch gerne.

Siobain stammt aus Schottland, ist 40 Jahre jung und arbeitete – als Zwillingsmama (relativ junger Jungs)! – bis kurz vor der Diagnose sehr erfolgreich und, wie sie selbst sagt, „multi-multi-taskend" als Anwältin in einer Kanzlei. Siobain spricht man übrigens wie „Yvonne" mit „Sch" vorne. Total unglaublich für Menschen unserer Nationalität und Sprache, ist aber so. Ist keltischen Ursprungs. Wer kann schon Keltisch ...

Im Dezember 2010 war die Familie wegen einer neuen beruflichen Tätigkeit ihres Mannes nach Luxemburg gezogen, weswegen Siobain ihren Job aufgab. In der Woche vor Ostern besuchte sie mit ihren Kindern ihre Mutter in Schottland. Dort ertastete sie beim Duschen etwas Ungewöhnliches in ihrer Brust.

Zurück in Luxemburg ging sie am Karfreitag zur Untersuchung ins Krankenhaus, wo die Ärztin nach einem bloßen Abtasten der Brust entschied: „Ich bin sicher, da ist nichts." Siobain hatte beinahe ein schlechtes Gewissen, den Schwestern auf der Säuglingsstation die Zeit gestohlen zu haben. Dort war sie gelandet, weil Karfreitag war und deswegen nicht alle Ärzt/innen im Dienst. Bei Siobain blieb jedoch trotz dieser Entwarnung ein ganz blödes Gefühl, weswegen sie beschloss, eine Zweitmeinung einzuholen. Etwa drei oder vier Wochen später bekam sie bei einem Radiologen einen Termin, bei dem auch ein Ultraschall gemacht wurde. Seine Aussagen begannen genau wie bei mir mit „Das gefällt mir nicht". Auf ihre Frage, was das bedeute: „Das könnte auch Krebs sein". Bei der darauf folgenden Mammographie äußerte er dann, er rechne mit einer Wahrscheinlichkeit von 50:50, dass ein bösartiger Tumor vorliege.

Dies war der Moment, in dem Siobain für sich wusste, dass sie Krebs hatte. Als sie nach dem Gespräch die Praxis verließ, liefen ihr die Tränen über das Gesicht. Sie ging nach Hause, setzte sich in das Kinderzimmer und wunderte sich selbst, wie ruhig sie dabei war. Bis zur Gewissheit ärztlicherseits sollte es bei ihr noch über eine Woche dauern. Dann kam das Biopsie-Ergebnis. Als das Telefon klingelte und die Ärztin fragte: „Können Sie bitte gleich in die Praxis kommen?" war ihr klar, dass ihr gefühlter Verdacht sich bestätigen würde. Sie erfuhr am 13.05.2011 – also einen Tag nach mir – dass sie einen bösartigen Tumor in der Brust hatte. Es war ein wunderschöner Frühsommertag. Auch sie hatte gerade erst ihren Geburtstag gefeiert. In der Wartewoche hatten sie und ihr Mann kaum darüber gesprochen und waren sogar zu einem Familienfest gefahren, bei dem niemand ihnen ihre Sorgen und Ängste angesehen hatte.

„So ist es jetzt, da musst du durch", habe sie sich gedacht. In diesem Moment beschloss sie, ab sofort möglichst viele schöne Dinge zu machen, viel Sport zu treiben und gut und gesund zu essen, um gut durch die schwierige Zeit zu kommen, die ihr bevor stand. Anfangs bestand bei Siobain noch die Hoffnung, dass Brust erhaltend operiert werden würde, da die Ärzte meinten, den Tumor sehr früh erkannt zu haben. Siobain war vier Monate vorher zur Vorsorgeuntersuchung und beim Ultraschall gewesen. Ohne Befund.

Ihrem Mann erzählte sie es erst abends, als er von der Arbeit nach Hause kam, von der Bestätigung des Brustkrebs-Verdachtes. Mit anderen Menschen sprach sie allgemein wenig über ihre

Erkrankung. In den folgenden Wochen rief sie, wenn sie sich danach fühlte, nacheinander ihre Freundinnen und Freunde an, um von ihrer Situation zu berichten. Die Familie erfuhr nach dem Biopsie-Ergebnis von ihrer Erkrankung.

Bei Siobain wurde eine Mastektomie vorgenommen. Unter bestimmten Umständen oder bei bestimmten Tumoreigenschaften ist eine brusterhaltende OP nicht möglich. Siobain hatte von Natur aus eine sehr kleine Brust. Der Tumor maß 2,2 cm und war zudem von einer Schicht aus Microkalk umgeben, um welche ein Zentimeter gesundes Gewebe bei der OP mit entfernt werden sollte. Fast schon ein Ding der Unmöglichkeit. Die bösartigen Zellen vervielfachten sich in hochaggressivem Tempo. Die Ultraschall-Bilder des Chirurgen, der Siobain vor der Operation noch einmal untersuchte, ergaben zudem mögliche weitere betroffene Stellen. Dies wollte er mit einem MR abklären. Nach dem MR empfahl er ihr eine Mastektomie als sicherste Vorgehensweise. Sie entschied sich sehr schnell, absolut kein unnötiges oder zusätzliches Risiko eingehen zu wollen. Da sie unbedingt leben will, sollte die Brust sicherheitshalber weg. Das steigert ihre Chancen. Nach der Entfernung von Brust und 12 Lymphknoten, von denen fünf bereits befallen waren, bekam sie eine äußerst heftige Chemo. Vier mal Epirubicin im Abstand von zwei Wochen, acht mal Taxo und dazwischen ein ganzes Jahr lang alle drei Wochen Herceptin, da ihr Tumor HER 2 positiv war. „Das war *chemical warfare* bei mir!“, beschrieb sie mir ihre Chemo-Phase, dazu locker-lässig die Schultern zuckend.

Siobain möchte nach ihrer Gesundung beruflich etwas komplett anderes machen. Mit Blumen zu arbeiten könnte sie sich gut vorstellen – vielleicht geht sie aber auch in die therapeutische Richtung. Sie lässt sich jetzt einfach Zeit mit ihrer Entscheidung und entdeckt die Welt der Bäume, der Steine und der Aroma-Öle ... eine ihr bisher völlig fremde. Und die Zeit dazu gibt sie sich mit gutem Gewissen. Ein ganz entscheidend wichtiger Punkt.

Christa, 61, ist die Einzige im „Tisch-19-Bunde“, die nicht an einem Brustkrebs, sondern an einem Gebärmutterkrebs erkrankt war. Dieser wurde wegen einer Untersuchung aus anderen Gründen

(Christa reagiert bei körperlichen Auffälligkeiten eher besorgt; als sie nun einen Blutstropfen entdeckte, ging sie lieber gleich mal zum Arzt... und das war sehr gut so!) ganz zufällig außerordentlich früh entdeckt, im „Alter" von drei Millimetern. Obwohl auch sie seelisch durch alle Ängste der Krebs-Erkrankung hindurch musste, fanden bei ihr aufgrund der äußerst guten Heilungschancen weder Chemo noch Bestrahlung statt. Allerdings erfuhr auch sie im Behandlungszeitraum ein Wechselbad der Gefühle, da mehrere Ärzte ihr voller Überzeugung zu sehr unterschiedlichen Behandlungsweisen rieten. Die Frage pro oder contra Bestrahlung wurde sehr widersprüchlich betrachtet. Am Anfang der Behandlung stand eine Ausschabung, nach der es hieß: Alles in Ordnung, gehen Sie nach Hause. Etwa eine Woche später jedoch erreichte sie ein Anruf: Es hätte noch ein zweiter Arzt auf den Befund gesehen und sei der Meinung, hier liege etwas Ernsthaftes vor. Daraufhin folgte Ende des Monats eine Total-Operation, also die Entfernung von Gebärmutter und Eierstöcken. Ergebnis des nun untersuchten Gewebes: Gebärmutterschleimhautkrebs in einem sehr frühen Stadium. Christa hörte von den Ärzt/innen immer wieder, dass sie sich bei dieser blöden Erkrankung wenigstens immer die verträglichste Variante mit der hoffnungsvollsten Prognose ausgesucht hatte. Weiter muss und wird sie nichts unternehmen, da sie sich der Meinung der Ärzte anschloss, die meinen, Bestrahlung stünde in ihrem Fall und in dem frühen Stadium nicht in der Relation zu Erkrankung und Heilungsprognose. Sie ergänzte meinen Spruch „Zwei Ärzte – drei Meinungen" aber noch um ein sehr schönes Zitat von Tucholsky: „Wenn zwei Ärzte einer Meinung sind, dann ist einer davon kein Arzt." Sensationeller Spruch, der zumindest unser aller Erfahrungen treffend und nett ein bisschen überspitzt karikiert.

Christa war bei Diagnose-Stellung als Lehrerin tätig und schrieb eine E-mail an die Schule und an ihre Schwägerin, dass sie an Krebs erkrankt sei, jedoch im Moment nicht darüber sprechen wolle. Die Schwägerin bat sie, den Rest der Familie zu informieren, aber bitte ebenfalls zu respektieren, dass sie zurzeit nicht darüber reden möchte. Sie hatte nie auch nur einen Moment daran gedacht, an

Krebs erkranken zu können. Kurz zuvor war sie bei der Mammographie gewesen – alles in Ordnung. Christa machte anfangs dicht, zog sich zurück, ging mit ihrem Mann viel spazieren und überlegte, wie sie eigentlich ihr Leben verbringen will. Mittlerweile hat sie sich entschlossen, nicht mehr in den Schuldienst zurück zu gehen. Nach Rückkehr aus Scheidegg leitet sie alles Nötige für den vorzeitigen Ruhestand in die Wege und freut sich darauf, mit ihrem Mann das Leben noch viele Jahre zu genießen.

Offiziell heißt es wohl – zumindest laut Ullas Arzt – dass 80% der Krebserkrankungen in die mittlere Kategorie fallen, also „G 2". Wir von Tisch 19 hatten alle G 3 – Tumore. Alle von uns hatten nach der Diagnose einen Schock, mit dem wir allerdings unterschiedlich umgingen. Alle sagen wir heute: „Das war ein satter Warnschuss, um uns zu sagen, dass wir etwas in unserem Leben verändern sollen." Wir sind alle ebenso wild wie auch von Herzen entschlossen, in Zukunft liebevoller mit uns selbst umzugehen, den schönen Dingen im Leben mehr Zeit und Raum zu geben und es uns so gut wie nur möglich gehen zu lassen. Sport beziehungsweise sehr regelmäßige Bewegung und eine entsprechende Ernährung sowie eine gesund erhaltende Ausgewogenheit zwischen Arbeits-Zeiten und Entspannungs-Zeiten werden bleibende Größen in unseren Leben sein. So haben wir es zumindest alle sechs ganz fest vor.

Ach ja: Und so unterschiedlich trotz der immer gleichen Diagnose jeder einzelne unserer „Fälle" ist, fand ich eine Gemeinsamkeit, die allerdings mit an Sicherheit grenzender Wahrscheinlichkeit nichts zur Sache tut. Ich finde es nur einfach schön:

Außer mir sind alle fünf von Tisch 19 zweifache Mütter, Siobain ist wie gesagt Zwillingsmama.

Nachdem wir uns beschnuppert hatten und anscheinend soweit alle zufrieden waren mit uns als „Tischdamen", schlug ich gleich am ersten oder zweiten Abend vor, abends einmal gemeinsam Spiele zu machen. Damit hatte ich was in Gang gesetzt! Die Ladies spielten ab sofort mehrmals die Woche Rommee. Da ich auch in Scheidegg regelmäßig an meinem Skript arbeitete – und nicht selten so geschafft war, dass ich nur noch ins Bett wollte – war ich nur teilweise dabei. Entscheidend war, dass wir in jeder Konstellation immer richtig Spaß hatten und viel zusammen lachten – wir hatten richtig Glück mit uns gehabt! Neben diesen Karten-Abenden fuhren wir einmal gemeinsam zu einem karibischen Abend in einem Hotel mit Blick auf den Bodensee, welches Siobain und ich bei unserem ersten spontanen Samstags-Ausflug entdeckt hatten. Bei diesem Ausflug verfransten wir uns auf der Rückfahrt derart oft und einfallsreich – und landeten jedes Mal wieder in einem Ort namens Kressbronn! – dass Siobain nach gelungener Rückkehr in die Klinik lachend zusammenfasste: „Jedenfalls war es total schön und wir wissen jetzt, that all roads lead to Kressbronn!" Nun verbanden wir unsere Erfahrungen und Inputs vom ersten Mal zu einem zweiten Tagesausflug zu fünft rund um den Bodensee, an dem wir mehrere Ziele ansteuerten und die wirklich schöne Gegend erkundeten – auch dies ein Tag, der uns allen riesig Spaß machte. Ein ander Mal wanderten wir zusammen zu den Scheidegger Wasserfällen, die ich ebenfalls gleich am zweiten Tag erkundet hatte. Ich war so begeistert von dieser Naturschönheit, dass ich vorschlug, mit den anderen noch mal hinzugehen. Das dem Spaziergang folgende, den Ausflug abschließende Kuchenessen war wiederum von großem Gelächter und ebensolchem Genießen begleitet. Ein weiteres Highlight unserer gemeinsamen Unternehmungen war das Erklimmen des Skywalks. Diese Aktion beinhaltete zumindest bei Christa und mir beachtliche Höhenangst-Überwindungsprozesse, was das Erlebnis noch spezieller machte. Was waren wir stolz auf uns, dass wir uns überhaupt in diese luftigen Höhen gewagt hatten und dann auch noch diese ganzen wackeligen „Spielereien" aus Seil – und Brettkonstruktionen überwanden, in denen wir (selbstredend versehentlich!) gelandet waren – dios mio!

An unserem letzten Abend in der Klinik fand zu unserer großen Freude noch einmal ein „Kraftlieder-Singen" statt. Beim Kraftlieder-Singen werden Lieder mit wohltuenden Melodien und Harmonien sowie „gesunden" oder heilenden Texten in einer Gruppe gemeinsam gesungen. Einmal mehr: voll mein Ding. So etwas liebe ich ja einfach. Außer Ulla nahmen wir daran alle zum zweiten Mal Teil, waren vom ersten Kraftliedersingen vollends begeistert gewesen und freuten uns wie Bolle, dass wir noch ein zweites Mal Teil nehmen konnten. Noch dazu an unserem letzten Abend, erstmals zu diesem Termin angesetzt, fast so, als wäre es unser ganz persönliches Abschiedsgeschenk – was für ein Glück!

Der Titel des letzten Liedes hieß „Ich bin da" beziehungsweise in einer Variation, die Christa und mir einen unkontrollierbaren Lachflash bescherte, „Du bist da". Bei diesem Lied teilte uns die veranstaltende Psychologin, deren Angebote ich eben wegen des Singens am allermeisten schätzte, in Vierergruppen ein. Wir lernten, die Version „Ich bin da" zu singen. Danach folgte die Variante „Du bist da". Hierfür bildeten immer zwei aus der Vierergruppe eine Brücke, sprich, sie stellten sich gegenüber auf, hoben die Arme über den Kopf, gingen mittig mit den Händen zusammen und sangen dabei für die andere Hälfte der Gruppe „Du bist da". Weiter ging es mit „wirklich da". Text insgesamt also: „Du bist da, wirklich da." Christa, mein gewähltes Gegenüber, erfüllte gut gelaunt und unverdrossen, jedoch nicht völlig textsicher, ihren Sangespart. Bis ich irgendwann total loskicherte und nachfragte: „Sag mal, *was* singst du da??? Ich bin da – wirklich wahr!?!?" Ich weiß noch nicht einmal, ob ich mich verhört hatte oder ob das, was ich verstanden hatte, wirklich von Christa kam. Ich fand es nur unendlich witzig: Statt „Ich bin da, wirklich da" „Ich bin da, wirklich wahr!" Wie absolut unsinnig! Über Versprecher aller Arten kann ich mich zeitlebens schon köstlich amüsieren. Bei diesem hier kam unbestritten noch der inhaltliche Witz dazu! Ab dem Moment war es denn auch bis zum Ende der Stunde komplett um unser beider Fassung geschehen. Christa versuchte noch, sich irgendwie zu beherrschen und presste ebenso mühsam wie selbstkritisch zwischen zusammen gekniffen Lippen und Kieferknochen hervor: „So schwierig ist es doch eigentlich gar nicht – aber ich habe noch nicht ein einziges Mal den richtigen Text gesungen!" Was meine Erheiterung nicht gerade bremste, was wiederum deutlich zu hören war. Wir erlitten daraufhin beide einen so explosiven Lachkrampf, dass wir unmittelbar das Weite suchten, sprich: Aus Rücksicht auf die anderen, teilweise wirklich tief ergriffenen Sänger/innen, den Raum verließen und uns draußen gefühlte Stunden nur noch ausschütteten vor lauter Lachen. Ich lache gerne und oft – und Christa auch, wirklich wahr. Aber so etwas hatten wir beide lange nicht mehr erlebt! Während ich hier sitze und darüber schreibe, erfreue ich mich ebenfalls schon wieder größter Heiterkeit und bester Laune und schüttle mich vor Lachen. Auch auf der Heimfahrt am nächsten Tag überkam mich in unregelmäßigen Abständen herzerfrischendes Lachen. Wahrscheinlich ist es gar nicht so witzig, wenn man nicht dabei war – aber die Situationskomik war gleichermaßen unbeschreiblich wie unschlagbar. Wahrhaftig ein überaus gelungener und herrlicher Abschluss der drei gemeinsamen Wochen in Scheidegg! Wirklich wahr! Und man glaubt es kaum, wie oft „wirklich wahr“ sinngemäß passt. Als wir uns nach dem Singen noch zu unserem letzten Rommee-Spielen trafen, blieb dieser Spruch der „running gag“ des Abends. Um nur noch eines von vielen Beispielen zu nennen: Als wir gemeinsam auf unser Kennenlernen und die schöne Zeit in Scheidegg anstießen, meinte ich in unsere traute Runde hinein: „Schön, euch hier kennen gelernt zu haben!“ Und Helga ergänzte in ihrer trockenen Art bedeutungsschwanger und lässig grinsend: „Ja, *wirklich wahr ...*“

Fakten. Fakten! Fakten?

Der Mensch hat drei Wege klug zu handeln.
Erstens durch Nachdenken: Das ist der edelste.
Zweitens durch Nachahmung: Das ist der leichteste.
Drittens durch Erfahrung: Das ist der bitterste.
Konfuzius

Der Verstand glaubt zu wissen,
die Seele weiß zu glauben.
Platon

Alles Wissen und alle Vermehrung unseres Wissens endet nicht
mit einem Schlusspunkt,
sondern mit Fragezeichen.
Herrmann Hesse

Hauptsächlich sei hier erwähnt und darauf verwiesen, dass es in meinen Augen bereits durchaus genügend qualitativ hochwertige Informationsschriften zum Thema Brustkrebs – und zu den meisten anderen Krebsarten – zu beziehen gibt. Diese wurden zum Großteil darüber hinaus von Fachleuten verfasst, die sich Tag ein, Tag aus mit dem Thema beschäftigen. Und kostenlos sind sie auch noch. Hilfreiche Adressen für den Bezug bei Interesse sind Krebsberatungsstellen, Mamma-Zentren, Frauenarzt-Praxen, sämtliche Krankenkassen und natürlich heutzutage das Internet. Ausdrücklich erwähnen möchte ich hier noch einmal die Gesellschaft für Biologische Krebsabwehr – von denen bekam ich super Infomaterial der etwas anderen Art. Ich darf dazu kurz aus der bereits im Kapitel „Chemotherapie" erwähnten neuen Brustkrebsbroschüre der GfBK zitieren, um die generelle inhaltliche Tendenz zu verdeutlichen:

„Wenn man sich die Zahlen zum Nutzen einer Chemotherapie anschaut, sind diese eher ernüchternd: So reduzierte bei Frauen unter 50 Jahren eine Chemotherapie das Rückfallrisiko um 12,3%

und das Sterberisiko um 10%. Bei Frauen zwischen 50 und 69 Jahren reduzierte sich das Rückfallrisiko um 4,1% und das Sterberisiko um 3% (Möbus V/In: Kreienberg Retal: Management des Mammakarzinoms. Springer 2006;277-296). Dabei unberücksichtigt ist der hormonblockierende Effekt der Chemotherapie, der eigentlich noch heraus gerechnet werden müsste. So legt die Chemotherapie die Hormonbildung in den Eierstöcken durch Gewebeschädigung weitgehend lahm. Uns ist nicht klar, warum diese Daten vielfach als Erfolg herausgestellt werden. (...)"

Ich rate allen Betroffenen, sich diese Broschüre zu organisieren – sie ist hochinteressant.

Gutes und hilfreiches Info-Material gibt es also wirklich reichlich. Die Welt wird es demnach ohne allzu großes Bedauern verschmerzen, dass ich mich diesem Thema nicht ausführlich widme – diese Aufgabe haben dankenswerterweise andere vor mir übernommen und bestens gelöst. In der Broschüre „Brustkrebs" aus der Reihe „Die blauen Ratgeber" erschien mit der Nummer 2 eine Ratgeberin zum Thema, in der ab Seite 93 viele hilfreiche Adressen gesammelt aufgelistet sind – wie in etlichen anderen Heften zum Thema auch. Selbst DVDs gibt es heutzutage kostenlos zum Thema zu beziehen. Mein Rat an Betroffene und deren Angehörige lautet schlicht: Nutzen Sie diese Möglichkeiten.

Einige Zahlenbeispiele zur Bewusstmachung sowie ein paar ureigene Erfahrungen und Überlegungen kann ich mir aber natürlich doch nicht ganz verkneifen. In aller Kürze. Darin liegt doch angeblich die Würze. Was ich also trotz aller bereits vorhandenen Literatur noch explizit loswerden will:

Wir sind viele. Verdammt viele. Tendenz rapide steigend. Das Tröstliche an dieser äußerst unerfreulichen Tatsache ist, dass heute erstaunlicherweise zahlenmäßig nicht mehr Menschen an den Folgen einer Krebserkrankung sterben wie noch vor zehn Jahren – obwohl etwa doppelt so viele im Laufe ihres Lebens daran erkranken. Andere gelesene oder gehörte Eckdaten sind: Jedes Jahr erkranken in Deutschland mehr als 57.000 Frauen neu an Brustkrebs. Eine andere Quelle nennt rund 70.000 Frauen und 5.000 Männer. Mehr als 17.000 sterben jährlich daran. Jede achte Frau in Deutschland – manchmal liest sich auch: jede zehnte – ist von Brustkrebs betroffen. Ob sich das alles rein rechnerisch irgendwie ausgeht, habe ich nicht nachgeprüft – mir geht es hier um eine Veranschaulichung und ich denke, eine Vorstellung ob des erschreckend häufigen Auftretens dieser Erkrankung ist anhand dieser Zahlen möglich. Zunehmend sind von Brustkrebs bedauerlicherweise bereits (sehr) junge Frauen betroffen.

In den USA ist Brustkrebs die zweithäufigste Todesursache von Frauen. 2008 wurde in den Staaten bei 182.460 Frauen die Diagnose zu einer operativen Brustkrebserkrankung gestellt. Es gab mehr als 40.000 Todesfälle durch Brustkrebs. Das Risiko, an Brustkrebs zu erkranken, liegt bei Frauen über 40 Jahren in den USA bei 1 zu 69, bei Frauen über 50 Jahren steigt es auf 1 zu 38 und bei Frauen über 60 Jahren auf 1 zu 27. Auch in den USA streiten sich die Gelehrten, welche Vorsorge- und Behandlungs-Methoden zu empfehlen sind und welche eben gerade nicht. Wer mehr zu den geltenden Empfehlungen lesen möchte, kann dies machen – zumindest derzeit noch (Stand Mai 2012) – unter www.spiegel.de/wissenschaft/medizin/brustkrebsvorsorge-us-gesundheitsbehoerden-aendern-mammografie-empfehlungen-a-661740.html.

Im Gegensatz zur in Deutschland üblichen „Standard-Behandlung" von sechs Chemobehandlungen werden in den USA als Standard vier verabreicht. Das wiederum weiß ich von Gabi, die oft mit ihrer Familie in Florida weilt und dort eine Bekannte hat, die von der Diagnose betroffen ist – beziehungsweise war. In beiden Ländern gibt es selbstverständlich unendlich viele Chemo-Therapieformen. Jeder „Fall" ist anders. Ich spreche hier nur vom Standard.

Die (aus mir nicht so recht nachvollziehbaren Gründen) eingeführte „Fünf-Jahre-Überlebensrate" liegt in Deutschland bei 84 Prozent – die Möglichkeit eines Rezidives besteht bei Brustkrebs bedauerlicherweise für den Rest des Lebens. Woher der Tumor allerdings weiß, dass er nach fünf Jahren nicht mehr auftreten darf, weiß der Geier – oder auch der nicht. Ich verstehe es wie gesagt nicht ganz, das System. Es vergleicht jedenfalls die Krebssterberate mit den anderen auftretenden Todesursachen in jedem Alter. Aber wie und wofür genau… ? Wer hört schon gerne, dass sie oder er laut Statistik nur noch so und so lange zu leben hat ... ich finde das nicht so ermutigend. Gabi geigte einem ihrer behandelnden Ärzte ganz ordentlich ihre Meinung, als der meinte, sie mit ihren statistischen Aussichten konfrontieren zu müssen. Recht hat sie! Und mein Hang zur Statistik hält sich ja bekanntlich ganz allgemein in Grenzen.

Diese Scheiß Angst, „er", der Krebs, könnte wieder kommen, dürfte zu den am schwersten ins Leben zu integrierenden Aspekten der Krankheit gehören. Sie hat sogar ihren eigenen Namen: Rückfall- oder Progredienzangst wird sie genannt. Hier hilft bei der normalen Ausprägung wohl wirklich nur, im Hier und Jetzt zu bleiben, sich selbst quälende Gedanken zu verbieten, gezielte Entspannungs- und Lebensfreudeübungen zu praktizieren und in den Spiegel zu schauen und sich mit den Worten: „Ich bin gesund!" anzustrahlen. Am besten gleich noch ein „Hey Süße, du bist einsame Klasse und ich liebe dich" dazu! Und natürlich viel Spaß am Leben, Leichtigkeit und Lachen. Dazu können wir unseren Eigenanteil beitragen, das gibt's nicht einfach so gratis zur Erkrankung dazu. Ich zumindest muss das wirklich üben. Immer wieder und regelmäßig. Je öfter, je besser. Täglich. Für meinen Teil kann ich mit Sicherheit behaupten, dass dieses Üben etwas verändert – und hilft. Tun muss es jede/r selbst – wie bereits erwähnt. Nur Mut – es lohnt sich!

Diese Angst kann aber auch in einem derart ausgeprägten Ausmaß auftreten, dass die Lebensqualität schwer eingeschränkt ist. Dann können Therapeut/innen helfen, ganz ehrlich. Einen Versuch ist es allemal wert, auch wenn jemand sich das gar nicht vorstellen kann. Es gibt in diesem Fall nur etwas zu gewinnen, wenn es dann wider der Skeptikerin Erwarten doch hilft (was ich ja sowieso glaube). Da passt einmal mehr der gute alte Spruch: „Hilft es nicht, schadet es aber auch nicht." Also nur Mut und ausprobieren. Alles was hilft, sich das Leben leichter zu machen und es für sich selbst passend einzurichten, ist gut und richtig.

Wenn mir Eines wichtig ist, dass ich es in die Welt hinaus trage, dann ist das Folgendes: Je früher eine Krebserkrankung erkannt wird, desto besser kann sie behandelt und oft sogar geheilt werden. Das ist definitiv anders als früher, wir verfügen heute über entscheidend bessere Behandlungsmethoden und speziell weiter entwickelte Medikamente. KREBS IST KEIN TODESURTEIL MEHR! Es gibt ein vollkommen lebenswertes Leben nach Krebs – und wenn es sein muss, heute auch schon oft über sehr lange Zeit mit der Erkrankung. Wie meinte mein Arzt nach der Urteilsverkündung sinngemäß: „Es ist immer ein Schock, wenn jemand die Diagnose Krebs bekommt. Aber in Ihrem Fall ist das nicht so tragisch, wie es sich erst einmal anhört." Besten Dank, mir reicht es völlig. Damit will ich auch absolut nicht beschönigen, welches Trauma und welcher Schock mit der Diagnose – egal, in welchem Stadium! – einher gehen. Was ich wirklich will, ist Mut machen. Mut machen, dass wir alle darauf schauen und achten, was wir selbst dazu beitragen können, um uns präventiv zu schützen, um einem Rückfall entgegen zu wirken und um trotz aller Sorge, Qual und Pein an alles zu glauben, was uns helfen kann. Es hat bereits viele unerklärliche Fälle von Heilung gegeben, wenn es hieß: „Sie haben noch circa sechs Monate zu leben." Ich darf in diesem Zusammenhang an Albert erinnern. Oder den Besuch eines Büchergeschäftes oder einer Bibliothek empfehlen. Im Umkreis von sogenannten unheilbaren Erkrankungen und tragischen Diagnosen passieren immer wieder sogenannte „Wunder". Eine positive Einstellung und Denkweise trägt meiner Meinung nach ebenso maßgeblich zum weiteren Genesungsverlauf bei wie etwa die berühmte tägliche Bewegung, eine gesunde und ausgewogene Ernährung und ein möglichst stressfreies Leben.

In einem Vortrag hörte ich von einem Mann mit einer ärztlicherseits prognostizierten sechsmonatigen Lebenserwartung, der selbst sich daraufhin Lachen als Medizin verordnete. Er verließ auf eigene Verantwortung das Krankenhaus, weil dort so Wenige mit ihm lachen wollten – und lebte weitere 25 Jahre. Sein Schicksal habe ich hier sehr vereinfacht und verkürzt dargestellt, aber in der Quintessenz bleibt es das Gleiche.

Derzeit wird unter Anderem viel darüber diskutiert, dass Chemotherapien in vielen Fällen, in denen sie heute noch standardmäßig verabreicht werden, in einigen Jahren nicht mehr nötig sein werden. Es gibt mittlerweile ein Verfahren, bei dem direkt nach der OP das entnommene Gewebe untersucht wird und aus den Ergebnissen hergeleitet werden kann, ob eine Chemo überhaupt sinnvoll ist oder nicht. Die Bremer Krankenkasse bezahlt wohl seit 2010 diesen Test, er soll mit allem Drumherum etwa 440 Euro kosten. Wer ihn selber bezahlen mag – so sie oder er denn freundlicherweise auf diese Chance hingewiesen wurden, ich gehöre dazu leider nicht – legt dafür 250 Euro hin. Und erspart sich damit eine Menge körperlicher Belastungen und möglichen Ungemachs in Folge der Chemo. Wenn wir einmal davon ausgehen, dass Chemos zwischen 4.500 und 15.000 Euro, im Durchschnitt zwischen 8.000 und 10.000 Euro kosten, und bei einem Drittel der Frauen mit Brustkrebs ohne Lymphdrüsenbefall unnötig sind, stellt sich eigentlich nur noch die Frage, warum das nicht bei allen Krankenkassen so gehandhabt wird wie bei der Bremer. Auf der Internetseite www.gesundheit-report.de fand ich diese Aussage zum Thema: „Tatsächlich ist eine vorbeugende Chemotherapie bei weniger als 50 Prozent der nodal-negativen (ohne Lymphknotenbefall, Anm. d. A.) Patientinnen angezeigt, da die anderen durch die operative Entfernung des Tumors und die Nachbestrahlung der Brust bereits geheilt sind. Somit kann der uPA/PAI-1-Test bis zu einem Drittel der nodal-negativen Frauen die Chemotherapie ersparen, ohne dass sich das Risiko eines Wiederauftretens der Krankheit erhöht. Hierzu analysiert der Test das Auftreten der Prognosefaktoren uPA/PAI-1, die einen genauen Aufschluss über das Metastasierungsrisiko ermöglichen." Hätte ich die 250 Euro bezahlt, wenn ich von dieser Möglichkeit gewusst hätte? Ein absolut klares und zweifelsfreies „Ja!". Bedauerlicherweise wurde ich hierüber jedoch nicht aufgeklärt und stieß bei meinen eigenen Recherchen für meine persönliche Behandlung zu spät darauf. Mein Wunsch und meine große Hoffnung sind, dass sich das Wissen um diesen Test rasant verbreitet und möglichst vielen Betroffenen in Zukunft die unangenehmen Chemo-Begleiterscheinungen erspart bleiben – weil es oft gar keiner Chemo bedarf. Bei allem mit dieser Erkrankung einhergehenden Elend und Übel ist die Aussicht, dass nicht mehr alle so pauschal behandelt werden, gut für all die Frauen, die in der Zukunft noch von Brustkrebs betroffen sein werden. Wobei sich das „gut“ nur auf die Möglichkeiten der Behandlung bezieht – die Diagnose „Brustkrebs“ ist natürlich für niemandem gut, so will ich das ausdrücklich nicht verstanden wissen. Meine derzeitigen Schicksalsgefährtinnen und mich hat es halt alle noch voll erwischt mit dem Chemo-Hammer, der vielleicht in baldiger Zukunft nicht mehr so pauschal eingesetzt werden muss und wird wie bisher. Nur das meine ich. Wir werden sehen. Im Moment heißt es trotz Chemo für alle Betroffenen: nach vorne schauen, nicht unterkriegen lassen und das Beste daraus machen. Und für die Zukunft hoffen, dass ein paar Menschen an entscheidenden Stellen in den Krankenkassen besser rechnen lernen ...

Der einzige Punkt, in dem sich alle meine behandelnden Ärzt/innen und Ärzte einig waren, ist die herausragende Bedeutung von regelmäßiger Bewegung, um nicht zu sagen: von Sport. Beides ist gut. Spaß daran haben ist aber ebenfalls von entscheidender Bedeutung – also lieber regelmäßig jeden Tag eine Stunde „nur“ spazieren gehen als vor lauter Abneigung gegen ein Fitnesscenter regelmäßig schon bei der bloßen Vorstellung, hingehen zu müssen, am inneren Schweinehund zu scheitern und zu Hause zu bleiben.

Wenig Alkohol. Für Frauen wird ein Glas pro Tag toleriert, wir sprechen von einer Menge von zehn Gramm reinem Alkohol, was einem Achtel Rotwein oder einer halben Halbe Bier entspricht. Das ist fürwahr nicht viel. Zumindest nicht für meinen bisherigen Lebensstil. Für Nicht-Alkohol-Trinker/innen ist es natürlich eine unüberwindlich riesige Menge.

Viel Gemüse und Obst, angeblich ganz besonders Broccoli und Himbeeren, jedoch keine Bananen. Regelmäßig Fisch. Wenig rotes Fleisch, Fleisch sowieso höchstens zwei bis drei Mal pro Woche. Möglichst an die empfohlenen BMI-Indizes halten. Nicht rauchen. Bauchumfang bei Frauen möglichst unter 80, bei Männern unter 94 Zentimeter. Kein Übergewicht.

Das wären die Empfehlungen in Kürze. Ausführlichere Literatur zu jedem der genannten Themen findet, wer das will, mit Sicherheit und ganz einfach an vielen Stellen. Alle Tipps in die Tat umzusetzen, ist anfangs vielleicht – oder auch dauerhaft – nicht ganz so einfach. Und eine Garantie für ein langes und gesundes Leben ist die Einhaltung derselben natürlich dummerweise ebenfalls nicht. Aber ich nannte das Kapitel ja aus wohl durchdachten Gründen „Fakten“ zum Thema Brustkrebs. Was wir alle aus diesem Wissen machen, liegt an uns – es bleibt ein unkalkulierbares individuelles „Schicksal“ beteiligt, welches wir Menschen uns oft nicht erklären können. Und das Leben weiterhin genießen steht an oberster Stelle, sagen meine Ärzt/innen und sprechen mir damit aus der Seele. Vielleicht ändern wir einfach nur ein paar bisherige Definitionen von Genuss und Erholung in etwas passendere, weil gesündere, um.

Nehmen uns mehr Zeit, unsere ureigensten Bedürfnisse zu erspüren und ihnen gemäß zu leben. Und planen unsere Tage mit gesund ausgewogenen Anteilen an Arbeit, Entspannung und Erholung, Bewegung und nötigen Arbeiten in und ums Haus. Da fällt mir doch direkt auf, dass ich die Arbeit schon wieder an erster Stelle nenne. Ich bin noch am Anfang des Prozesses! Gesundes Essen und Trinken, regelmäßige Bewegung, Haus und Garten in Ordnung halten, Dinge, die Spaß machen und der Entspannung und Erholung von Körper, Geist und Seele dienen sowie unserer Arbeit nachgehen sollten wir also in ein ausgewogenes und gesundes Maß zueinander bringen. So passt sie jetzt, die Reihenfolge!

Abschließend noch folgende Information: Wer an Brustkrebs erkrankt ist, die damit verbundenen Ängste und all die Kräfte raubenden Behandlungen sowie deren Nachwirkungen aushalten muss, hat die Möglichkeit, einen Schwerbehindertenausweis zu beantragen. Dieser wird wegen oben erwähnter Fünf-Jahres-Geschichte vorerst für die Dauer von – wer hätte das gedacht! – fünf Jahren ausgestellt. Bleibt es bei der Gesundung und Heilung, ist er danach auch wieder weg. Damit hat dann aber auch kaum jemand ein Problem, schätze ich mal. Vorerst aber gibt es ihn, er verschafft in erster Linie fünf Tage mehr Urlaubsanspruch sowie erhöhten Kündigungsschutz und einen kleinen Steuervorteil, manchmal verbilligte Eintrittspreise oder ähnliche Zugeständnisse – je nach „Kategorie“. Jedenfalls eine Aktion, die nicht schaden kann. Wer ihn nicht mehr braucht oder will, kann ihn ja jederzeit zurück geben.

So. „Ich habe fertig". Das war aus meiner Sicht das Wichtigste in der versprochenen Kürze. Mit Fakten habe ich es nicht so… mehr mit dem Leben an sich und meinem natürlich im Besonderen, mit den Menschen, die in manchen Kapiteln in meinem ganz persönlichen Spiel des Lebens mit von der Partie sind und mit den Geschichten darum herum.

Zu solchen kommen wir nun wieder.

Gute Gründe gab's genug ...

Es muss einen anderen Weg geben, durchs Leben zu gehen, als kreischend und um sich tretend hindurch gezerrt zu werden.

Hugh Prather

Ich kenne keinen sicheren Weg zum Erfolg,
nur einen sicheren zum Misserfolg:
Es jedem Recht machen zu wollen.

Plato

Auch wenn es immer wieder zu hören ist: Es gibt sie nicht. Die „Krebs-Persönlichkeit". Stress ist bekanntermaßen auf Dauer nicht besonders förderlich für die Gesundheit – man konnte ihm aber bisher keine direkte Bedingung einer Krebserkrankung nachweisen. Ebenso sieht es mit anderen Faktoren aus wie psychischer Labilität, Depressionen und etwaigen anderen Vor- oder Begleit-Erkrankungen.

Was mich betrifft, drängen sich mir trotzdem mutmaßliche Gründe oder zumindest denkbare Möglichkeiten auf. Als da wären ...

... in meine Kindheit zurückgehend – ohne irgend etwas beurteilen oder vor allem verurteilen zu wollen – so steht Eines glasklar fest: Ich war mir meiner selbst ganz sicher überhaupt nicht sicher. Vielmehr habe ich immer versucht, zu erspüren, was andere gerade von mir wollen oder erwarten könnten und mir pflichtschuldigst allergrößte Mühe gegeben, diese – womöglich manchmal auch nur vermeintlichen – Bedürfnisse Anderer zu erfüllen. Urungesund – egal, ob jemand ähnlicher Struktur jemals an Krebs erkrankt oder nicht. So ein in-der-Welt-Sein ist ungesund! Das ist für mich so klar und ohne jeden Zweifel, dass ich nicht mal Begründungen oder Beweise anführen muss. Und auch keine Beispiele. Die gehen nämlich erschreckend weit.

... dann kam die Zeit, die ich bereits erwähnte: Zwischen zart und spät knospenden Brüsten und irgendwann extrem schnell gewachsenen Brüsten der eher (zumindest in der Relation zum restlichen Körper) überdimensionalen Art der bedauerliche Gedanke:

„Da bitte ich den da oben doch mal um Brustkrebs, damit die wieder weg sind, diese Riesendinger“. Die mir permanent saublöde Kommentare von Vertretern der männlichen Spezies einbrachten. Was die oft – womöglich – gar nicht so verachtend oder verletzend gemeint haben. Mir tat es jedes Mal in der Seele schrecklich weh. Sicherlich sandte ich diese Gedanken gen Himmel oder Universum, ohne mir der Tragweite einer bösartigen Krebserkrankung bewusst zu sein. Aber ich sandte sie. Aus heutiger Sicht finde ich es unsagbar traurig, dass ein junges Mädchen überhaupt auf solche Gedanken kommt. Das junge Mädchen war ich. Das tut mir heute regelrecht weh, wenn ich mir das vergegenwärtige. Da ist bei mir definitiv schon in ziemlich jungen Jahren was Gravierendes schief gelaufen, was den Aufbau und die Entwicklung von Selbst-Bewusstsein oder Selbst-Liebe betrifft. Ich finde das aus heutiger Sicht wirklich sehr traurig ... und würde wahrscheinlich trotzdem mit niemandem tauschen wollen, selbst wenn das ginge. Weil ich durch all diese eigenen schmerzlichen Erfahrungen natürlich über sehr viel Verständnis und Einfühlungsvermögen anderen gegenüber verfüge. Was ich nicht missen möchte. Naja – ich kenne mich natürlich auch nicht anders.

Eines möchte ich hier aber noch ausdrücklich erwähnen: Als mir bewusst wurde, dass Gedanken viel Kraft haben und was ich da in meiner Jugend oder im jungen Erwachsenenalter so an mir selbst verbrochen hatte, als ich mich weiter entwickelte und erkannte, dass es auch eine andere Einstellung zum Leben gibt und jede/r die lernen kann, entschuldigte ich mich immer und immer wieder bei meinem Körper und speziell bei meinen Brüsten. Ich erklärte ihnen, dass es mir Leid tue, dass ich als junges Mädchen so verstört gewesen sei und solche Gedanken hatte, dass ich aber damals leider nicht anders konnte. Vielleicht hat ja alles nichts miteinander zu tun .... aber komisch finde ich das schon. Und bekanntlich gehöre ich zu denen, die denken, alles hat miteinander zu tun.

... ab dem Moment, wo Mensch dazu neigt, Beziehungen einzugehen, war für mich immer völlig klar: das kann nur schief gehen, den kriege ich nie, wer will schon eine wie mich ...

Aus heutiger Perspektive möchte ich noch explizit erwähnen, dass ich eigentlich ein ganz hübsches junges Mädchen war. Das habe ich damals zwar überhaupt nicht so gesehen oder empfunden – aber objektiv betrachtet war es so. Es ist eben einfach wirklich ein bisschen traurig, dass es so war, wie es war.

... dann irgendwann dieses Stürzen in Arbeit und Aktionismus und dieses absolute Unvermögen, mich entspannen können. Auch ehrlich gesagt ganz grauenhaft, wenn das zum Dauer-Lebensgefühl wird. Meiner Meinung nach ein Grund – oder der maßgeblich verursachende – meiner Dauerschmerzen.

... andere Faktoren wie Hochsensibilität oder eventuell auch eine hohe Begabung (zumindest hat mich der Hochbegabtenverein „mensa" direkt nach der online-Testung als Mitglied willkommen geheißen) machten es mir bei der Disposition, die ich so mitbrachte, nicht gerade einfacher, zu Ruhe, Gelassenheit oder Selbstbewusstsein zu gelangen. So hatte ich immer reichlich zu tun, den Kampf ums Überleben oder zumindest ein klein bisschen Leichtigkeit im Leben zu kämpfen. Da kommt der eine oder die andere auch mal auf den Gedanken, Hilfsmittel verschiedener Arten auszuprobieren. Was womöglich wiederum nicht wirklich hilfreich ist.

... Tschernobyl möchte ich hier zumindest erwähnen. Viele betroffene Frauen in meinem Alter halten es für möglich, dass diese Katastrophe während unserer Jugendzeit ein Auslöser für die spätere Brustkrebserkrankung sein könnte. Ob wir nun direkt in den „Fall-out"-Regen kamen oder nicht: Der radioaktive Niederschlag war in der Luft, in der Atmosphäre – und damit in unserem Leben. Beweise dafür, dass es bei einer meiner Schicksalsgefährtinnen oder mir zur Krebserkrankung führte, gibt es natürlich nicht. Ich kenne aber zumindest eine, die genau davon ziemlich überzeugt ist. Sie war auf dem Weg von der Schule nach Hause, als der verseuchte Regen kam. Und bekam ihn voll ab. Es befand sich auch kein Bushäuschen oder eine andere Unterschlupf-Möglichkeit in der Nähe.

Gute Gründe gab es also ohne Zweifel genug – ob einer davon de facto etwas mit meiner Erkrankung zu tun hat, weiß ich natürlich nicht wirklich. Ich hab' nur so das blöde Gefühl ...

Nice to meet me!

I am: I'm me
Who are you to look down
at what I believe?
I'm on to your thinking
and how you deceive
well, you can't abuse me
I won't stand no more
yes, I know the reasons
yes, I know the score

I am, and I'll be
I will, you'll see
I am, and I'll be
I am: I'm me

how I tried to please you
live the way you said
do the things that you do
like the living dead
then the truth it hit me
got me off my knees
it's my life I'm living
I'll live as I please

I am, and I'll be
I will, you'll see
I am, and I'll be
I am: I'm me

now's the time to stand tall
start your life anew
freedom lies in your heart
now's the time for you

I am, and I'll be
I will, you'll see
I am, and I'll be
I am: I'm me
I am, I'm me
I am, I'm me
can't you see?, can't you see?
I'm me, I'm me, me, me, me, me
I am: I'm me
I am: I'm me
can't you see?, can't you see?
I'm me, I'm me, I'm me
I am: I'm me
I am: I'm me
can't you see that I'm me
I'm me, I'm me, look at me
I am: I'm me
I am: I'm me

Twisted Sister

Die meisten Menschen wissen gar nicht,
wie schön die Welt ist
und wie viel Pracht in den kleinsten Dingen,
in einer Blume, einem Stein, einer Baumrinde
oder einem Birkenblatt sich offenbart.

Rainer Maria Rilke

Ein wahrhaft genialer Song – in diesen Zeiten regelrecht meine Hymne. Immer wieder schicke ich den Jungs von Twisted Sister ein herzliches Dankeschön, dass sie dieses Lied geschrieben haben. Herrlich! Die Nummer kam absolut zuverlässig, wenn ich zu tanzen anfing. An der führte keine Weg vorbei! Inhaltlich in Kürze und frei zusammen gefasst: Wer bist du, auf das herab zu schauen, woran ich glaube? Ich bin – und ich bin ich – und ihr werdet schon noch alle sehen, dass ich nach diesem Schock mein Leben ab sofort so lebe, wie es zu mir passt und wie es mir gefällt! Wie ich versucht habe, dich zufrieden zu stellen, so zu leben, wie du sagtest und die Sachen zu machen, die du machst – wie der lebende Tod! Dann traf mich die Erkenntnis, brachte mich (von den Knien) auf die Beine, es ist mein Leben, das ich lebe – ich werde leben, wie ich mag! Die Zeiten sind vorbei, wo ich in die Knie gegangen bin und Dinge nur gemacht habe, weil andere das so wollten. Jetzt kommt meine Zeit! Könnt ihr es sehen? Ich bin und ich werde sein. Seht her: Ich bin – und ich bin ich!

Wer es bis hierher geschafft hat, hat sicherlich einen Eindruck und ein Gefühl dafür bekommen, wie ich so ticke. Schon als Teenager stellte ich – damals noch äußerst verärgert – fest, dass es per se schon traumatisierend sein kann, wenn eine einigermaßen intelligente, weltoffene, denk- und redegewandte weibliche Seele ins ländliche Niederbayern hinein geboren wird. Ich entwickelte, sicherlich mitbedingt durch die angedeuteten Verhältnisse, sehr früh eine ausgeprägte feministische, um Gleichberechtigung und Gerechtigkeit für Frauen kämpfende Ader. „Neue Männer braucht das Land“ erkor ich für lange Zeit zu meiner damaligen Hymne. Sie schallte lautstark aus meinem Zimmer – was wiederum phasenweise meinen Vater nicht unerheblich erzürnte.

Tja – allgemein: die Zeit der Pubertät ... Die war in meinem Fall eine sehr philosophisch geprägte. „Weltschmerz-Miri“ *was my middle name*. Stundenlang saß ich mit einer damaligen Freundin vor dampfenden Teetassen und diskutierte mit ihr über den Sinn und Unsinn dieses Erdenlebens mit all seinen sonderbaren, unverständlichen und verwirrenden Begleiterscheinungen. Die Institution der Katholischen Kirche erwarb sich schon damals – aus guten Gründen, wie ich noch heute mit absoluter Überzeugung betonen möchte – meine tiefsitzende Skepsis, die in Teilbereichen bis zur absoluten Ablehnung reicht. Und bald nach Auszug aus dem Elternhaus zum Austritt aus selbiger führte. Natürlich nicht ohne Hindernisse: Nachdem der Bürgermeister meines Heimatortes, nur wenige Jahre älter als ich, mich doch tatsächlich zur Minna machte als ich mit meinem Anliegen bei ihm ankam („Wie

KANNST du das deinem Vater antun???“ etc.), fuhr ich vor lauter Schreck nach dem ersten Anlauf unverrichteter Dinge wieder zurück in meine neue Heimat Regensburg. Unfassbar – genau so etwas meine ich mit dem Trauma aufgrund der Tatsache, als Frau in Niederbayern geboren zu werden ... Wenige Wochen später hatte ich mich jedoch psychisch soweit gewappnet, dass ich einen zweiten Anlauf startete. Und dieses Mal kam ich nach getaner Arbeit glücklich mit meiner Kirchen-Austritts-Bescheinigung wieder aus dem Rathaus heraus. Halleluja – und das meine ich nicht blasphemisch. Ich glaube ja. Nur nicht an „die“! Bis etwa 16 Jahre hatte ich sogar noch die (eigentlich recht gute) Idee, Päpstin zu werden. Als solche wollte ich einige der lange überfälligen Knackpunkte wie das geforderte Zölibat – wohlgemerkt bei gleichzeitigem Alimente-Bezahlen für der Priester bis zu drei uneheliche Kinder – und die angenommene Unfehlbarkeit eines Menschen abschaffen und somit die Welt etwas mehr in Ordnung bringen. Allein mir fehlte bald der Glaube, in dieser etwas veralteten Einrichtung Novitäten dieser Art durchzudrücken, der bevorstehende aussichtslose Kampf gegen Windmühlen a la Don Quijote ernüchterte mich und ich gab diesen Plan zeitnah wieder auf.

Wenn ich nicht gerade tiefschürfende Gedanken hegte oder diskutierte, sammelte und presste ich mühevoll Pflanzen, um sie später botanisch genau zu bestimmen: Deutscher und botanischer Name, Fundort, Datum, Merkmale, Droge, Bestandteile und Verwendung lauteten die gefragten Informationen. Heute wundere ich mich darüber schon ein bisschen – bisher hab’ ich noch kein anderes Kind oder eine zweite Jugendliche mit diesem Hobby getroffen ...

Ich lese gerne, lerne gerne Neues, lache gerne, unterhalte mich gerne – und ich arbeite gerne. Ich bin, trotz Kirchenaustritt, ein spiritueller Mensch. Wenn mich heutzutage eine Situation oder ein Mensch stressen, dann sage ich in Gedanken „Friede sei mit dir!“ und hülle die oder den Betreffende/n imaginär in heilende Energie oder weißes Licht – anstatt wie früher demonstrativ den ausgestreckten Mittelfinger hochzustrecken. Fängt mein Mann beim Autofahren lautstark zu schimpfen an, so singe ich mit Mantras dagegen an. Ich liebe die Natur, Bäche, Seen, das Meer und selbstredend Sonnenauf- und -untergänge. Einer meiner Onkel bezeichnet mich als große Seele, ich mich eher als Seelchen, was für mich bedeutet, dass ich bemerkenswert schnell anzurühren bin, schnell den Tränen nahe bin, mir sehr viel sehr schnell sehr stark an die Substanz oder auch an die Nieren geht. Darüber hinaus charakterisieren mich eine gewisse Schusseligkeit und Vergesslichkeit – leider auch schon vor der Chemo, auf die kann ich es also nicht ausschließlich schieben – eine stattliche und gesunde Portion Humor – und hier spreche ich nicht nur von dem des Galgens – und eine ebenso große Begeisterungsfähigkeit für äußerst unterschiedliche Dinge sowie die Unfähigkeit, zu lügen. Ich mische im alltäglichen Sprachgebrauch unglaublich gerne englische Begriffe in mein Bayerisch oder Hochbayerisch (je nachdem, mit wem ich spreche) und dieses nicht, weil ich unbedingt demonstrieren will, wie gut mein Englisch ist (dem ist nicht einmal so), sondern weil es mir einfach Spaß macht und ich das witzig finde. Außerdem gibt es im Englischen oft so schön passende und aussagekräftige Ausdrücke – ich mag es eben einfach! Woher das kommt, weiß ich nicht – und mittlerweile genehmige ich mir Spleens wie diesen ohne schlechtes Gewissen. Nein, ich verteidige mich und meine Macken doch hier nicht... bestimmt nicht. Den hohen Perfektionsanspruch habe ich auch schon erwähnt und meine Neigung, alles zu wollen – und das bitte gestern. Dazu kommt noch ein happig überdimensioniertes Harmoniebedürfnis. Da ich immer viel gearbeitet habe und oft Neues begonnen habe, bedeutet das eine ordentliche Portion Anstrengung und Energie, die darein floss. Das habe ich lange unterschätzt, wie viel Kraft es kostet, sich ständig in völlig neue Aufgabenbereiche einzuarbeiten, noch dazu mit meinem Anspruch, schnellstmöglich voll mitzuarbeiten und möglichst schnell über möglichst alles möglichst gut Bescheid zu wissen – und das bitte gestern. Diese ganze Lebenshaltung verursacht, wie ich mittlerweile messerscharf erkannt habe, zuweilen bis fast permanent durchaus Stress, ganzheitlich und umfassend. Derzeit halte ich die Theorie für möglich, dass hier die Wurzel all meiner tief sitzenden Dauer-Anspannung liegt. Ich werde es heraus finden, achte sehr viel bewusster auf körperliche Signale, darauf, Leichtigkeit zu spüren und in mein Leben einzuladen, mir bewusst schöne Momente und Situationen zu schaffen und so viel wie nur möglich in meinem Leben zu genießen.

Leicht verwirrt reise ich also trotz diverser und mannigfaltiger Widrigkeiten meist gut gelaunt durch dieses Leben und nehme eine Menge an Herausforderungen und erst mal – zumindest scheinbar oder vermeintlich – schmerzhaften Lektionen mit. Die Neigung hierzu kann ich mir wiederum fast nur mit der Theorie der Reinkarnation erklären, wobei ich noch nicht so sicher bin, wie genau ich mir das alles vorstelle. Im Nachhinein entdecke ich aber an allen Schlägen des Schicksals immer etwas, wofür genau diese Lebenserfahrung gut war. Sicher kann der Eindruck entstehen, dass ich mir das rationell so hindrehe, damit ich überhaupt damit klar komme – ich bin mir aber sicher, dass ich es wirklich so meine und empfinde. Für diese Sichtweise bin ich sehr dankbar. Sie erschwert Jammern und Selbstmitleid und fördert Selbstreflexion sowie Entwicklung. Zweiteres ist mir wesen- und deutlich sympathischer.

Ich weiß und wusste bereits vor meiner letzten Erkrankung theoretisch und rational recht gut über die menschliche Psyche Bescheid und bin eine Meisterin darin, anderen gute Tipps zu geben, wie sie es denn im Leben am besten machen könnten. Bei mir selber scheiterte ich in der Umsetzung des hilfreichen Wissens bisher immer wieder einigermaßen bis deutlich. Wenn ich auch zum wiederholten Male erwähnen möchte, dass es bereits seit Jahren bergauf geht. Ein Beispiel dieses Wissens, das im Kopf stecken blieb, nicht verdaut wurde und deshalb noch nicht in meinen Bauch gerutscht war, ist das Wissen um die heilsame Wirkung von Ruhepausen. Was *habe* ich anderen erzählt und gepredigt, wie wichtig und gesund die sind – unbedingt machen, war meine dringende Empfehlung! Selber allerdings stolperte ich noch auf dem Weg in die geplante und angestrebte Ruhepause bereitwillig über jede Ablenkung. Alles schien immer wichtiger zu sein als auf meine Erholung auch während des Tages zu achten. Da ich in der Arbeit zudem zu einem sehr flotten Tempo neige, kommt hinzu, dass ich selten etwas abgebe, weil ich das selbst schneller erledigt habe als es jemandem anderen zu erklären. Naja, undsoweiterundsofort, ich nehme an, Vielen sind diese Misses-und-Mister-Wichtig-Symptome selbst nur all zu gut bekannt.

Daran will und werde ich etwas ändern. Ganz enorm. Ich hatte damit auch bereits vor der Diagnose mit den ersten Schritten begonnen. Manchmal wundere ich mich doch, warum dieser Hammer noch nötig war, ich hatte doch schon so viel verstanden ... Aber wenn ich ehrlich bin, gab es im Hinterkopf immer die Möglichkeit, doch alles so zu belassen wie es ist, in meinem Zuständigkeitsbereich zu bleiben, auch wenn mich diverse und nicht wenige Faktoren oft unsäglich belasteten und stressten. Vermutlich war dafür die letzte Klatsche nötig: Endgültig zu erkennen, dass ich im Job so wichtig nun auch wieder nicht bin, in meinem ureigenen Leben hingegen schon. Mein Leben ist vorbei, wenn ich sterbe. Das Kinderheim, in dem ich arbeite, wird es weiterhin geben – und alle Arbeitsfelder und Einrichtungen, in denen ich die letzten zwanzig Jahre tätig war, auch. Nur mich könnte es wirklich in naher Zukunft nicht mehr geben, wenn ich nicht ab sofort liebevoller auf mich aufpasse. Und das fände ich, wenn das jetzt auch sehr subjektiv ist, richtig schade. Wo ich doch zunehmend den Spaß am Leben zu entdecken begonnen habe. Also habe ich (vielleicht-hoffentlich) wieder einmal etwas fürs wenn es nach mir geht noch recht lange Leben verstanden durch die Katastrophe des letzten Jahres: Dass andere die Arbeit auch übernehmen können, die ich machte und meine Aufgabe nun schlicht und ergreifend ist, besser auf mich zu achten und liebevoller mit mir umzugehen. Denn nichts Anderes steckt letztendlich dahinter, meine ich. Und dass ich deswegen sowieso weiter arbeiten will und meinen Beitrag leisten – allerdings jetzt in der Reihenfolge: für mich und andere, nicht mehr umgekehrt! – steht generell außer Frage. Falls das ganze Geschehen überhaupt einen tieferen Sinn und Zweck hat – das wissen wir letztendlich ja alle nicht wirklich. Ich kann aber besser mit solchen vorübergehenden Katastrophen umgehen, wenn ich es auf diese Art betrachte.

Ich hatte nun neun Monate so viel Zeit wie selten zuvor in meinem Leben. Gut – das ist wieder diese etwas abstruse, weit verbreitete

Denke. Ich hatte, wie wir alle, immer gleich viel Zeit zur Verfügung. Eh klar. Aber die letzten Monate hatte ich sie wirklich fast nur für mich und meine Gesundung, mein Wohlergehen, meine Erholung. Ich habe da ein paar Seiten wieder entdeckt, die ich – mal wieder, das passierte mir schon mehrmals im Leben – völlig verloren hatte. Die mich aber ausmachen und deren Verlust mir deswegen nicht gut tut. Gar nicht gut tut. Die Moral von der Geschichte? Ich werde sehr bewusst und gezielt Energien investieren, Dinge in meinem Leben zu manifestieren, die ich liebe – aber um die ich mich in den letzten Jahren nicht mehr kümmerte. Zur Veranschaulichung wieder ein Beispiel: Ich singe und musiziere wirklich mit sehr viel Freude und Spaß. Und das Ergebnis ist für meine Umwelt auch durchaus auszuhalten. Es gibt einen Gospelchor in der nahen Stadt, doch bisher konnte ich mich nicht aufraffen, mich diesem anzuschließen. Entweder mache ich das jetzt, oder ich versuche eine Gruppe zu etablieren, die sich regelmäßig zum Mantrasingen trifft. Mantras mag ich womöglich noch mehr als Gospels. Ich merke eben, dass ich da unsicher bin, was mir am meisten liegt. Also werde ich es ausprobieren und zumindest eines davon in mein Leben herein holen und mit Freude und Genuss ausleben. Darauf freue ich mich jetzt schon!

Dass ich wieder öfters Gitarre oder Klavier spiele, erwähnte ich schon. Vielleicht fange ich noch ein kreatives Hobby an, mal sehen. Wenn jedoch „nur" die Musik wieder ihren festen Platz in meinem Leben bekommt, bin ich auch schon über die Maßen zufrieden.

Weil wir gerade beim Thema „Musik" sind. Durch meine Auszeit gelang es mir – oder ergab es sich eben, weil ich die Zeit dazu mal wieder hatte – dass ich „meine" immer heiß geliebte Musik aus jungen Jahren wieder entdeckte. Um nur ein paar begleitende musikalische Highlights meiner Lebensreise zu nennen: „Magic Power" von Triumph, „I am, I'm me" von Twisted Sister, „Highway Star" von Deep Purple, „Fast as a shark" von Accept, „Thunder" von AC/DC, „Aqualung" von Jethro Tull, „Per Elisa" von Alice, „Child Anthem" von Toto, „Hymn" von Barcley James Harvest, „Werewolves of London" von Warren Zevon, „Freebird" von Lynyrd Skynyrd, „Son of a Preacher Man" von Dusty Springfield, „Mother Earth

(Revelation) von Ozzy Osbourne und „Don’t stop me now“ oder auch „’39“ von Queen waren einige der absoluten Spitzenreiter/innen. Die alten Schallplatten (ja – richtig gelesen!) von Counting Crows, Janis Joplin, Golden Earring, Patty Smith, Novalis, Ina Deter, Led Zeppelin und The Georgia Satellites und viele mehr liefen wieder rauf und runter, ob ich gerade bewegungsfähig war oder nicht. Ich könnte jetzt ein paar Seiten füllen mit Songs und Bands, die mein Leben bar jeder Beschreibungsmöglichkeit bereichern und die wahrhaftig Medizin sind für mich. Und ganz allein dazu tanzen werde ich auch weiterhin, denn auch das ist meine Medizin. Das Frappierende daran ist nur, dass ich das eigentlich immer wusste – und mir die Zeit dafür trotzdem nicht mehr genommen habe. Auch das wird sich ändern. Beziehungsweise es hat sich ja schon geändert durch die unerwartete Auszeit. Und dabei wird es in Zukunft bleiben. Weil es mir einfach Spaß und Freude macht und gut tut. Und diese beiden Faktoren mehr in mein Leben zu integrieren, darum geht es für mich jetzt. Irgendwie habe ich so ein Gefühl: Ich hatte mich und meine Lebensfreude aus Gründen verloren, die dies nicht rechtfertigen. Ich habe mich viel zu sehr davon ablenken lassen, was gut für mich ist. Viel getan, das definitiv nicht gut für mich war. Jetzt lern(t)e ich mich wieder richtig gut kennen. Jetzt kehre ich zu mir zurück. Jetzt liebe ich mich selber so, wie ich bisher nur andere geliebt habe. Und es kommt mir nicht einmal komisch vor, das so zu sagen. Ich habe mich also mit 44 Jahren noch einmal so richtig selbst entdeckt und mich darüber gefreut, mich kennenzulernen – so wie ich wirklich bin. Wenn ich ich selber bin – und nicht als oberste Priorität Erwartungen Anderer an mich erfülle. Jetzt bleibe ich mir dann hoffentlich endgültig dauerhaft treu, denn das fühlt sich total gut an, wenn ich sozusagen „bei mir bin“.

Richtig gut. Jawohl!

Ei, ei, ei – die Schreiberei!

Kreativität ist meiner Meinung nach eine Entdeckungsreise, eine Erfahrung spiritueller Art. (...). Sobald wir uns mentale Blockaden, Verletzungen und Träume bewusst gemacht haben, stellt sich nur noch eine Frage: Warum nicht gleich mit dem Heilungsprozess anfangen?
Julia Cameron

Das, wonach du dich sehnst,
sehnt sich auch nach dir.
Sufi Roemi

In der Mitte von Schwierigkeiten
liegen die Möglichkeiten.
Albert Einstein

Seit ich denken kann, nein: Seit ich lesen und schreiben kann, verspürte ich immer wieder den heftigen und nachdrücklichen Wunsch, Bücher zu schreiben. Solche Träume hatte ich bereits in – und konsequent seit – meinen Jugendjahren gehegt. Und sie über all die Jahre und Jahrzehnte auch gepflegt. Nur nie gelebt. Vor diesen Verwirklichungsversuch hatte Gott – oder war ich es doch wieder eher mal selbst? – einen beachtlichen Berg zu überwindender Hindernisse gelegt. Natürlich kamen bei mir im Zusammenhang mit dem Wunsch zu schreiben postwendend all die Gedanken, wie abgedreht diese Idee sei, wer so etwas wohl lesen wolle und was ich mir überhaupt einbilde, solche Gedanken zu hegen. Dafür hatte ich sehr lange zu viele Selbstzweifel oder zu wenig Selbstbewusstsein – oder wahrscheinlich beides. Das geht doch gar nicht! Außerdem hatte mich die für dieses Vorhaben unabdingbare Selbstdisziplin bis vor einigen Monaten auch noch nicht ereilt. Es war ein Traum über Jahrzehnte – der in mir steckte und nicht zum Leben erweckt wurde.

Dann kam die Diagnose Brustkrebs und mit ihr meine bereits erläuterte Wunschliste, auf der da unter Anderem steht: „Ich will ein

Buch schreiben – egal, ob es verlegt wird oder nicht: Ich will nicht sterben, ohne es wenigstens versucht zu haben und ganz ehrlich gesagt will ich eigentlich sehr wohl, dass es verlegt und ein durchschlagender Erfolg wird!“

Es freut mich natürlich ganz besonders, dass meine „Was-würde-ich-bereuen-Liste“ zur Folge hatte, dass ich immerhin eines der Projekte stante pede in Angriff oder besser in Arbeit und in die Umsetzung ins Leben nahm: das Schreiben eines Manuskriptes. Einige andere sollten später folgen. Aufgeweckt und wachgerüttelt setzte ich mich mit Einsichten wie „Die nicht wagt, die nicht gewinnt!“ oder „Von nix kommt nix!“ auf meine vier Buchstaben. Irgendwann musste ich es einfach ausprobieren und wissen. Wenn nicht jetzt, wann dann? Jetzt hatte ich definitiv mehr gefühlte Zeit als sonst in meinem Leben. Und ein hochbrisantes Thema, das vielleicht auch für andere Frauen von Interesse sein konnte. Ich legte los.

Und fand einen unerwarteten Begleiter und Berater, ohne den ich es wahrscheinlich gar nicht bis zum Ende verfolgt und geschafft hätte. Einer meiner Wegbegleiter hatte, wie ich mich dunkel erinnerte, irgend etwas Hilfreiches studiert in Richtung „gekonnt Schreiben“ und verfasste Artikel für verschiedene Zeitungen. Ich hatte bereits vage Andeutungen gewagt, die er bisher wohl für einen Spaß gehalten hatte.

Gesendet: Di 04.10.2011 21:54
Betreff: Von Schreiberling zu Schreiberling :–)
Hey Hansi,
hast mich doch glatt in meiner immer wieder mal hochquellenden beginnenden Verzweiflung zum Lachen gebracht – merci!!!
Und DANN ist mir was eingefallen: DU-hu-uuu bist doch ein GELERNTER Schreiberling – und i-hi-ch brauche mal ein paar Tipps: worauf achten, was tabu, was gefragt ... mogsd ma de amoi gem, wenn i wieda am Damm bin???? Wäre super!!
(...)
Die Miriam

Daraufhin passierte erst mal wochenlang ... nix. Dann fragte er in der bereits zitierten E-mail, in der er sich über meinen Verschreiberling in Sachen Stirnhöhlen amüsiert hatte, nach, wann es endlich das Skript zum Korrektur lesen gäbe. Woraufhin ich ihn fragte, ob er mich erst mal auszugsweise Probe lesen würde.

Gesendet: Sonntag, 6. November 2011 18:03
Betreff: Die Schreiberei ... ei, ei, ei!
Servus, Hansi,
ich bin mir ja nicht sicher, ob du das Ganze jetzt endlich ernst nimmst ... und vorm Skript- B e e n d e n wollt' ich ja schon gern die Tipps von dir haben zum „beim-Schreiben-gleich-beherzigen-Können" ... und jetzt hast so lang' nicht drauf reagiert ... und jetzt weiß ich schon wieder nicht, wie du's meinst ...
Also: ein Kapitel vom „aktuellen" Projekt ist – aus Laiensicht – geschrieben ... aber eben: laienhaft! Hab' ja keinen Plan, auf was man respektive frau bei sowas achten muss. DESHALB JA MEINE ANFRAGE BEI DIR!!!!!!!!! Vor Urzeiten, falls ich das noch erwähnen darf ... ;-)
Allerdings hatte ich schon öfters und zu verschiedenen Themen zu schreiben begonnen – „latürnich" nie beendet, weil natürlich nicht gut genug, da Laiin – und mangelnde Selbstdisziplin auch, sowieso. Ich wollte dir schon lange schreiben: „Du, des war fei koa Witz mit der Bitte ....!" – war aber zu energielos die letzten Wochen – nun ja, jetzt aber.
Also melde dich bitte mal, ob du WIRKLICH bereit wärst, mich in die Geheimnisse der Schreiberei einzuweihen, soweit dir bekannt. Klar ist das alles recht persönlich – du wirst es wiederum kaum glauben, aber diesmal gehts um Krebs ... – aber das sind meine emails ja auch – und aus irgendeinem Grund hab' ich dir von Anfang an mein Vertrauen geschenkt – also wenn du sagst: „Mach' ich!" dann schicke ich dir den Anfang. Und DANN kriege ich von dir die Tipps. Und DU darfst natürlich NIEMANDEM was davon erzählen, das ist mir schon auch wichtig – aber eh klar, eigentlich. Kein Titel, kein Inhalt, kein nix!!!

Mir ist auch klar, dass das eine Anfrage ist, die mit „Ja" zu beantworten nicht selbstverständlich ist. Also nötige dich zu nichts, sag' das, wonach dir im Herzen wirklich ist – und egal, wie die Antwort ist: Alles ist gut!!!
Liebe Grüße,
Miriam

Von da ab entwickelten sich die Dinge dann rasant.

Gesendet: Sonntag, 6. November 2011 18:09
Betreff: AW: Die Schreiberei ... ei, ei, ei!
doch – find des subba ....
Tipps kann ich dir gar ned geben, wär auch deppert. Nur vielleicht soviel:
Ned einfach ins Blaue schreiben, unter dem Motto ... Jetzt fang i moi an, und dann schau i moi, wos rauskimmt. Du solltest schon ne Art Konzept für das Biachal ham. Also was will ich in welchem Kapitel/ Abschnitt verzählen.
Was will ich denn transportieren. Sichtweise/ Erzählweise. Sachlich? Humorig? Traurig?
Weißt, was i mein ... Und wennsd mal was hast, dann hau rüba – dann kann ich meine Meinung zu abgeben ... und dann evtl. konkretere Tippsl geben, weißt.
Ach, und Hansi hat auch noch keiner zu mir gesagt :–)
Pfiade Mürüüüüüüm. :–)
Hja!

Wie gesagt: Ab da ging's schnell. Alle E-mails stammen vom gleichen Tag.

Gesendet: Sonntag, 6. November 2011 18:24
Betreff: AW: Die Schreiberei ... ei, ei, ei!
... des sog i ja a NUR, weil du von Anfang an „Mürüüüüüüm" zu mir soggsd!!!!!!!
DES hodd nämlich zu MIR aa no koana gsoggd!!!!
So, der Anfang ist gemacht ... nur bringst mich genau damit an meine bisherigen Grenzen: WIE erstelle ich mir in Sachen

Schreiberei ein Konzept??? Ich kann das im sozialpädagogischen und organisatorischen Bereich ... aber für ein Buch ...? Oiso – de ersten 4 Seiten ... Tendenz humorig, aber auch informativ. Die emails und einige Antworten sollen rein. Wissenswertes zum Thema. Und das eigene Erleben des Ganzen. Irgendwie ...? ... – geschickt gemischt. Fragt sich nur wie.
BITTE einen sehr ehrlichen ersten Eindruck – auch wenn er vernichtend sein sollte!!!!!!!!!!!!!
LG, M.

Was soll ich sage ... man beachte das Datum.

Gesendet: Sonntag, 6. November 2011 18:44
Betreff: AW: Die Schreiberei ... ei, ei, ei!
Das ist gut!!!! Sehr gut sogar.
Zwei Dinge, die mir aufgefallen sind: Pass auf, dass du nicht zu sehr in die Umgangssprache und Slang abrutschst. Es heißt Gehirn, nicht Hirn. Jawoll heißt Jawohl. Jetzt nicht falsch verstehen, die Verwendung des Slangs passt an manchen Stellen, z.B. in der direkten Rede oder in verbalisierten Gedanken, aber sparsam damit umgehen.
Und: Vermeide ! wo nicht unbedingt nötig !! und !!! und mehr sollten so gut wie nie auftauchen.
Ansonsten gibt es ein paar Stellen, an denen man sprachlich ein bisserl feilen könnte, aber nix Dramatisches.
Mach bitte weiter! Das lohnt sich ... das ist fein!!!!
Der Wellensittich

Bis zum nächsten Kontakt vergingen dann doch wieder ein paar Wochen – in denen ich eifrig geschrieben hatte.

Gesendet: Freitag, 30. Dezember 2011 00:29
Betreff: Klappe die zweite
Griasde Hans,
dreibsdn so – in deim Urlaub??? Und an Silvester? Gehts da guad?

Damit dir nicht langweilig wird ... – und du nicht vergisst, welch' verantwortungsvolle Aufgabe du da so leichtsinnig übernommen hast ... ;-))) – folgt hier rechtzeitig vorm/zum Jahreswechsel die 2. Klappe.
Bin wieder SEHR auf deine Anmerkungen gespannt, freu mich drauf und hab natürlich genau so viel Schiss – aber immer ehrlich bleiben, gell?!?! – und danke dir wieder von Herzen für deine Zeit und Mühe. Ich hab' mir diesmal erlaubt, unsere abgesprochene Einheit von 30 Seiten zu überschreiten, weil du davon das meiste ja schon kennst ... nur in anderer Reihenfolge ... jetzt kommt's halt auf die Gesamtbrauchbarkeit an ...
Ich wünsche dir einen total schönen Rutsch in ein wunderbares Jahr 2012 mit erfüllenden Ereignissen und viel Spaß am Leben.
Herzliche Grüße,
Miriam

Bis zur gespannt erwarteten Rückmeldung dauerte es nicht lange.

Gesendet: Montag, 2. Januar 2012 16:12
Betreff: AW: Klappe die zweite
Heyho Miri,
na, wunderbarst! Ehrlich – sehr gut. Das liest sich superflüssig, man kann das Geschehene einordnen und findet den Faden, den roten. Cool.
Ein paar Mini-Vorschläge habe ich dir reingetippt. Sind nicht viele. Auf geheime Kommentare hab ich verzichtet und nur hie und da was reingetippt.
Schön! Freu mich schon auf die Fortsetzung ...
hja!

In dieser Art und Weise erhielt ich Unterstützung von jemandem, den ich bis dahin eigentlich kaum gekannt hatte. Eigentlich kenne ich ihn immer noch kaum – ganz im Gegensatz zum umgekehrten Verhältnis. Doch Bedenken wie „Das ist jetzt aber peinlich oder zu intim“ schmiss ich natürlich in dem Moment über Bord, in dem ich ihn um Rat fragte. Manchmal passiert im Leben wirklich das Richtige zur richtigen Zeit. Vielleicht ist es sogar tatsächlich immer so – wir brauchen nur manchmal etwas länger, bis wir es selbst so sehen können. Hans und ich trafen uns vier Mal – immer, wenn er eine Etappe Korrektur gelesen hatten, kam er mit dem Ausdruck bei mir vorbei und wir verbesserten gemeinsam und besprachen einige Ideen oder einfach meine Fragen und Unsicherheiten. Hätte ich gar niemandem an der Seite gehabt, der mal sein Interesse bekundet und mir Rückmeldungen gegeben hätte – ich weiß ja nicht, ob ich durchgehalten hätte. Mit an Sicherheit grenzender Wahrscheinlichkeit nicht. Es wussten sehr wenige Menschen überhaupt von meinem Vorhaben, meiner Familie zum Beispiel erzählte ich erst davon, als das Manuskript fast fertig war – und meinen Mann interessierte das ganze Unterfangen nicht besonders. Er hat mich ja sowieso jeden Tag, er braucht mich nicht lesen... oder so ähnlich lautete seine Begründung. Mit fortschreitendem Umfang des Skriptes suchte ich mir noch drei Testleserinnen, begann zunehmend von meinem Projekt zu erzählen und sandte die für mich hiermit verbundenen Energien verstärkt ins Universum. Zuletzt sollte eine Bekannte von Hans das fertige Skript noch lesen – jemand, der mich überhaupt nicht kannte. Wir wollten wissen, ob das Buch inhaltlich stimmig und logisch bleibt, wenn mich jemand nicht kennt und damit die ganze Geschichte seit Mai 2011 überhaupt nicht mitbekommen hatte.

Mein erklärtes Ziel war, das Skript bis auf ein letztes Kapitel einige Zeit vor meinem Geburtstag zu beenden, damit alle damit verbundenen nötigen Schritte bis zum 45. Geburtstag getan sein könnten. Das Jahr im Wendekreis des Krebses sollte mit seinem kreativen *„Outcome“* wirklich annähernd ein Kalenderjahr betragen. Dann will ich für immer durch sein mit dem Thema! Besser gesagt: Dann bin ich für immer durch mit diesem Thema!!!

Miriam hat Geburtstag

Vorhersagen sind schwierig,
insbesondere wenn sie die Zukunft betreffen.
Niels Bohr

Jeder Mensch hat die Chance,
mindestens einen Teil der Welt zu verbessern,
nämlich sich selbst.
Paul Anton de Lagarde

Manche Menschen sehen die Dinge, wie sie sind, und fragen: ‚Warum?'
Ich wage, von Dingen zu träumen, die es niemals gab, und frage:
‚Warum nicht?'
Robert Browning oder auch John F. Kennedy, vielleicht aber auch Bernard Shaw, dazu gehen die Meinungen im Internet ziemlich auseinander

Meinen 44. Geburtstag hatte ich nur sehr spontan und kurzfristig im kleinen Kreis gefeiert. War – wie so oft – nicht wirklich wichtig. Mich darum im Vorfeld zu kümmern und vorzubereiten ... nach dem Stress in der Arbeit hatte ich immer herzlich wenig Lust und Motivation, noch etwas Anderes in Angriff zu nehmen. Immerhin hatte ich mich aber doch noch aufgerafft und eine Feier im kleinen Kreis veranstaltet. Ich erwähnte bereits, dass ich schon erste Schritte in Richtung (m)eines gesünderen und freudvolleren Lebens mit klüger gewählten Prioritäten vollzogen hatte. Dies war einer davon gewesen, wenn auch erst in letzter Minute in Angriff genommen. Wir feierten also, jedoch in einem kleinen und überschaubaren Kreis und ohne besondere „Attraktionen".

Nach dem Jahr, das nun hinter mir liegt, spüre ich schon länger das Bedürfnis, richtig groß zu feiern. Um mich bei allen, die mit mir mitgefühlt haben, zu bedanken, aber auch – symbolisch gesehen – um das Leben ganz allgemein zu feiern und um dem Feiern und damit dem Schönen im Leben wieder ganz bewusst mehr Raum zu geben. So, wie ich es in Zukunft allgemein zu halten gedenke.

Gesendet: So 05.02.2012 18:24
Betreff: Einladung und die nächsten Schritte!
An: Wegbegleiter/innen
Hallo ihr Lieben,
heute möchte ich euch schon mal frühzeitig einladen, meinen Geburtstag in diesem Jahr mit mir zu feiern.
Nach dem vergangenen Jahr mit seinen erschütternden Erfahrungen ist es mir in diesem Jahr besonders wichtig, euch, die ihr mich auf diesem Weg begleitet habt, herzlich einzuladen, mit mir zu feiern. Denn so viel gefühlten Grund zu feiern wie dieses Jahr hatte ich lange nicht ... möge dies so bleiben.
Aus diesem Anlass – es ist übrigens mein 45. Geburtstag – möchte ich mit euch einige schöne Stunden verbringen und gemeinsam mit euch das Leben feiern und mich auf diese Art auch sehr bei euch für eure Unterstützung in den vergangenen Monaten bedanken.
Da manche meiner Wegbegleiter/innen auch sehr weit entfernt wohnen und ich diesmal mehr Menschen einlade als „sonst", wollte ich diese Einladung noch vor meiner Reha auf den Weg schicken, damit ihr – wenn ihr wollt – planen könnt, am Samstag, dem 05. Mai 2012, mit mir in meinen Geburtstag am 06.05. hineinzufeiern.
Ich werde diese Woche von Mittwoch bis Samstag zur Ausbildung weg sein, dann nochmal Sonntag und Montag hier zu Hause und ab Dienstag, dem 14.02.2012, bin ich dann Minimum drei Wochen weg zur Reha. Ich würde mich freuen, wenn ich von euch höre und kann erfreulicherweise auch einige Schlafplätze bei uns sowie dankenswerterweise auch bei unseren Nachbar/innen anbieten – doch wer zuerst zusagt, ist auf der sicheren Seite ... ;-))) Des Weiteren gibt es dann aber auch ganz gute Möglichkeiten, auch in einem angemessenem Preis-Leistungsverhältnis, in der Nähe Zimmer zu buchen.
Wir werden ein Zelt auf dem Balkon aufstellen, damit wir auch bei Regen feiern können – und den Rest habe ich noch nicht geplant, aber es wird alles passend werden!

Für die nächsten Wochen ist dann auch mal wieder mein Handy „online“ und zumindest einmal pro Woche, denke ich, werde ich emails abrufen, falls das funktioniert in der Klinik. Ich werde mich in der Paracelsus-Klinik in Scheidegg befinden – wer mag, kann ja was hören lassen ... ;-)
Ansonsten bis zum nächsten Mal alles Liebe und Gute und checkt bitte den 05./06. Mai UND GEBT MIR BITTE BESCHEID, ob ihr Lust und Zeit habt mitzufeiern! Ach ja: und damit ihr mich dann auch erkennt .... ein aktuelles Foto im Anhang!
Herzliche Grüße,
Miriam

Wir machen also eine richtig schöne Party zu meinem 45. Geburtstag – diesmal in vollem Bewusstsein der schlichten Erkenntnis: „Man soll die Feste feiern, wie sie fallen“. Und nicht: Wenn die Arbeit genug Zeit übrig lässt, wenn alle Kontakte immer genug und bestens gepflegt wurden, wenn die Wettervorhersage gut ist – nein. Mit allen, die wollen und die mich begleitet haben in diesen schweren Zeiten, möchte ich ein richtig schönes Fest feiern. Wer weiß schon, wie viele es noch werden! Zur Einstimmung verschickte ich zur mir nicht so ganz nachvollziehbaren Erheiterung so Einiger kurz vor dem Fest noch folgende E-mail:

Gesendet: Dienstag, 17. April 2012 15:30
Betreff: Samstag/Sonntag in zwei Wochen!
Hallo ihr Lieben,
heute möchte ich euch einen etwas genaueren „Plan“ liefern, wie meine Geburtstagsfeier bzw. das Wochenende vom 05./06. Mai so laufen könnte, wenn es nach mir geht. (Was, wie wir alle wissen, nicht unbedingt der Fall ist!)
ALSO: Am 05. Mai werden Markus und die „Jungs“, die das immer zusammen machen, ab dem frühen Nachmittag für uns alle ein Spanferkel grillen. Wer da dabei sein möchte, kann schon ab 15 oder 16 Uhr eintrudeln, ansonsten wäre ab 17 oder 18 Uhr eine gute Zeit, hier anzukommen.
Bisher weiß ich nur von Markus Vater und seiner Frau, dass sie ein Zimmer brauchen – wer also eventuell noch überlegt,

bitte schnell melden – sonst könnte es zu spät sein!? Wer einen Schlafsack und eine Isomatte mitbringt, kann sich aber auch jederzeit irgendwo in Haus und Garten ablegen.
Wir werden auf der Straße ein Zelt und Biertischgarnituren aufbauen, versuchen noch, uns einen Feuerkorb auszuleihen und ein paar ruhigere Plätze auf dem Balkon gibt es auch – nur nicht für alle 50 – 60 Leute auf einmal. Einige Salate, Kuchen, Zwiebelkuchen, Pizzaschnitten und Ähnliches werden von Gästen vorbereitet und spendiert – ich werde mir heuer ganz ehrlich keinen riesigen Stress machen, was ich schaffe, schaffe ich, was nicht, nicht. Wer noch richtig Lust hat, was beizusteuern, kann sich gerne noch bei mir melden – aber ich denke, hungern muss auch jetzt schon niemand ... :–)
Mir geht es wirklich darum, gemütlich zusammen zu kommen und ein paar schöne Stunden gemeinsam zu verbringen. Nichts muss perfekt sein! Außer dem Spanferkel, natürlich ... :–))) – und der Stimmung!
Am Sonntag würde ich mich freuen, wenn alle, die dazu Lust haben, wieder kommen – oder eh dageblieben sind – und wir bei Kaffe und süßen und deftigen Kuchen sowie allen anderen Resten noch einen gemütlichen Spiele- und Rede-Tag nachlegen.

Und zum Abschluss noch eine Idee von mir, die wahrscheinlich einige verwundert, aber sagen tu ichs jetzt einfach mal: Ich würde ZU GERNE am Samstag oder Sonntag mal ein bisschen Mantras singen. Das klingt einfach immer besser, wenn mehr mitmachen. Da bin ich mal seeeeeeeehr gespannt, ob da einige Lust hätten, das zu machen – wer es schon kennt – oder auszuprobieren – wer es noch nicht kennt. Zum Reinfühlen oder –hören, was das ist, im Anhang eines in Notenform und hier ein paar links:
www.spiritvoyage.com/yoga/Awakened-Earth/Mirabai-Ceiba/CDS-004282.aspx
www.youtube.com/watch?v=iLCdMH3FLiE
www.youtube.com/watch?v=HwHgYJQwyMw

Da Markus meinte, ob ich euch allen Angst einjagen will, nochmal: NUR eine IDEE, FALLS wer Lust haben SOLLTE! KEIN MANTRA-SING-ZWANG AUF MEINER FEIER!!!
Und wenn wer eine Gitarre hat und auf der auch noch spielen kann: gerne mitbringen!
Da ich auch schon nach Geburtstagswünschen gefragt werde, sei hier noch erwähnt, dass ich ursprünglich vorhatte, mir ein „Gemeinschafts-Projekt Hochbeet-Bau" zu wünschen. Ich dachte, wer zu verbauende Reste hat oder in Form von Arbeitskraft mithelfen will, das wäre klasse. Das lässt sich aber so, wie ich dachte, erst mal nicht realisieren und ist „logistisch" im Vorfeld zu kompliziert. Wer trotzdem zur Entstehung beitragen möchte, wird eine Papp-Box für einen Beitrag dazu finden – wichtig ist aber nur, dass ihr überhaupt kommt und mitfeiert!
Was ihr natürlich herzlich gerne mitbringen dürft, sind gute Laune und schönes Wetter.. ;-)
Ich freue mich auf euch!
Herzliche Grüße,
Miriam

Sei gesegnet

Mögest Du arm an Unglück sein, und reich an Segen,
langsam darin, Dir Feinde zu machen, und schnell bei der Freundschaft.
Doch ob reich oder arm, schnell oder langsam,
mögest Du von diesem Tag an nichts als Glück kennen.
(Keltischer Segen)

Vor allem mein Ansinnen, Mantras zu singen, schien Verwunderung hervorzurufen. Jedenfalls bezog sich darauf praktisch jede Antwort, die ich bekam. Erfreulicherweise befanden sich aber auch gleich mal fünf Leute dabei, die versicherten, sie würden gerne mitmachen. Wow ... spannend ... das freute mich total!

Was mich ebenfalls außerordentlich freute, war, dass meine Freundin und Schicksalsgefährtin Gabi mitfeierte, obwohl das ihr eigener Geburtstag ist. Sie hat nämlich am fünften Mai – ein Jahr und einen Tag vor mir. Obwohl sie kurz überlegt hat, ob das wohl das richtige für einen eigenen Geburtstag ist, wenn sie „na ja, wie soll ich sagen: fremd feiere!“, haben ihr Mann und sie sich doch recht zügig entschieden, zu kommen und mit mir – und uns allen hier – gemeinsam zu feiern. Klasse. Und eine meiner Tischkolleginnen aus der Reha-Klinik in Scheidegg macht sich doch tatsächlich aus dem Emsland kommend auf den weiten Weg und die wohlbekannten Socken, um mitzufeiern. Auch das finde ich phänomenal. Was soll ich sagen – es ist Christa, mit der mich nicht nur ein unvergesslicher Lachanfall verbindet. Meine Freunde aus Wien nehmen die lange Anreise für ein kurzes Wochenende ebenfalls in Kauf, um mit mir und uns zu feiern.

Ich freue mich wirklich sehr auf alle.

Ein Jahr danach

Der ruhige Mensch, der gelernt hat, sich selbst zu beherrschen, weiß, wie er sich anderen anzupassen hat. Und diese wiederum respektieren seine (spirituelle) Stärke und fühlen, dass sie von ihm lernen und sich auf ihn verlassen können. Je ruhiger ein Mensch wird, desto größer sind sein Erfolg, sein Einfluss und seine Kraft zum Guten.

James Allen

Es ist nicht genug, zu wissen,
man muss es auch anwenden.
Es ist nicht genug, zu wollen,
man muss es auch tun.

Johann Wolfgang von Goethe

In meinem Leben habe ich unvorstellbar viele Katastrophen erlitten. Die meisten davon sind nie eingetreten.

Mark Twain

Heute ist wirklich und wahrhaftig der 12. Mai 2012. In diesem Jahr ist das ein Samstag. Letztes Jahr war das ein Donnerstag – und der Tag, an dem bei mir die Diagnose Brustkrebs gestellt wurde. Das werde ich wohl nie vergessen. So ein Hammer!

Ich hatte tatsächlich einmal Krebs!

Und diese traumatische Entdeckung liegt wirklich bereits wieder ein Jahr zurück. So ein Wahnsinn.

Genau ein Jahr ist also vergangen, seit ich mit der Furcht und Schrecken erregenden Diagnose Brustkrebs konfrontiert wurde. Kurz nach meinem 44. Geburtstag hatte ich es erfahren. Damals hatte ich mich schon kurzfristig gefragt, wie viele Geburtstage ich nun überhaupt noch haben würde .... womöglich sehr, sehr wenige? So denke ich mittlerweile nicht mehr. Doch die Zeit bis jetzt war sehr von der Erkrankung geprägt, um nicht zu sagen, bestimmt. Wahrscheinlich wird das auch noch einige Zeit so bleiben.

Ich hoffe jedoch sehr, dass die Gedanken an die Möglichkeit einer nochmaligen Erkrankung seltener werden und irgendwann ganz weg bleiben. Wir werden es sehen.

Was hat sich geändert in meinem Leben? Was habe ich vor? War diese Schock-Erfahrung für mein Leben irgendwie auch gut und wichtig? Ist es in Ordnung, bei so einer Hammer-Diagnose, an der jährlich so viele Frauen sterben, solche Fragen überhaupt zu stellen? Stoße ich mit so einer Sichtweise und Fragestellung nicht ganz Viele vor den Kopf?

Nun – für mich ist es in Ordnung, die Frage zu stellen.

Heute. Jetzt. Nach diesem sehr speziellen Jahr. Früher hätte ich mich das vielleicht nicht getraut, denn meines ist ja nur eines von so unendlich vielen Schicksalen – und so viele davon verlaufen sehr viel härter, schrecklicher und gnadenloser als meines. Meines ist aber gleichzeitig eines von noch mehr (Frauen-)Schicksalen, die nach der Erkrankung weiterleben und mit dieser Erfahrung umgehen lernen und leben müssen bzw. dürfen. Vielleicht ist mein Schicksal beziehungsweise das Nachlesbare, was daraus entstanden ist, aus diesem Grund für andere Frauen und Männer hilfreich oder interessant oder auch einfach nur lesenswert. Vielleicht auch nicht. Wenn ich jedoch nur mal kurz den Gedanken erwäge, dass auf meiner Geburtstagsfeier von etwa 60 Gästen, davon etwa 30 Frauen, immerhin sechs dabei waren, die bereits von Krebs betroffen waren, davon vier von Brustkrebs, dann könnte es eigentlich schon sein. Wir werden ja sehen.

Doch zurück zu meiner Frage. Ich stelle sie. Ganz alleine für mich. Ich bin keine Wissenschaftlerin oder Ärztin. Ich schreibe über meine Erfahrungen und habe natürlich nicht den Schimmer einer Ahnung, wie die Dinge sich in der Zukunft weiter entwickeln werden. Und das ist gut so. Ich will gar nicht wissen, was in fünf Jahren ist. Hilfe – da würde ich mir bei dem Versuch, das Schicksal auszutricksen und in Richtung meines eigenen Willens zu lenken, bestimmt zahlreiche Fallen stellen – wenn ich wüsste, was auf mich zukommt. Besser ist es so, wie es ist. Ich weiß, dass ich nichts weiß und verzichte gerade in dem Punkt Gesundheit in der Zukunft gerne auf Fähigkeiten wie Hellsichtigkeit. Es ist gut, wie es ist.

Mir ist sehr bewusst, dass ich mich „leicht rede“ – keine Anspielung auf meine Freundin Franziska, sondern auf all die Frauen, die Erkrankungen in weit fortgeschritteneren Stadien und deswegen einen unvergleichbar schwereren Stand haben als ich oder ziemlich sicher wissen, sie werden sterben. Wenn nicht ein Wunder geschieht. Was ich zwar für möglich halte, aber ganz sicher nicht für die Norm. Doch auch dann – glaube ich, und ich hoffe, ich werde es einmal so leben – können wir uns alle zu jedem Zeitpunkt im Leben immer bemühen, mehr das Gute und Positive darin zu sehen – oder das Traurige und Schlechte. Ich erinnere hier gerne noch einmal an die bereits früher zitierten „Zehn Gebote des Gesundungsweges“ von Ebo Rau. Und möchte sie ergänzen mit Inhalten aus dem letzten Kapitel des Buches „Liebe heißt die Angst verlieren“ von Gerald Jampolsky.

„Ich bin verantwortlich für das, was ich sehe.

Ich wähle die Gefühle, die ich erlebe, und lege das Ziel fest, das ich erreichen will.

Um alles, was mir widerfährt, habe ich gebeten und ich empfange, wie ich gebeten habe.

Lehre einzig Liebe, denn das ist es, was du bist.“

Weise und wahre Worte. Sie ins Leben zu übertragen, bedarf wahrscheinlich nicht nur für mich einiger Übung. Entscheidend ist: Wir können uns und unsere kleine Welt verändern. Wenn wir wirklich wollen.

Ich sage nicht, dass das immer einfach ist.

Neulich fuhr mir der Schreck mal wieder im wahrsten Sinne des Wortes in alle Glieder: Ich hatte Schmerzen von den Zehen- bis in die Fingerspitzen und in die Kopfhaut vor lauter Schreck. So etwas gibt es. Ich war, bis dahin relativ entspannt, auf der Couch gelegen. Mittlerweile bewegt sich meine Hand in solchen Situationen automatisch in Richtung Brust und tastet da vorsichtshalber mal ein bisschen herum. Und da hatte ich doch tatsächlich kurzfristig das Gefühl, einen Knoten gespürt zu haben. Wie gesagt: Ein Stich durch den ganzen Körper, Schweißausbruch. Hektik. Panik.

Tränen. Stress. Kurzfristig gab ich mich voll der Paranoia hin, die da urplötzlich wie eine Monsterwelle über mich herein brach.

Nach ein paar Minuten aber fiel mir wieder ein, was ich anderen gerne mal predige: Dass ich selbst Einfluss auf meine Wahrnehmung und Sichtweise habe, dass sich-Sorgen-Machen nicht hilfreich ist, dass auf den Atem konzentrieren die Angst vertreibt. Das tat ich denn. Ich konzentrierte mich wieder darauf, dass alles gut ist und bleiben wird und wie mein Bauch sich beim Ausatmen senkt und beim Einatmen habt. In der Woche darauf hatte ich ohnehin einen Arzttermin vereinbart, der dies – so Gott will – bestätigen würde. Bis dahin versuchte ich, meine Gedanken positiv zu lenken und mir Gutes zu tun. Panik ist nicht hilfreich.

Diese Angst vor einem erneuten Auftreten der Krankheit steckt im Moment noch tief in mir. Es liegt an mir, ob ich mich von ihr bestimmen lasse – oder umgekehrt. Da ich die Wahl habe, ziehe ich es vor, über meine Angst zu bestimmen – so es mir denn möglich ist, es gibt immer Ausnahmen. Manchmal vergesse ich es einfach – wen wundert's, bei meiner Vergesslichkeit! Übung macht auch hier die Meisterin. Doch es ist für mich ganz eindeutig die bessere Variante, wenn ich die Chefin im System bin!

Am Montag nach meinem Geburtstag hatte ich mal wieder einen Arzttermin. Zum Glück hatte mein Höheres Selbst oder wer auch immer mich davor beschützt, zu realisieren, welchen: Es war die erste Mammographie seit der Diagnose vor einem Jahr. Das ganze Wochenende hätte mich dieser Gedanke belastet, wäre es mir bewusst gewesen. Ich hätte ganz sicher nicht so sorglos und in guter Laune feiern können, wäre es mir bewusst gewesen. Bestimmt hätte ich auch wieder phasenweise Angst gehabt – wäre es mir bewusst gewesen. War es mir aber zum Glück nicht. Gute Güte – bin ich froh, dass ich mich da irgendwie ganz raffiniert selbst ausgetrickst habe. Als ich im Ärztezentrum ankam, in dem Praxen diverser Fachrichtungen unter einem Dach angesiedelt sind, wollte ich wie üblich an der Rezeption „einchecken". „Sie haben keinen Termin bei uns!", war die Antwort. Nun – verwirrt bin ich bekanntlich öfters .... aber das erstaunte mich nun doch. „Wie ... ich habe keinen Termin ... das gibt's doch nicht ... könnte ich dann vielleicht beim Frauenarzt einen Termin haben?“ „Da müssen Sie dort nachfragen, die laufen verwaltungstechnisch extra.“ Aha. Also den Gang entlang und dort gefragt. „Ja – Sie haben heute bei uns einen Mammographie-Termin.“ Uaaaaaaaah ... Hilfe. Meine Nerven. Um diese war es ab diesem Moment geschehen – ich hoffe, auch das wird mit der Zeit wieder besser werden. Mit wackliger Stimme fragte ich: „Äh – könnten wir das bitte sehr zeitnah angehen – jetzt ist es nämlich um meine Fassung geschehen“. Warum, wollte die Dame wissen. O ja – diesen Grund konnte sie verstehen. Wir gingen sofort gemeinsam in das Zimmer, wo die Aufnahmen gemacht wurden. Danach geleitete sie mich ebenso lückenlos in das Zimmer des Arztes. Der ebenso freundlich wie zufrieden mit mir war. Erste Mammo nach Diagnose überstanden. Lieber Himmel. So ein Stress. O Gott, o Gott. O Gott. Da muss ich jetzt noch ein paar Jahre durch – immer wieder. Wie gesagt: Ich hoffe, das wird besser. Rein nerventechnisch betrachtet, das Ergebnis war ja super, das darf und soll bitte immer so bleiben! Und doch bin ich direkt ein bisschen stolz auf mich, wie schnell ich mich oft wieder einkriege, nach solchen Schreck- und Schockmomenten. Das konnte ich früher nicht. Hab’ ich doch glatt was dazu gelernt.

Apropos Schreck- und Schockmoment: Neulich, als ich zur Planung der Wiedereingliederung bei meinem Arzt saß, erwähnte ich seinen damaligen Spruch mit dem „Sechser im Lotto“. Er war absolut schockiert, wie ihm das passieren konnte und entschuldigte sich mehrmals, obwohl ich immer wieder versicherte, ich hätte das nie falsch verstanden und immer gewusst, wie er es meinte. „Mir ist wirklich bewusst, was für eine schwere Erkrankung und welch einschneidende und belastende Behandlungen Sie hinter sich haben, Frau Brunner – das habe ich wirklich sehr unglücklich formuliert!

Ist das wirklich klar zwischen uns beiden, steht da nichts zwischen uns?“ Natürlich kullerten bei mir inzwischen mal wieder die Tränen, weil ich doch nicht gut damit umgehen kann, wenn jemand so nett zu mir ist.

Außerdem hatte er mich an das letzte Jahr erinnert – das rührte mich noch immer zu Tränen, wenn es im passenden Moment passierte. Der Doc ist jedenfalls neben seiner Kompetenz ein wirklich ausgesprochen empathischer und lieber Arzt und nimmt sich immer Zeit, heutzutage kaum zu glauben. Deswegen erwähne ich diesen Nachbrenner hier noch – nicht, dass ein falscher Eindruck entsteht. Das hat er nicht verdient, der Doc! In dieser Gemeinschaftspraxis sind aber tatsächlich alle vier so außergewöhnlich – oder zumindest die drei, die ich kenne. Dann wird der Vierte es auch sein. Jedenfalls bin ich auch dafür sehr dankbar, dass ich bei diesen Hausärzt/innen gelandet bin. Eine glückliche Schicksalsfügung, wenn es denn derzeit schon unbedingt um so heftige Erkrankungen und gesundheitliche Herausforderungen gehen muss.

In gewisser Weise war dieses letzte Jahr jedoch – neben all seinen Schmerzen und Herausforderungen, Ängsten und Schrecken – für mich frappierenderweise auch eine Initialzündung. Ich begann plötzlich und in rasantem Tempo, Dinge in die Wirklichkeit umzusetzen, von denen ich Jahre oder Jahrzehnte gesprochen und geträumt hatte, sie aber nie angepackt hatte. Außerdem rege ich mich nicht mehr so schnell über kleine Widrigkeiten auf – denn heute weiß ich Eines ganz sicher: Es gibt Schlimmeres.

Es sind viele Kleinigkeiten, die sich verändert haben. So habe ich durch diese schwierigen Zeiten zumindest einen alten Freund wieder neu entdeckt – oder wir uns gegenseitig. Meinen bester Freund aus Student/innentagen. Nach jahrelangem losem E-mailen besuchte er mich nun wirklich und leibhaftig – und wir verstanden uns auf Anhieb so gut wie früher, finde ich. Das gleiche passierte mit einer alten Freundin aus Kindheitstagen. Einfach schön. Seither telefonierten wir schon mehrmals und wir werden uns wieder sehen. Ganz sicher! Das freut mich sehr. Ich kenne seit Mitte Februar außerdem fünf liebenswerte und tolle Frauen, mit denen ich seit unserem letzten Tag in der Klinik weiterhin per E-mail in Kontakt bin – und mit einer davon manchmal auch per Telefon oder „live" – und die zu kennen ich als echte Bereicherung empfinde.

Allerdings habe ich mich innerlich nun endgültig von einer früheren Freundin verabschiedet. Zu dem Zeitpunkt, als sie von meiner schweren Erkrankung erfuhr, war sie gerade selbst sehr schwer erkrankt – und meldete sich immer mal wieder. Jahre vorher kam von ihrer Seite nichts mehr – und seit einigen Monaten wiederum nicht. Diese ewigen Pausen sind nichts für mich, schon gar nicht in solchen Zeiten. Da kenne ich mich nicht aus, weiß nicht, woran ich bin – und das kann ich nicht brauchen. Das kostet mich Energien, die ich nicht übrig habe: Zu begrübeln, ob die Kontaktpause an mir liegt, ob jemand den Kontakt zu mir nun wirklich will oder doch eher nicht. Dann lasse ich es jetzt lieber gut sein – auch dies eine neue Entwicklung bei mir. Beenden können. Was auch immer!

Ebenfalls als äußerst angenehm empfinde ich, dass ich mich selbst – und folglich auch andere – bei Weitem nicht mehr so unter Druck setze. Das war eine meiner Spezialitäten, das konnte ich frappierend und krank machend gut – und lasse es mehr und mehr bleiben. Ich sehe, nehme und lebe das Leben gelassener. Eine sehr angenehme, wohltuende und entspannende Entwicklung, diese neue Gelassenheit!

Es stört mich (wieder) nicht (mehr), wenn ich „Miri" genannt werde – was Jahre lang ein rotes Tuch für mich war. Jetzt kann ich es einfach als Kosename sehen – *why not*. Im beruflichen Umfeld möchte ich „Miri" nicht hören – aber Menschen, bei denen das einfach passt oder die mich schon aus meiner Kindheit bzw. bis zum Alter von 24 kennen (und mögen), dürfen es nun wieder sagen. Mit meinem Einverständnis. Manche haben sich nämlich nie davon abbringen lassen!

Außerdem habe ich meine komische Aversion gegenüber dem Telefonieren etwas überwunden und schreibe wieder viel öfter persönliche Karten oder Briefe oder verschicke auch mal Kleinigkeiten, um jemandem eine Freude zu machen. Es sind eben genau die Kleinigkeiten und die Achtsamkeit auch anderen gegenüber, die das Leben auf so vielfältige Weise bereichern und lebenswert machen, finde ich.

Die tibetischen Gebetsfahnen, die unser Nachbar mir von seiner letzten Reise mitbrachte, hängen nun endlich in meinem Zimmer. Und die Drahtseile, die mir der andere Nachbar schenkte, schmücken nun, reich bestückt mit vielen Kartengrüßen sehr lieber Menschen, unseren Treppenaufgang. Zwei Dinge, die ich mir schon lange gewünscht hatte und an denen ich mich mittlerweile täglich mehrmals erfreue – nämlich jedes einzelne Mal, wenn ich sie sehe!

Ich esse mehr Obst und trinke weniger Alkohol. Noch rauche ich, aber das ist auf der Prioritätenliste weit oben. Das möchte ich anders haben. Das passt eigentlich schon lange überhaupt nicht mehr zu mir und ich will es nicht mehr. Da gilt es, gezielt Energien einzusetzen, um dieser Scheiß Sucht Herrin zu werden! Allerdings fehlt mir bisher der zündende, hilfreiche, göttliche Funke, mit dessen Hilfe ich es schaffen werde. Aber der Moment wird kommen ... zumindest hoffe ich das aus der Tiefe meiner Seele, meines Körpers und meines Geistes. Zum Glück übersteigt meine (nicht einmal tägliche) Dosis selten ein bis drei Stück – das ist schon ein toller Fortschritt. Ich bin auf einem guten Weg!

Wie meinen besten Freund aus Student/innenjahren wiederentdeckte ich auch die Musik aus meinen alten – oder besser gesagt jungen – Zeiten. Mit bemerkenswert viel Spaß und Freude. Das tut mir total gut. Ob dazu tanzend oder in der Hängematte oder auf der Couch liegend: Ich genieße sie wieder. Außerdem habe ich Heillieder neu entdeckt. Eine der Tisch-19-Ladies erwarb in der Klinik nach dem Kraftlieder-Singen die CD „Heilsame Lieder" und war davon so begeistert, dass sie uns alle fünf ansteckte. Nun hören zumindest einige von uns, wenn nicht alle, diese Heillieder in schönster Regelmäßigkeit. Das tut uns gut!

Ja – und das auf-der-Couch-Liegen und „Chillen" am helllichten Tag, das ist natürlich auch ein Novum. Ich darf und kann das heute. Eher ist es schon so, dass ich mir ein bisschen Sorgen mache, ob ich etwa zu nachsichtig mit mir bin und mir wieder mehr abverlangen sollte, damit ich wieder belastbarer werde. Aber noch schaffe ich es, mich hinzulegen, wenn ich müde und k.o. bin – und dabei kein schlechtes Gewissen zu haben, sondern es zu genießen. Mit Hörbuch, Märchen oder Heil-CD, alter oder neuer Musik oder auch einfach nur so – ein Genuss. Ganz wunderbar.

Körperlich bin ich, wie erwähnt, noch nicht wieder fit. An diesem Fakt lässt sich leider ohne Selbstbetrug nichts beschönigen. Ich habe ein immenses Schlafbedürfnis, brauche Minimum acht Stunden Schlaf und kann aber auch gut und gerne zehn Stunden vertragen. Trotzdem bin ich tagsüber noch k.o. und brauche ein Nickerchen und Ruhepausen. Das finde ich in der Tat ein bisschen Besorgnis erregend, aber ich kann es nicht ändern. Meine Frauenärztin meinte bei der ersten Nachuntersuchung vor zwei Wochen, dass die Tamoxifen diese Nebenwirkung bei mir erzeugen könnten. Wie auch die täglich mehrmals kurz über mich hereinbrechenden Hitzewallungen, bei denen mir mitunter durchaus mal kleine Schweißperlchen auf der Stirn stehen. Ich bin doch tatsächlich mit gerade mal 45 Jahren schon im Wechsel – da bekommen andere Frauen noch Kinder! Sei's drum. So ist es eben. Wissen tu ich nicht, ob all diese Erscheinungen an den Tabletten liegen – sollte es so sein, bleibt mir wenigstens die Hoffnung, dass in viereinhalb Jahren eine Besserung eintritt. Wenn ich die „Tam" nicht mehr zu nehmen brauche.

Die Narbe an der Brust ist super verheilt, die unterm Arm weniger. Hier blieb eine Art Knoten – ich brauche wohl nicht extra zu erwähnen, dass ich dieses Wort nun wirklich nicht so besonders mag. Noch weniger das Gefühl beim Abtasten. Diese komische Stelle jedenfalls scheint zur Folge zu haben, dass der rechte Arm und die rechte „Flanke" in Mitleidenschaft gezogen sind, indem sich für mich alles halb taub anfühlt. Der Arm zieht auch, wenn ich mich strecke, und ich habe das Gefühl, über den Rippen neben der Brust sei ein fetter Bluterguss. Nicht so schön. Die Ärztin sah am Ultraschall eindeutig, dass nicht alles so ist, wie es sein soll. Es liegt ein Stau, aber immerhin kein Ödem vor, sagt sie. Das ist mal die Hauptsache. Ich soll vorerst lieber zwei Mal pro Woche zur Lymphdrainage gehen statt einmal. Die Brust sticht bisher leider noch oft und schmerzt und verhält sich deutlich anders als früher. Sie ist immer noch (minimal) kleiner, hat die Form verändert, fühlt sich anders an und reagiert anders. Bei der Mammographie zeigte mir der Arzt die durch die Bestrahlung entstandenen Verbrennungen in Form sehr viel dickerer Hautstellen. Diese Veränderungen sind jedoch optisch so geringfügig, dass für andere kein Unterschied erkennbar ist, das sehe nur ich. Naja – und mein Mann natürlich. Das komische, etwas unangenehme Gefühl begleitet mich jedoch vom Aufstehen bis zum Einschlafen, was mich einigermaßen stresst, denn wie soll ich da jemals vergessen, dass ich Brustkrebs hatte ...

Die fibromyalgiebedingten Schmerzen an Händen, Ellbogen und Oberschenkeln sind nach wie vor vorhanden, ebenso das Schulter-Arm-Syndrom, die beidseitige Achillessehnen-Entzündung und die Hüftschmerzen. Die wurden sogar schlimmer. Mir ist so gut wie jeden Tag schlecht und seit zwei Tage nach meinem Geburtstag habe ich eine satte Erkältung, von der ich täglich hoffe, dass sie sich endlich wieder und am Besten schleunigst verabschiedet. Kann natürlich auch eine Pollenallergie sein – muss ich checken lassen. In zwei Wochen habe ich sowieso ein sogenanntes Belastungs-Check-Up. Hmpf ... in dem Zustand ... ganz toll.

Bisher kam meine Periode nicht wieder zurück, was mir sehr Recht ist. Es hat zwar, verglichen mit den Schicksalsgefährtinnen, sehr lange gedauert, bis sie sich verabschiedet hat – erst nach der vierten Chemo! – doch nun ist und bleibt sie erst mal weg. Kann an den Tamoxifen liegen, die Ärztin wagt diesbezüglich aber keine Prognose, ob und wie lange der Zustand so bleiben wird. Da ich 45 Jahre alt bin, möglichst nicht (mehr) schwanger werden soll (was mittlerweile wiederum ganz meinen Plänen entspricht), solange ich diese Hormon-Tabletten nehme und danach 50 sein werde, hoffe ich, dass ich das Thema ein für alle Mal hinter mir habe. Was *habe* ich gelitten – dem trauere ich keine Sekunde nach.

Mein Gewicht liegt immer noch über dem vor der Chemo, aber immerhin wieder unter dem Lebens-Höchststand. Derzeit habe ich 61 Kilogramm, mein Wohlfühl-Wunschgewicht liegt bei 57 oder 58 kg. Da ich dem Genuss mittlerweile aber eher noch mehr zugetan bin als früher schon, weiß ich nicht, ob es mir die Anstrengung wert sein wird, gezielt abzunehmen. Hohe Priorität hat es momentan nicht. Es bleibt also spannend.

Die Reha für FM habe ich nach dem ganzen Theater mit der BfA nicht mehr beantragt, da ich mir vergegenwärtigte, dass 2012 sowieso schon fast die Hälfte vom Jahr rum ist und ich den Rest definitiv irgendwie schaffe mit den alten und neuen Urlaubsansprüchen, die ich noch habe. Nächstes Jahr beantrage ich sie dann erneut, die FM-Reha. Die sollen ja nicht glauben, sie hätten wieder einmal jemanden mundtot und mürbe gemacht – nicht mich! Aber zeitlich verschoben habe ich sie tatsächlich – nach dem vierten Stapel Antragspapiere, die statt einer Antwort auf meine E-mails oder Briefe immer kamen. Das zermürbt. Ehrlich. Natürlich hoffe ich sehr, dass es mir gesundheitlich besser gehen wird in der Zukunft – ich träume von einem Leben, in dem ich mich in meinem Körper einfach nur wohl fühle. Aber es kommt, wie es kommt und Jammern hilft noch immer nix. Ich werde es sehen. Einer meiner immer wieder benutzen flapsigen Sprüche lautete früher: „Ich war schon immer ein Kotzbrocken“. Damit meinte ich, dass ich im Zweifelsfall stärker als andere dazu neigte, mich zu übergeben. Das Wortspiel fand ich ganz witzig. Helga war die Letzte, die es zu hören bekam. Obwohl sie sich köstlich darüber amüsierte, meinte sie: „Das darfst du nicht mehr sagen, Miriam – du weißt doch: Gedanken schaffen Wirklichkeit. Nein, das sagst du nicht mehr!“ Das nahm ich mir zu Herzen. Den Spruch benutze ich nicht mehr. Ganz allgemein achte ich noch mehr auf meine Gedanken und Worte als sowieso vorher schon. Ich glaube, das ist sehr, sehr wichtig. Ganz entscheidend wichtig!

Im sportlichen Bereich sehe ich noch Entwicklungsbedarf. Zwar war ich zwischendurch schon auf einem ganz guten Weg, aber so recht manifestiert hat sich das tägliche Bewegen im Moment gerade wieder nicht. Sicherlich unter Anderem wegen meiner Schmerzen und natürlich auch wegen der Erkältung, der mangelnden Fitness und Belastbarkeit. Umso wichtiger ist es ja, dass ich regelmäßig trainiere. Genau darum geht es ja: wieder belastbarer zu werden. Vielleicht bin ich in dieser Hinsicht einfach auch nur ein Weichei. Ich bleibe jedenfalls dran, weil ich ja weiß, wie wichtig es ist. Und wenn ich ab nächster Woche wieder regelmäßig zur Arbeit gehe, lässt sich das sehr gut mit dem Reha-Sport und schönen Spaziergängen verbinden. Ich schaffe das, da bin ich mir ganz sicher. Zumba werde ich mir demnächst mit der Tochter meiner Nachbarin anschauen, das interessiert mich ebenfalls schon lange. Die Kombination aus flotter Bewegung zu ebensolcher Musik könnte mir liegen.

Aus einer kompromisslos überzeugten Langhaar-Anhängerin wurde ein Kurzhaar- Lockenkopf, der feststellte, wie saupraktisch diese vom Leben verordnete neue Haartracht doch ist. Außerdem finden alle, dass mir die kurzen Haare gut stehen und ich fühle mich sehr wohl damit. Keine Ahnung, wie es weiter gehen wird mit meinen Haaren und mir – es ist übrigens auch gar nicht wichtig – aber ich tendiere dazu, sie kurz zu lassen. Dass sich diese Meinung so schnell ändern kann wie die Haare wachsen, ist mir bewusst. Außerdem ließ ich mir beim letzten Friseur-Termin eine Farbe verpassen, die nicht „bio" war. Warum das bemerkenswert ist? Hätte ich früher nicht gemacht .... aber meine neue Denke ist: Bei der Chemie, die durch die Chemo in meinem Körper gelandet ist, kommt es auf einmal Haare tönen jetzt sicher nicht mehr an.

Wie auch immer: Interessante Erfahrungen waren das haartechnisch betrachtet durchaus im letzten Jahr. Mein lieber Herr Gesangsverein. Vom Langhaar über sehr lichtes Kurzhaar zur Glatze und zurück zum diesmal total dichten und lockigen Kurzhaar. Nicht schlecht, Herr Specht. Gabi stehen die kurzen Haare übrigens auch gut und obwohl sie einige Zeit ziemlich mit ihren neuen Haaren haderte, hat sie sich mittlerweile ebenfalls mit ihnen angefreundet und sich entschieden, sie wohl kurz zu lassen. Auch Gabi hatte nämlich seit sehr vielen Jahren immer lange Haare. Ihre waren früher lockiger als meine und sind nun nicht mehr so lockig wie früher. Also genau anders herum.

Meine Prioritäten im Leben haben sich verändert, was nur gesund und gut sein kann, so, wie sie es taten. Ich kann leichter nein sagen als noch vor einem Jahr – und werde mich darin für den Rest meines hoffentlich noch recht langen und gesunden Lebens weiterhin fleißig üben. Ich bin nicht immer nett – und ich muss es auch nicht immer sein. Ich habe ein Recht auf meine Wahrnehmung – und darf mich ihr gemäß verhalten. Ich muss nichts machen, was ich einfach nicht machen mag – und dieses darf ich mit gutem Gewissen. Ich habe ein Recht auf meine ureigene Wahrnehmung – ob andere das verstehen oder nachvollziehen können oder nicht. Jawohl.

Mittlerweile liegt mein Geburtstag bereits wieder eine Woche zurück. Wir hatten eine wahrhaft wunderschöne Feier oder besser gesagt: eine wunderbare Zeit – denn die Tage davor feierten wir in der Nachbarschaft und mit der früher angereisten Christa schon allabendlich nach dem Aufbauen und Vorbereiten das Leben und die Tage danach waren noch von Besuchen und dem Zusammensein mit lieben Menschen geprägt. Der Tag der Feier war wettermäßig ein bisschen durchwachsen, doch letztlich passte alles. Gemeinsam hatten wir – damit meine ich unsere Nachbar/innen und wir, der Dank und die Anerkennung gebühren aber vor allem meinem Mann – alles so vorbereitet, dass auch schlechtes Wetter hätte kommen können. Die gegrillte Sau schmeckte allen vorzüglich, die zusammen getragenen Salate, Kuchen und Brote ebenfalls. Dafür bin ich allen, die dazu beigetragen haben, sehr dankbar. Die Stimmung war einfach nur gut, relaxed, angenehm und zum Wohlfühlen, es wurde viel gelacht. Es war ein rundum gelungenes Fest, zu dessen tollem Gelingen sehr Viele beigetragen haben. Das finde ich im Nachhinein so wunderschön symbolisch.

Ein bisschen gefürchtet hatte ich den Moment, wo Gabi und ich uns begrüßen bzw. uns zweimal gratulieren würden – doch diese Augenblicke brachten wir beide tapfer und tränenfrei hinter uns. Wow! Als aber Gabis Mann uns beide kurz nach Mitternacht – also nachdem die meisten Glückwünsche an mich vorüber waren und ich daher sowieso sehr angerührt war – fest an sich zog und drückte ... und meinte, wir beide könnten SO stolz auf uns sein .... da kullerten dann bei uns beiden doch noch die Tränen. Aber egal. Nach so einem Jahr ist das ja wohl völlig in Ordnung!

Wir leerten ein paar Kisten Getränke und etliche Flaschen Wein und verputzen praktisch die ganze Sau sowie alle Beilagen – es blieb weder vom Essen noch vom Trinken viel übrig. So sollte es auch sein. Allen hat's gefallen – die letzten gingen um 5:30 Uhr morgens am 06. Mai 2012. Danach räumte ich drei Stunden alleine auf, was mir verblüffenderweise richtig Spaß machte. Um 9:00 Uhr begann ich, meine Geschenke auszupacken – und war ein zweites Mal an diesem besonderen Geburtstag zu Tränen gerührt. Sooo viele schöne Ideen ... und einfach die Feststellung, dass die

Leute sich wirklich Gedanken gemacht haben, womit sie mir eine Freude machen können ... das rührte mich sehr. Bis heute kommen noch Päckchen und Kartengrüße an – ich fühle mich gerade vom Leben geliebt und gesegnet, das ist so ein wunderschönes Gefühl. Ich möchte wirklich sagen, das war der schönste Geburtstag meines bisherigen Lebens. Mögen noch sehr viele folgen, bei guter Gesundheit und Stimmung. Das wünsche ich mir – und natürlich Gabi – und allen „meinen Menschen". Aber jetzt gerade ganz besonders mir und Gabi. Und trotz guter Erziehung wähle ich sehr bewusst diese Reihenfolge: Der wichtigste Mensch in meinem Leben bin und bleibe ab sofort ich. Hoffentlich!

Es hat sich mittlerweile so ergeben, dass sich bei mir eine kleine Yogagruppe zum regelmäßigen Üben trifft. Das sind bisher nur drei oder höchstens vier Leute, allesamt ehemalige oder aktuelle Nachbarinnen. Mich freut es, dass sie mitmachen wollen, da ich alleine doch auch manchmal zum Schlendrian neige und das Üben ab und an ausfallen lasse. Und die Ladies freuen sich, dass sie mitmachen können. Wunderbar.

Des Weiteren singe ich nun endlich wieder – und zwar nicht nur lauthals im Auto, wie ich das seit Jahren praktiziere, sondern auch in einem Gospelchor, der zu mir passt. Will sagen: nur Spaß, kein Stress. Nicht wöchentliche Proben und unzählige Auftritte, sondern vierzehntägige Proben und höchstens zehn Auftritte pro Jahr. Genau das, was ich mir gewünscht habe. Schon wieder ganz wunderbar.

Seit der Chemo-Zeit, in der ich Märchen wieder- und Hörbücher neu entdeckte, höre ich auch in den gesunden Zeiten weiterhin Märchen und CDs, weil es mir in Pausen und zur Erholung einfach total gut gefällt, Spaß macht und zu meiner Entspannung beiträgt. Das finde ich auch ganz wunderbar!

Bereits telefoniert habe ich mit meinem zukünftigen Gitarrenlehrer. Den kenne ich noch nicht persönlich, vermittelt hat ihn mir ein früherer Kollege von der Schule. Er geht auf meinen Wunsch ein, schlicht und ergreifend Lieder begleiten zu lernen und auch auf meine Vorstellung, nicht wöchentlich antreten zu wollen. Außerdem hat er absolut faire Preise. Ganz grandios, um nicht zu sagen: wun – der – bar.

Außerdem werde ich demnächst mein erstes Buch-Skript beenden. Das ist für mich der genialste Nebeneffekt meines Schock-Erlebnisses. Dass es mich so derart aufgerüttelt hat, dass ich wirklich einmal ein Skript schreibe und vor allem beende. Angestachelt durch den Gedanken, nicht sterben zu wollen, ohne diesen Traum wenigstens versucht zu haben. Ohne auf das Ergebnis fixiert zu sein. Ich will es einfach versucht haben. Neulich schickte ich mal die ersten 37 Seiten an ein paar Verlage, um etwaige Möglichkeiten abzuchecken – und siehe da: obwohl unvollständig, meldeten bereits vier Verlage ihr Interesse an dem vollständigen Skript an. Es ist viel zu früh, um etwas zu sagen. Die brauchen das fertige Skript, ist ja logisch. Aber immerhin: Den Anfang fanden sie interessant und gut zu lesen. Wie ich das finde? Ganz wunderbar!

Trotz wahrhaft widriger Umstände habe ich meine Ausbildung zur Kinder- und Jugendtherapeutin begonnen und habe das Glück, mich beruflich neu orientieren zu können und zu dürfen. Das erst kürzlich anberaumte Gespräch mit meinen beiden Chefs zur bevorstehenden Wiedereingliederung verlief äußerst positiv, die beiden vermittelten mir das Gefühl, dass sie sich freuen, wenn ich wieder komme und meinen neuen Aufgabenbereich erst mal entdecke und dann entwickle. Gegen meinen middle big boss (in Anlehnung an Asterix nenne ich den Geschäftsführer in meinen Gedanken big boss, den Heimleiter middle big boss ...) habe ich mich jetzt sogar schon einmal durchgesetzt, ich bin direkt von mir selbst beeindruckt. Hätte ich mich früher nicht getraut. Und es war so einfach .... kaum zu glauben. Ich habe einfach zwei mal gesagt, dass ich etwas anders machen würde – und er hat es ebenso einfach genau so akzeptiert. Spannend, das Leben – frau lernt doch echt nie aus. Ich freue mich jedenfalls ebenfalls darauf, langsam wieder ins Arbeitsleben einzusteigen. Überübermorgen ist es soweit. Ich habe in dieser Hinsicht wirklich so ein Glück, das ist der Hammer. Selbst die Arbeitszeiten entsprechen mir in Zukunft sehr gut, um meine Gesunderhaltungs-Maßnahmen weiterhin regelmäßig praktizieren zu können. Ich werde erst um die Mittagszeit anfangen und kann vorher Sport, Lymphdrainagen, Arzttermine und andere Behandlungen wahrnehmen, ohne dass dies ständig mit beruflichen Terminen kollidiert oder die Arbeitszeit beeinträchtigt. Dafür danke ich den Göttern am allermeisten. Und sobald ich mich traue und es finanziell geht, werde ich Stunden reduzieren. Weniger arbeiten – mehr leben. Jawohl!

Meine derzeitige Lieblings-Affirmation lautet:

„Es ist alles gut, so wie es ist –
und es wird von Tag zu Tag immer noch besser und besser."

Vor allem aber habe ich entdeckt, wie unendlich gern ich lebe, wie sehr ich mein Leben und die Menschen darin liebe. Und dass die Liebe sowieso der Weisheit des Lebens letzter Schluss oder anders formuliert die Essenz von allem ist. Um die Liebe geht es im Leben, sie ist das Entscheidende und Wichtige. Ich bin so unendlich dankbar, dass ich mittlerweile überwiegend umgeben bin von Menschen, die freundlich, liebevoll, liebenswert, hilfsbereit, humorvoll, witzig, lebensklug, einfühlsam und Vieles mehr sind. Eben erhielt ich eine E-mail von meinem Schwiegervater, in der er sich noch einmal für das wunderbare Fest bedankt. Er war sehr angetan und schrieb ausdrücklich: „Es hat mich so beeindruckt, was es doch für eine gute Nachbarschaft geben kann und dass Ihr dort, wo Ihr lebt, so super aufgehoben seid." Genau so ist es – wie wahr und wunderbar. Dafür bin ich dem Schicksal von ganzem Herzen dankbar. Natürlich kenne auch ich (noch) Menschen, die gerne über andere schimpfen oder schlecht über sie denken und reden und sich selbst einfach immer für das gelungenste Exemplar in Gottes Schöpfung halten. Doch es sind im Gegensatz zu früher sehr wenige geworden – und ich werde mich in Zukunft nicht mehr von ihnen und ihren Einstellungen irritieren lassen. Meine Einstellung ist und bleibt, dass gegenseitige Achtung und Wertschätzung, einander helfen, fördern, unterstützen und mit Respekt begegnen, die für alles Leben auf unserem Planeten hilfreichere, klügere und gesündere ist. Künftig werde ich mich deutlicher wehren oder aus Situationen heraus ziehen, wenn andere sich anders verhalten und äußern. Ich kann und darf das nämlich. Das Leben ist so schön. Und ich persönlich bin wild entschlossen, dass es für mich immer noch besser und gesünder werden wird. Voller Liebe, Leichtigkeit, Lebensfreude und Lachen.

Heute freue ich mich auf jeden einzelnen Tag Leben.

Dafür bin ich jeden Tag aufs Neue dankbar.

Das ist doch einfach alles nur noch wunderbar.

Wirklich wahr!

Danke!

Ich danke der Schöpfung und dem Höchsten Göttlichen Sein, Gott und Göttin, den Engeln, dem Universum und allen hilfreichen Kräften und Energien, die meiner unmaßgeblichen Meinung nach in unser aller Leben wirken und die es so gerichtet haben, dass ich zurzeit ein Leben auf diesem wunderschönen Planeten führe, das mir richtig gut gefällt und Spaß macht.

In diesem Zusammenhang danke ich allen meinen Ahn/innen und insbesondere natürlich meinen Eltern, ohne die es mich nun mal nicht gäbe.

Merci, Hans. Dir gilt mein ganz besonderer, nie endender Dank, denn ohne dich wäre dieses Buch definitiv nicht entstanden. Dabei kenne ich dich kaum. Unglaublich. Danke für die Ermutigung, dranzubleiben und das Skript tatsächlich (fertig) zu schreiben und für deine tatkräftige Hilfe dabei. Du bist auf immer eingeladen auf an guadn Kaffee bei mir!

Danke an alle meine Wegbegleiter/innen, die mich in den in diesem Buch beschriebenen schwierigen Zeiten meines Lebens verständnisvoll und liebevoll und mit ermutigenden Worten begleitet haben.

Dank an alle meine Ärzt/innen und Behandler/innen, die mir alle auf ihre Art immer wieder wertvolle Inputs und Tipps gaben oder einfach die notwendigen medizinischen Eingriffe der letzten Zeit an mir vornahmen und dabei freundlich und empathisch waren.

Ganz herzlichen Dank an alle meine Wegbegleiter/innen und Behandler/innen, über die ich hier so offen schreiben durfte und die mir so bereitwillig ihr Einverständnis gaben, all die zum Verständnis meiner Geschichte nötigen, eigentlich sehr privaten Dinge öffentlich zu machen.

Herzlichen Dank an meine Testleserinnen Franziska, Anja, Andrea und Caro sowie an meine Mutter und meinen Bruder für ihre feedbacks.

Und nicht zuletzt Danke an Frau Friedl und Herrn Schopf vom Ohetaler Verlag, die den Mut haben, eine Erstautorin zu verlegen ... mich :-)

Ich wünsche allseits ein wunderbares und gesundes Leben!

Wehrberg, im März 2013

Miriam Brunner

Anhang

Cds zur Unterstützung des Gesundungs-Prozesses:

Wege in die Entspannung + gesunder Schlaf mit angeleiteten Atem- und Muskel-Entspannungen sowie Visualisierungen

CDs Dr. Christine Centurioni: Den Krebs abwehren – die Selbstheilung fördern Zwei CDs, die thematisch a) die Chemo- und Bestrahlungszeit unterstützen, (also nur sehr temporär anwendbar) und b) Imaginationen zur Reinigung und Entgiftung sowie zur Stärkung und Vitalisierung beinhalten (also immer passend).

CDs mit Vorträgen und angeleiteten Meditationen von Volker Beetz zu allen denkbaren Themen

CDs von Dr. Ebo Rau, z. B. „Chakrade – Die Heilkraft in Dir“: Hier werden alle Chakren zur Heilung angeregt oder „Bewusste Gesundung“, diese CD beinhaltet verschiedene Heilmeditationen

CDs von Margit und Rüdiger Dahlke, ebenfalls zu allen erdenklichen gesundheitlichen Themen, aber auch für die verschiedenen Sternzeichen

CD „Eine Anleitung zur Aktivierung der Selbstheilungskräfte für Krebspatienten und ihre Angehörigen“ nach der Simonton-Methode

CDs mit Affirmationen von Louise Hay

CDs von Katharina Neubronner und Wolfgang Bossinger „Heilsame Lieder 1 + 2“, Audio-CD

CD von Carien Wijnen & Friends, “Womyn with Wings”, zu beziehen über das Internet

Literaturverzeichnis

Bücher zur Unterstützung des Gesundungs-Prozesses und des Lebens allgemein:

Albom, Mitch: Dienstags bei Morrie – Die Lehre eines Lebens, 2002, Goldmann Verlag

Barbach, Lonnie: For yourself: Die Erfüllung weiblicher Sexualität, 2008, Ullstein Taschenbuch

Berg, Elizabeth: Sprich mit mir, bevor du gehst, 1995, Droemer Knaur Verlag

Browne, Mary T.: Jenseits der Schwelle, 1995, Droemer Knaur Verlag

Buscaglia, Leo: Liebe das Leben – das Leben liebt dich!, 1987, Goldmann Verlag

Buscaglia, Leo: Einander lieben. Die Kunst, unsere Beziehungen zu vertiefen, 2005, Goldmann Verlag

Carrasco, Birgit Feliz: 2012 – Die große Zeitenwende: Wie die Prophezeiungen der Mayas Chancen für Neues Denken und Sein eröffnen, 2009, Knaur Taschenbuch

Centurioni, Christine: Den Krebs abwehren – Die Selbstheilung fördern: Imaginationen – zur Reinigung und Entgiftung, zur Stärkung und Vitalisierung, zur Unterstützung während der Chemotherapie, Unterstützung während der Strahlentherapie, 2005, Trias Verlag

de Roeck, Bruno-Paul: Gras unter meinen Füßen: Eine ungewöhnliche Einführung in die Gestalttherapie, 1996, Rowohlt Taschenbuch Verlag GmbH

Eadie, Betty J.: Licht am Ende des Lebens, 1994, Knaur

Faulstich, Joachim: Das heilende Bewusstsein: Wunder und Hoffnung an den Grenzen der Medizin, 2008, Knaur Taschenbuch

Fischer, Ellen: Schmerzfrei mit der Release-Methode, 2009, Gräfe und Unzer Verlag GmbH

Frick, Jürg: Die Kraft der Ermutigung: Grundlagen und Beispiele zur Hilfe und Selbsthilfe, 2006, Huber Verlag

Fynn: Anna schreibt an Mister Gott: Neues von Anna über Gott und den Lauf der Welt, 2001, Fischer Taschenbuch Verlag GmbH

Fynn: Hallo, Mister Gott, hier spricht Anna, 1978, Fischer Taschenbuch Verlag GmbH

Gordon, Thomas: Familienkonferenz. Die Lösung von Konflikten zwischen Eltern und Kind, 1989, Heyne

Hegerl, Ulrich / Niescken, Svenja: Depressionen bewältigen: Die Lebensfreude wiederfinden: So erkennen Sie frühzeitig die Signale, finden wirksame Hilfe und beugen Rückfällen vor, 2008, Trias Verlag

Hellmann, Diana B.: Zwei Frauen, 1988, Bastei Lübbe

Jampolsky, Gerald G.: Lieben heißt die Angst verlieren, 1996, Goldmann Verlag

Jockel, Gabriele: Die schönsten Lebensweisheiten, 2008, Garant Verlag GmbH

Kübler-Ross, Elisabeth: Interviews mit Sterbenden, 1980, Gütersloher Verlagshaus Mohn

Kübler-Ross, Elisabeth: Leben bis wir Abschied nehmen, 1989, Gütersloher Verlagshaus Mohn

Kuchenmeister, Konstanze: Mein Glücksrezept: So meistern Sie jede Lebenskrise aus eigener Kraft , 2012, Gräfe und Unzer Verlag GmbH

Küstenmacher, Werner Tiki / Küstenmacher Marion: 100 Gründe, warum es sich lohnt zu leben, 2003, Pattloch

Länger, Andrea: Das Lebenslust-Prinzip, 2010, Kreuz Verlag

Martin, Philip: Der Zen-Weg aus der Depression: Therapeutisch-spirituelle Hilfe zur Selbsthilfe, 2000, Barth O.W.

Münstedt, Karsten / Thienel, Petra: Patientenratgeber Krebs – alternative Therapien medizinisch bewertet, 2008, Knaur Ratgeber Verlag

Opitz, Elisabeth: Horch in das Dunkel. Ein Bericht über eine Depression, 1981, Fischer Taschenbuch Verlag GmbH

Pallardy, Pierre: Bauchgefühl: Praktische Schritte zur Heilung von Verdauungsproblemen, Übergewicht, Schlaflosigkeit, Kopfschmerzen und Depression, 2008, Arkana Verlag

Parlow, George: Zart besaitet: Selbstverständnis, Selbstachtung und Selbsthilfe für hochsensible Menschen, 2003, Festland Verlag

Peseschkian, Nossrat: Es ist leicht, das Leben schwer zu nehmen. Aber schwer, es leicht zu nehmen. Geschichten und Lebensweisheiten, 2003, Herder Verlag

Rau, Eberhard: Krebs! – Was nun Ebo?, 2010, Dr. Eberhard Rau

Satir, Virginia: Selbstwert und Kommunikation. Familientherapie für Berater/innen und zur Selbsthilfe, 2011, Klett-Cotta

Sha, Zhi Gang: Seelenweisheit: Kostbarkeiten zur Transformation deines Lebens, 2008, Koha

Siegel, Bernie: Prognose Hoffnung: Liebe, Medizin und Wunder, 2008, Ullstein Taschenbuch

Simonton, O. Carl / Henson, Reid M. /Hampton, Brenda: Auf dem Wege der Besserung: Schritte zur körperlichen und spirituellen Heilung, 1995, Rowohlt Taschenbuch Verlag GmbH

Simonton, O. Carl / Matthews Simonton, Stephanie / Creighton, James: Wieder gesund werden: Eine Anleitung zur Aktivierung der Selbstheilungskräfte für Krebspatienten und ihre Angehörigen. Mit CD. Übungen zur Entspannung und Visualisierung nach der Simonton-Methode, 2008, Rowohlt Taschenbuch Verlag GmbH

Thich Nhat Hanh: Vierzehn Tore der Achtsamkeit zu einem spirituellen Engagement in der Welt, 1998, Theseus Verlag

Thuß, Luise / Thuß, Rainer: Das Glück spricht viele Sprachen. Spurensuche durch die Jahrhunderte, 2000, Benziger

Tolle, Eckhart: JETZT! Die Kraft der Gegenwart: Ein Leitfaden zum spirituellen Erwachen, 2004, J. Kamphausen Verlag

von Staden, Siranus Sven: Quantenheilung kann jeder – auch Sie! – Die Methode kurz, prägnant und praktisch auf den Punkt gebracht, 2011, Schirner Verlag

Ventrella, Scott W. : Die Kraft des positiven Denkens im Job, 2007, Econ

Die Autorin

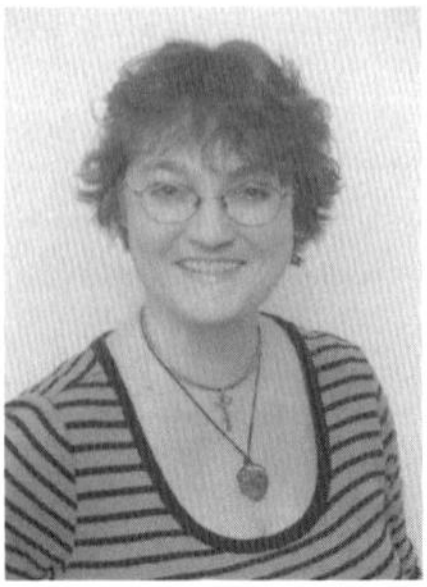

Miriam Brunner, Jahrgang 1967, ist von Beruf und aus Berufung Sozialpädagogin und Therapeutin. Sie bezeichnet sich gerne als „Lebensreisende" und entdeckte in der Tat bis zum Jahr 2000 bevorzugt auf eigene Faust und abseits vom Gros der Tourist/innen fremde Länder, Menschen und Kulturen sowie landestypische Sehenswürdigkeiten und Landschaften im In- und Ausland. Mehrmals verbrachte sie einige Monate reisend im Ausland, lebte einige Jahre nahe der deutschen Ostseeküste in Mecklenburg-Vorpommern und danach in Oberbayern.

Sie stammt aus der Nähe von Passau, der bayerischen Dreiflüssestadt, wo sie nach fast drei Jahrzehnten außerhalb Niederbayerns mittlerweile auch ihren Lebens-Platz gefunden hat. Sie arbeitete je sieben Jahre im Erwachsenenbildungsbereich und an Montessori-Schulen, kurz als Jugendsozialarbeiterin an Schulen und seit 2010 in einer Einrichtung der Kinder- und Jugendhilfe. Nebenbei gibt sie Yogakurse.

Ihr großes Interesse gilt den Menschen, sie mag gute Gespräche, Pflanzen, Psychologie, Bücher, Reisen, Schreiben, Yoga, Meditation, Wandern, Lachen, Tanzen, Singen, gutes Essen u.v.m.

Durch die Diagnose Brustkrebs im Mai 2011 war sie genötigt, sich mit diesem Thema etwas ausgiebiger zu beschäftigen – so ausgiebig, dass ein Buch daraus entstand, das die Geschichte ab dem Zeitpunkt der Diagnose über das Leben danach mit den nötigen Behandlungen sowie verschiedenen Heilungsansätze bis hin zur vollständigen Genesung beschreibt.

Heute ist sie wieder gesund und genießt ihr Leben mehr und bewusster als je zuvor. Sie wünscht allen Menschen von Herzen, dass sie dies auch ohne so eine Diagnose machen! Leben, um es zu genießen – was sollte sonst der Sinn des Lebens sein.